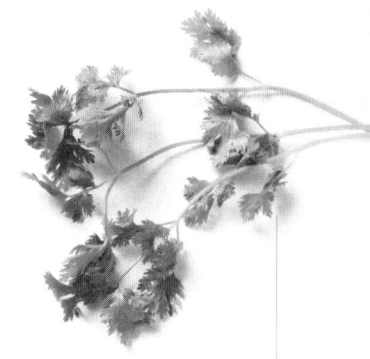

중풍 잡는 풍 박사

## 중풍 잡는 풍 박사

초판 1쇄 인쇄 : 2008년 12월 26일
초판 1쇄 발행 : 2008년 12월 30일

지은이 : 이강일
펴낸이 : 양철우
펴낸곳 : (주)교학사
등록일 : 1962년 6월 26일 제18-7호
주  소 : 서울시 마포구 공덕동 105-67
전  화 : 편집부 (02)7075-328          전  화 : 영업부 (02)7075-156
팩  스 : 편집부 (02)7075-330
홈페이지 : www.kyohak.co.kr

이 도서의 국립중앙도서관 출판시도서목록(CIP)은 e-CIP 홈페이지
(http://www.nl.go.kr/cip.php)에서 이용하실 수 있습니다.
(CIP제어번호 : 2008003857)

ISBN 978-89-09-14632-6  33510

# 머리말

어느 날 갑자기 찾아온 中風은 결코 우연히 발생하는 질환이 아니라 예정된 질병이 나타나는 것이라고 할 수 있습니다. 사망이 아니면 장애인으로 살아가야 하는 중풍은 수많은 질병 중에서도 인간에게 가장 고통을 주는 질병이 아닐 수 없습니다.

인간은 스스로 자신의 운명을 결정합니다. 이는 먹고 마시고 움직이는 삶의 방식에 따라 자신의 수명이 결정되기 때문입니다. 건강한 몸으로 얼마나 오래 살 수 있는가 하는 문제도 누구나 스스로 자신의 건강에 대해 얼마만큼 관심을 가지고 관리를 하느냐에 따라 결정됩니다.

우리나라의 사망 원인 중에서도 단연 1위를 차지하고 있는 중풍은 그 어떤 전쟁보다도 더 많은 사망과 장애인을 발생시키는 질환입니다. 중풍은 환자 본인뿐만 아니라 그들의 가족들에게까지도 정신적, 경제적으로 이루 말할 수 없는 고통을 안겨 주는 질병입니다.

중풍과의 전쟁에서 승리하기 위해서는 먼저 중풍에 대한 충분한 지식을 갖고 있어야 합니다. 그러면 중풍이 아무리 무서운 질병이라도 얼마든지 예방할 수 있습니다. 중풍을 사전에 예방하고 올바르게 치료함으로써 건강과 행복한 삶을 보장받을 수 있을 것입니다.

아무쪼록 부족하지만 '중풍과의 전쟁'을 통해서 중풍 예방과 치료에 도움이 되고, 모두가 건강하고 행복한 세상을 이루는데 초석이 되었으면 합니다.

2008년 12월 12일
저자 이강일

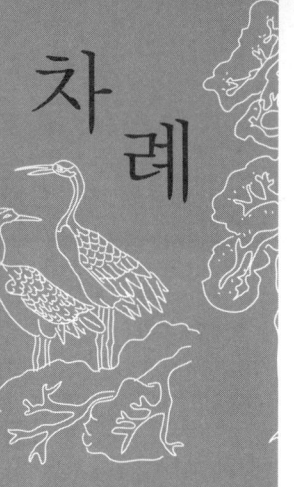

# 차례

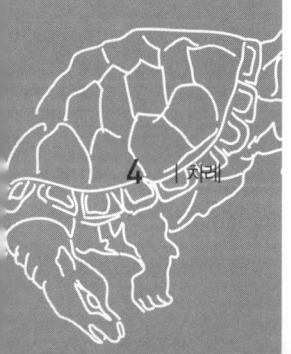

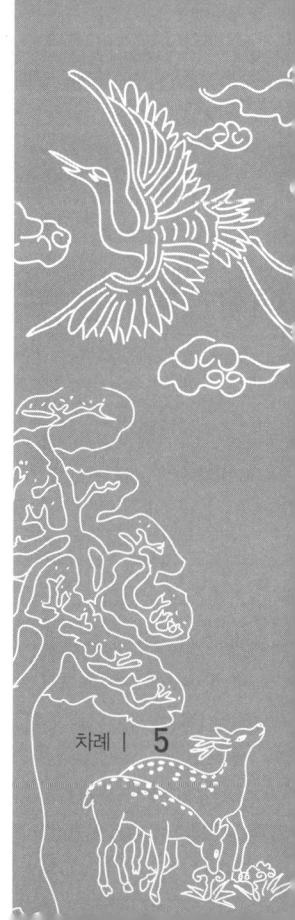

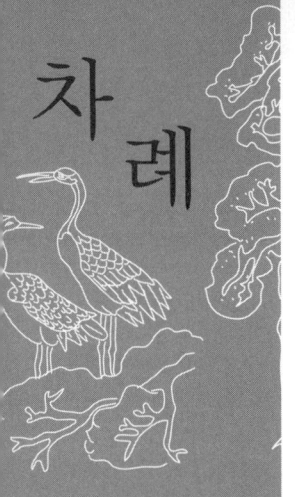

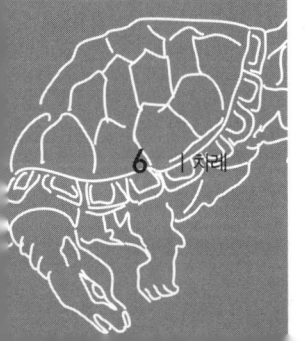

# 제1장 중풍과 장수

## 1. 중풍을 예방하면 장수할 수 있다.

　'인생은 생로병사(生老病死)다.' 라고 말하는 것은 인생을 단순 논리로 정의하는 것 같지만, 이는 육체적인 변화에 의한 인생을 정의하는 것으로 필연적인 진리라고 할 수 있다. 다시 말하면 인간의 육체가 탄생하여 늙고 병들어 죽어가는 사실로서 시간의 흐름에 따라 저절로 인생의 과정을 밟아나간다는 의미를 나타내는 것이라 할 수 있다.

　많은 사람들이 이러한 육체적인 인생의 과정을 망각하고 살다 보면, 어느 새 늙고 병들어 죽음을 앞에 놓고 흘러가 버린 지난날을 후회하는 경우가 많다. 인간의 육신이란 누구나 늙고 병든다는 사실을 젊은 시절 건강할 때부터 터득한다면 질병에 대하여 더 적극적으로 관심을 가질 수 있을 것이다. 그리고 질병의 예방에 대하여 깊은 관심을 갖게 되면 자신의 수명은 얼마든지 연장할 수도 있을 것이다.

　인간의 생명을 노리는 질병은 수없이 많다. 질병에 따라서는 인간의 생명을 앗아가거나 참을 수 없는 고통을 안겨 주기도 한다. 생명에 치명적인 영향을 미쳐서 육체적인 사망에 이르게 하는 질병이 있는가 하면, 성격으로 인한 감정 조절 실패로 정신적인 장애를 일으키고 사고력을 상실하게 하여 정신적인 사망에 이르게 하는 정신 질환도 있다. 그 외에도 육체적인 장애를 일으켜 지체 장애가 되는 질환, 내부 기관의 기능을 상실하게 하는 질환, 육신에 통증을 유발시키는 질환 등 갖가지의 질병들이 있다.

　이러한 질병들은 전염병을 제외하고 선천적인 것과 유전병이 대부분을 차지하고 있다. 그리고 교통 사고처럼 외적인 요인에 의해서 발생하는 질병이 있는가 하면, 병균에 대한 저항력이 약해서 발생하는 질병들도 많이 있다. 고혈압과 당뇨병은 대표적인 유전병에 속하는데, 이로 인해서 발생하는 질병들은 인간의 수명과 밀접한 관계를 가지고 있다. 고혈압과 당뇨병을 어떻게 관리하느냐에 따라서 수명을 연장할 수 있느냐 없느냐의 결정적인 요인이 될 수 있다. 그러기 위해서는 고혈압과 당뇨병에 대한 올바른 지식을 많이 습득하고, 고혈압과 당뇨병을 철저히 관리해야 할 것이다.

고혈압과 당뇨병으로 인해서 발생하는 치명적인 질병 중에 대표적인 질병은 중풍, 심근경색증, 신부전증 등이다. 이러한 질병들은 사망이 아니면 장애인이 되는 질병으로 환자는 물론 가족들에게까지도 고통을 안겨 주는 질병들이다. 고혈압과 당뇨병은 젊은 사람보다는 중년 이후에 주로 시작되는 질병이지만, 최근 들어서는 젊은이들에게도 많이 발견되는 경향이 있다. 따라서 가족력이 있는 사람들은 수시로 고혈압과 당뇨병을 검사해 보는 것이 현명한 건강 관리법이라 할 수 있다.

생명에 치명적인 영향을 주는 중풍, 심근경색, 신부전증과 같은 질병을 유발시키는 성인병은 고혈압과 당뇨병 외에도 고지혈증으로 인한 동맥경화증도 있다. 이러한 질병들은 모두가 체내에 복잡하게 분포되어 있는 혈관의 이상으로 인한 질병들이다. 혈관은 동맥과 정맥, 모세혈관으로 구성되어 있는데, 온 몸에 영양과 산소를 공급하고 탄산가스와 노폐물을 밖으로 내보내는 중요한 역할을 하는 통로이다. 이 혈관의 파열 또는 폐색으로 인한 질병이 곧 중풍, 심근경색, 신부전증 등의 질환이다.

뇌혈관에 폐색이나 출혈이 일어나면 중풍이 발생하고, 심장혈관이 폐색되면 심근경색으로 돌연 사망하게 되며, 신장혈관의 폐색으로 인하여 신부전증이 일어나면 소변을 배설할 수 없는 질병이 발생한다. 물론 뇌, 심장, 신장 내의 혈관 이외에도 전신에 퍼져 있는 혈관 중에 어느 곳에서든 혈관의 폐색과 파열이 일어날 수 있지만 생명에 치명적인 영향을 미치는 질병은 많지 않다. 말초혈관의 폐색으로 인한 혈액 순환 장애로 나타나는 질환인 버커스 병의 경우에는 발가락과 손가락이 썩어 들어가는 질환으로 생명에 위험을 주고, 당뇨병과 통풍에 의해서는 말초혈관 장애로 심한 관절 신경통이 합병증으로 나타나기도 한다.

이와 같이 혈관의 이상으로 인하여 발생하는 중풍, 심근경색, 신부전 등의 질환은 인체의 중요한 부분에서 발생하는 질병일 뿐 모두가 같은 원인에서 발생하는 질병이다. 그러므로 중풍을 예방한다는 것은 곧 심근경색, 신부전도 함께 예방할 수 있다는 논리가 성립되고, 장수할 수 있는 방법이라 할 수 있다.

중풍을 예방하기 위해서는 우선 중풍이라는 병이 결정적으로 사망에 이르게 하는 질병이라는 것을 인식하는 것이 중요하다. 죽지 않으면 장애인으로 남는 질병이 바로 이 중풍인 것이다. 그렇지만 우리가 생명의 소중함을 느끼고 건강을 잘 보호한다면 중풍은 얼마든지 예방할 수 있는 질병이다. 소중한 생명을 오랫동안 건강하게 유지한다는 것은 결코 쉬운 일이 아니지만, 생각하기에 따라서는 그다지 어려운 것도 아니다.

중풍을 일으키는 요인은 혈관 속에 축적된 불필요한 물질들이다. 이 물질들에 의해서 혈관이 막히고 파열되기 때문에 중풍이 발생하는 것이다. 이러한 물질들은 입으로 들어가는 음식물과 호흡기를 통해서 들어가는 공기에 의해서도 생길 수 있다. 그리고 운동을 통해서 해소시켜야 하는 물질들이 운동 부족으로 인하여 해소되지 않고 혈관 속에 쌓여서 생길 수도 있다.

따라서 중풍을 예방하기 위해서는 먼저 혈관을 깨끗하게 보전하는 것이 중요하다. 혈관 속에 불순물이 축적되지 않게 함으로서 혈관의 폐색과 파열을 막을 수 있고, 중풍을 예방할 수 있으며, 다른 혈관 질환도 예방할 수 있게 된다. 그러기 위해서는 식생활의 개선과 술, 담배, 설탕, 소금 등의 기호 식품을 억제하지 않으면 안 된다. 식생활 외에도 여러 가지 취미 생활과 적당한 운동을 선택해야 한다. 이렇게 중풍을 예방하는 생활이 곧 장수하기 위한 생활이라 할 수 있다.

우리의 인체는 환경의 변화에 대단히 예민하게 반응한다. 먹는 음식은 물론이며, 호흡하는 공기, 활동하는 운동과 휴식을 취하는 수면 등 환경의 모든 변화가 인체와 밀접한 관계를 가지고 있다. 인체는 심지어 기후와 토양에까지도 예민하게 반응한다. 음식을 섭취함에 있어서 맛과 기분을 중요시할 것이냐 아니면 건강을 중요시할 것이냐를 본인 스스로 선택하듯이, 건강하게 오래 장수할 것이냐 아니면 병들어 고통 받고 짧게 살 것이냐의 문제도 본인 스스로 선택하는 것이다. 요즘 유행하는 말로 웰빙(well-being) 문화가 있다. 이는 곧 인간의 생명을 중시하고 질병을 예방하는 문화라고 봐야 할 것이다.

이렇듯 우리의 인체는 환경의 변화에 예민하게 반응하고 있으며, 자연에 순응하면서 규칙적인 생활을 하기를 요구하고 있다. 식생활과 일상적인 활동, 휴식과 수면 시간까지도 규칙적으로 이루어지기를 바라고 있다. 음식물은 섭취하는 양과 시간이 일정해야 한다. 일하는 양과 시간도 일정해야 하며, 잠자는 시간과 깨어나는 시간도 일정해야 한다. 인체의 생체 리듬은 새로운 환경에 적응하기 위해서 많은 에너지를 소모하게 된다. 자연에 역행하는 생활 습관은 질병을 유발시키는 요인으로 작용한다. 해가 지면 잠을 자고, 해가 뜨면 깨어나는 것이 자연에 순응하는 이치라고 할 수 있다.

인체는 자연에서 구한 순수한 음식물은 거부감 없이 받아들이지만, 유기 화학 물질이나 화학적으로 제조된 물질에는 거부 반응을 일으킨다. 이러한 물질이 함유된 음식물을 섭취하면 소량이라도 함유된 그 물질에 의한 인체의 반응이 질병으로 나타난다. 예를 들어 농작물을 재배할 때 사용하는 농약이나 비료 등은 화학 물질로서 농작물에 저절로 흡수되어 인체에 들어오면 질병을 일으키게 된다. 그뿐만 아니라 외국에서 수입하는 농산물이 썩지 않고 좀이 먹지 않도록 사용하는 방부제 역시 화학 물질로 인체에 들어오면 질병을 일으킨다. 좀벌레와 같은 벌레들이 먹고 자랄 수 없는 음식물을 인간이 섭취할 수 있다고 생각해서는 안 된다. 벌레를 구성하고 있는 세포와 인간의 육체를 구성하고 있는 세포의 크기는 같기 때문이다.

이러한 관점에서 살펴보면 우리는 너무나 무분별하게 음식물을 섭취하고 있음을 발견할 수가 있다. 외국에서 수입된 농산물 중 우리나라 사람들이 주로 섭취하는 쌀, 육류, 밀가루에는 인체에 치명적으로 영향을 주는 방부제가 기준치를 초과하여 검출되고 있다는 사실에 놀라지 않을 수 없다. 그 외에 피자와 외국산 과일도 마찬가지이다. 드링크제와 각종 음료수 그리고 술 등은 인체의 혈관에 많은 콜레스테롤을 축적시켜 혈관을 더럽히는 요인으로 작용하고 있다. 우리나라에서 재배하는 농산물도 안심할 수만은 없다. 무분별하게 뿌려대는 농약과 비료는 그대로 농산물에 유입되어 우리의 몸에 들어와 혈관에 쌓이고 있다. 많은 사람들이 이제야 이 사실을 알고 값비싼 유기농산물을 찾고 있지만 물량이 뒤따르지 못하고 있는 실정이다.

방부제가 기준치 이상을 함유하고 있는 외국산 밀가루 음식을 억제하고, 국민의 건강을 보호하기 위해서 최근에는 우리밀 재배를 확대하고 널리 보급하고 있지만 아직도 이 사실을 모르는 사람들이 너무 많아 안타깝기만 하다. 외국산 밀가루와 피자, 콜라를 섭취하면서 웰빙 문화인이라고 말한다면 앞뒤가 맞지 않은 것 같다. 진정한 웰빙 문화는 중풍을 예방하고 수명을 연장시키는 길이다. 그러기 위해서는 순수한 유기농산물이나 우리 농산물을 섭취하고, 전통 문화에 대해 바르게 이해하고 접근하는 것이 건강을 지킬 수 있는 올바른 길이라 할 수 있다.


## 2. 중풍을 알아야 중풍을 이긴다.

인류의 역사와 더불어 질병의 역사도 시작되었다. 헤아릴 수 없이 많은 질병들이 인간에게 고통을 주었고, 소중한 생명을 앗아가기도 하였다. 천수를 다하고 삶을 마감한 사람은 극소수에 지나지 않았다. 대부분의 사람들은 질병을 이기지 못해서 어쩔 수 없이 일찍 세상을 떠나는 경우가 많았다. 질병을 이기기 위한 인간의 노력은 끊임없이 이어졌지만 시대와 지역에 따라서 그리고 삶의 방식에 따라서 새로운 질병들이 나타났다.

지금으로부터 100년 전까지만 해도 지구상에는 각종 전염병이 가장 무서운 인간의 적이었다. 전염병은 어린이와 노약자는 물론이고 건장한 사람들까지도 한번 걸리면 죽음을 면치 못하는 무서운 질병이었다. 홍역, 볼거리, 천연두, 뇌염, 소아마비, 호열자, 페스트, 발진 티푸스, 성홍열, 장티푸스, 파라티푸스, 디프테리아, 이질, 유행성 뇌척수막염, 백일해, 결핵 등 각종 전염병에 의하여 헤아릴 수 없이 많은 어린아이와 노약자들이 희생되었다.

장티푸스는 수인성 전염병으로 남녀노소를 가리지 않고 부락 단위로 전염이 되었으며, 폐결핵은 호흡기 전염병으로 가족 단위로 전염이 되어 수많은 생명을 앗아갔다. 그 외에도 매독, 나병과 같은 접촉성 피부 전염병으로 생명을 잃어버리는 경우도 많았다.

이러한 전염병에 의한 사망자의 수가 너무 많아 18세기에는 세계 각국의 평균 수명이 30세에도 미치지 못하였다고 한다. 고대 그리스 시대의 평균 수명은 18세였으며, 고대 로마인의 평균 수명은 22세, 기원 1세기부터 17세기 중엽까지의 평균 수명은 대체로 20세 정도였다고 한다. 당시 세계 각국의 평균 수명을 살펴보면 전염병에 의한 사망자 수가 얼마나 많았는지를 가늠할 수가 있다. 또한 위생 시설의 취약함도 엿볼 수 있다.

전염병에 대한 인간의 공포는 위생 시설의 개조 작업과 전염병의 전염 경로를 차단하는 홍보 활동으로 나타났고, 이는 전염병 예방에 많은 도움을 주었다. 또한 전염병을 극복하기 위한 인간의 노력에 힘입어 각종 전염병을 예방하는 백신이 개발됨으로서 이제 전염병으로부터의 공포는 거의 사라지게 되었다. 결국 전염병의 극복으로 전 세계 각국의 평균 수명은 껑충 뛰어올라 우리나라도 평균 수명이 남자 75세, 여자 82세까지 상승하였다.

원래 전염병은 계획된 창조주의 인구 조절 목적이었으나 인간의 힘으로 이를 극복함으로써 창조주의 의도에 어긋나게 되었고, 인구 폭발이라는 인간 사회의 문제점이 나타나게 되었다. 그래서 각 나라마다 인구 억제를 위하여 산아 제한 정책이 나오게 되었고, 의학계에서는 공공연하게 낙태 수술이 이루어지는 기현상이 벌어지게 되었다. 결국 전염병으로 희생되는 생명보다도 낙태 수술에 의한 태아의 희생이 더 많게 되는 결과를 초래하게 되었다. 정확하게 계산할 수는 없겠지만 이러한 태아의 희생을 계산한다면 현재 각국의 평균 수명은 허구일 뿐 15세에도 미치지 못할 것으로 추정한다.

오늘날 우리나라 사망 원인의 1위는 중풍이며, 2위는 각종 암 그리고 3위는 교통 사고에 의한 사고사로 집계되고 있다. 이러한 사망 원인들은 나라마다 다소 차이가 있고, 생활 환경과 밀접한 관계를 가지고 있다. 그렇지만 전염병과 마찬가지로 건강에 대한 올바른 지식을 가지고 대처한다면 얼마든지 극복할 수가 있는 사망 원인들이다. 그러나 대부분의 건강한 사람들은 이러한 사망 원인과 질병에 대해 관심을 전혀 갖지 않고 생활하는 사람들이 많다. 어려운 의학 지식을 습득한다는 것이 어렵기도 하겠지만, 바쁜 일상 생활 때문에 건강까지 신경쓸 여유가 없는 탓일 수도 있다.

뇌, 심장(염통), 신장(콩팥)은 우리 인체 내에서 생명을 유지하는데 가장 중요한 기관들이다. 이들 기관에서 이상이 발생하면 사망 아니면 장애인이 되는 치명적인 질병이 발생한다. 이들 세 기관에 발생하는 질병들 중 주로 결핵성이나 일반적인 염증성 질환과 혈관 이상 그리고 암세포의 증식에 의한 질환들이 무서운 질병이라 할 수 있다.

뇌에 질병이 발생하면 중풍이나 암 등의 질환으로 의식을 잃거나 여러 가지 형태의 마비증상이 나타난다. 심장에 질병이 발생하면 심장마비(심근경색)나 협심증, 심부전 등의 질환이 발생한다. 양측 허리윗부분 안쪽에 자리하고 있는 두개의 콩팥을 신장이라고 하는데 주로 소변을 배설하는 기능을 가지고 있다. 신장에 질병이 발생하면 신부전증을 유발하기 쉽다. 신부전증이 발생하면 소변을 환자 스스로 배설하지 못하게 되므로 신장 장애 질환 중에서도 환자에게 가장 어려움을 주는 질병이다.

중풍은 뇌혈관 질환으로 인한 뇌중추 신경의 기능 마비로 생명을 잃거나 여러 가지 형태의 장애가 발생하는 무서운 질병이다. 갑자기 의식을 잃고 쓰러지거나 의식을 잃지는 않아도 반신불수가 되거나 말을 하지 못하는 등 여러 가지 장애가 나타난다. 중풍을 예방하기 위해서는 먼저 중풍을 일으키는 선행 질환인 고혈압, 당뇨병, 고지혈증, 비만 등의 성인병을 잘 관리해야 한다. 이러한 성인병 관리와 더불어 술과 담배를 조심하고, 규칙적으로 생활하면 중풍은 얼마든지 예방할 수 있는 질병이다. 중풍은 한번 걸리면 생명을 잃거나 장애인이 되는 질환이기 때문에 치료보다는 예방이 훨씬 중요하다는 것을 알아야 한다.

요즘 들어서는 중풍 환자들의 연령 분포가 매우 다양해졌다. 20대 중풍 환자들이 있는가 하면 심지어는 10대의 청소년들에게도 중풍이 발생하는 경우가 있다. 이처럼 중풍은 이제 50~60대 이상에 한정된 노인들의 질병만이 아니라는 사실을 알아야 한다. 10대의 청소년들까지도 중풍의 예방에 관심을 가지고 생활 습관을 올바르게 해야 할 것이다.

중풍은 대부분 유전적인 요인에 의해서 발생한다. 부모의 가족 계통으로부터 중풍을 앓던 병력이 있는 것을 알게 되면 중풍에 대하여 깊은 관심을 가지고 중풍 예방을 위하여 더 노력해야 한다. 중풍은 한번 걸리면 생명을 잃지는 않는다 해도 반신불수가 되거나 언어 장애가 발생하게 되는데 쉽게 치료되는 질병이라고 생각하면 큰 오산이다. 정도의 차이가 있겠지만 환자 스스로 화장실 출입을 할 정도로 거동할 수 있으면 성공이라고 생각해야 할 것이다.

중풍 초기에 침과 한약으로 잘 치료하면 완치되는 경우가 약 30% 정도 되지만 모두가 그렇게 되는 것은 아니다. 뇌의 손상 부위에 따라서 많은 차이가 있기 때문이다. 뇌의 중요한 부위에 손상이 일어났을 경우는 치료가 더욱 힘들어지게 되는데 대략 10% 정도의 환자에게서 이러한 경우가 나타난다.

중풍에 한번 걸린 환자는 언제든지 또다시 재발될 수 있다는 것을 명심하고, 의사의 지시에 절대적으로 따라주는 것이 좋다. 재발이 되었을 경우에는 더욱 심하게 중풍이 올 수도 있고 생명을 잃어버릴 수도 있기 때문이다. 증상이 좋아졌다고 해서 의사의 지시를 무시하고, 몸을 함부로 하거나 복용해야 할 약을 복용하지 않으면 반드시 재발이 된다는 것을 잊어서는 안 된다. 중풍은 환자와 가족 그리고 의사가 함께 노력하면 예방에 상당한 효과를 얻을 수는 있지만 100% 예방된다고 할 수는 없다.

우리나라에 최근 들어서 중풍 환자들이 많아진 이유는 과식으로 인한 영양 과잉 섭취가 첫 번째 원인이라 할 수 있다. 경제적 사정이 좋아지고 식량이 풍족해지면서 쌀의 소비는 줄고, 육류의 소비는 늘어나 국민들은 영양 과잉 상태에 빠지게 되었다. 또한 자가용 승용차의 증가로 인한 운동 부족은 국민들의 체력을 약화시키고 있다. 이와 같이 중풍과 같은 혈관 질환이 많이 발생할 수밖에 없는 사회적 환경이 조성되고 있다. 그리고 술과 담배의 소비량이 많아 고지혈증 환자가 많아진 이유도 중풍이 많아진 요인이 되고 있다. 중풍을 일으키는 원인 인자인 고혈압과 당뇨병, 고지혈증, 비만 환자가 늘어난 이유가 바로 영양의 과다 섭취에 있는데도 많은 환자들이 이를 인식하지 못하고 있다. 중풍을 예방하기 위해서는 절대적으로 채식 생활을 하지 않으면 안 된다.

한 가정에 중풍 환자가 발생하면 전 가족에게 고통이 아닐 수 없다. 치료비로 인한 경제적인 부담은 물론이며, 환자를 1대 1로 간병해야 하기 때문에 가족들의 고통은 이루 말할 수 없이 클 수밖에 없다. 환자 본인의 생활 능력을 기대하기 어려운 것은 말할 것도 없거니와 가족들의 일상 생활까지도 어렵게 하는 부담을 주기 때문이다. 심한 중풍 환자의 경우에는 가정의 경제까지 파탄에 이르게 하는 경우도 있다. 반신마비로 오랫동안 보행하지 못하고 누워서 생활하는 중풍 환자의 경우에는 한 가족이 옆에서 일거수일투족 모든 행동을 거들어 주지 않으면 안 되기 때문에 가정의 어려움이 더욱 커진다. 그래서 가족의 불협화음까지도 쉽게 발생하는 경우가 많이 있다.

중풍이 발생하면 모든 사회 활동을 원만하게 수행할 수 없게 된다. 의사 전달 기능은 물론이거니와 신체적인 장애가 대인 관계에서 능동적, 적극적으로 대처할 수 없게 하는 원인이 된다. 또 순간적인 사고력과 판단력이 뒤떨어지기 때문에 사회 생활을 할 수도 없게 된다. 친구들과 이야기하는 것조차 자신이 피해 의식을 갖게 되는 경우가 많다.

이와 같이 중풍은 우리나라의 사망 원인 1위에 올라 있을 정도로 무서운 병이며, 생명을 건진다 해도 정신적, 육체적 장애가 남게 되어 인간으로써 정상적인 활동을 수행하기 어려운 무서운 질병이다. 따라서 질병에 대한 치료보다는 예방 위주의 건강 관리에 관심을 기울이는 것이 질병 없이 장수할 수 있는 올바른 길이라고 할 수 있다.


## 3. 중풍이란 무슨 병인가?

태풍에 나뭇가지가 꺾어지듯이 우리 인체의 어느 부분이 갑자기 기능을 상실하는 병을 가리켜 중풍이라고 한다. 이는 뇌혈관의 이상으로 인하여 뇌의 기능 상실을 가져옴으로서 중추 신경계에 장애를 일으키는 질병이다.

의학적으로 중풍의 초기 증상을 뇌졸중, 뇌일혈, 뇌출혈, 뇌경색, 졸중풍이라는 병명으로 사용하기도 한다. 특히 뇌졸중은 후유증으로 여러 가지 형태의 신경 마비를 일으켜 운동 신경의 장애는 물론이고, 인격 장애를 남기기 때문에 인간 생활에 막대한 지장을 초래한다.

중풍은 뇌혈관 질환으로 인하여 발생하고, 그 후유증으로 여러 가지 신체적 기능의 마비를 일으키는 질병이다. 증상은 손발 저림 등의 가벼운 증상에서 연하장애, 언어 장애, 호흡 장애, 반신마비, 전신마비, 사망에 이르기까지 여러 형태로 나타난다. 이는 뇌와 중추 신경계 장애의 정도에 따라서 다르고, 뇌와 중추 신경계의 기능 상실은 손상된 뇌혈관의 크기와 부위에 따라서 다르다.

중풍은 우리의 뇌에 혈액을 공급하고 있는 뇌혈관이 막히는 뇌경색과 뇌혈관이 터지는 뇌출혈로 인하여 그 부분의 뇌가 손상을 입어 나타나는 신경의 장애로 발병된다. 뇌혈관에 이상을 가져오는 질환은 여러 가지가 있으며, 이러한 질환에는 성인병이 대부분을 차지하고 있다. 중풍은 한번 발생하면 또다시 발생할 가능성이 많기 때문에 중풍을 치료한 후에도 지속적으로 성인병을 철저하게 관리해야 한다.

중풍을 치료하거나 예방하기 위해서는 우선 환자마다 자신이 어떠한 성인병을 소유하고 있는지를 먼저 검사해야 하고, 발견된 성인병을 치료하고 철저히 관리해야 한다. 성인병의 종류에 따라서는 완치되는 질환도 있지만, 대부분 완치가 어렵기 때문에 정상 상태로 유지시키는 정도에 만족해야만 한다.

특히 고혈압이나 당뇨병의 경우 환자에 따라서 약을 복용해도 정상으로 유지되지 않는 환자가 많기 때문에 정상으로 유지될 때까지 약의 종류와 분량을 조절해야 한다. 때로는 잘 조절되다가도 어느 날부터 갑자기 조절에 실패하는 환자도 많으므로 수시로 검사를 실시해서 약물을 선택해야 한다.

중풍 환자는 몸의 어느 기능을 상실하면 그로 인해서 기력이 많이 부족해진다. 이로 인하여 여러 가지 합병증이 발생하기 쉽고, 대부분 합병증으로 인하여 사망하기 쉽다. 그러므로 중풍의 치료는 상실된 기능의 재활 치료와 합병증의 예방 및 치료가 주된 치료 목적이 되고, 선행 질환의 치료 또는 성인병의 조절을 함께 실시해야 한다.

중풍을 치료하기 위해서는 모든 수단과 방법을 총 동원해야 하고, 치료 후에도 끊임없이 예방과 치료를 위해서 몸을 관리하는 자세가 필요하다. 그러므로 한방을 이용한 의학적 검사와 치료, 예방이 필요하고, 동시에 서양 의학적인 검사와 치료, 예방도 필요하다. 그러므로 양방과 한방 협진이 중풍 치료에 가장 효율적인 방법이 되고 있다.

중풍의 마비, 즉 기능 상실을 다시 회복시키기 위해서는 침과 뜸 그리고 한약 처방을 써야 한다. 기능을 되찾기 위한 한약 처방은 200여 종류가 있고, 환자의 기능이나 증상, 또는 맥상에 따라서 처방을 다르게 해야 한다.

중풍은 흔히 노인들에게 많이 오는 질병으로 알려지고 있으나, 최근에는 중풍 환자들의 나이가 점차 낮아지고 있다. 40대, 50대, 60대가 거의 평준화되어 있고, 20대, 30대에서도 상당한 환자가 발생하고 있다. 더러는 10대와 어린이 중풍 환자까지도 발생하고 있다.

중풍은 질병이 발생한 뒤에 치료하는 것보다는 사전에 중풍에 걸리지 않도록 예방하는 것이 더 중요하다. 중풍을 예방하기 위해서는 중풍에 대한 지식을 많이 알고 있어야 한다. 즉, 중풍의 발생 원인과 중풍을 일으키는 선행 질환, 그리고 중풍이란 어떠한 질병인지를 정확하게 알아야만 예방이 가능하다.

그러기 위해서는 자신이 가지고 있는 성인병에 대해서 정확하게 검진을 받고, 자신이 가지고 있는 질환에 대한 관리와 가족들의 유전병에 대해서도 추적해 봐야 한다. 이는 대부분의 질병들이 유전에 의해서 발병되기 때문이다. 특히 중풍의 경우에는 거의 80% 이상이 유전성으로 발병되는 경우가 많다.

중풍이 다른 여타의 질병보다 고질적이고 무서운 질병이라고 하는 이유는 사망률이 가장 높고, 한번 걸리면 거의 폐인이 되거나 장애인이 되기 때문이다. 특히 가족들의 도움이 없이는 혼자 생활을 할 수가 없는 것도 그 이유이다. 어느 한 가정에 중풍 환자가 발생하면 그 집안은 거의 가정 파탄이 일어나기 때문에 더욱 무서운 질병이라고 말한다.

중풍에 대한 지식을 가지고 가족들의 건강을 관리하여 언젠가 닥쳐올지도 모르는 우환을 사전에 예방하여 가정의 평화를 이루는 것이 행복의 근원이라고 생각한다.

중풍은 우리나라 전 국민의 사망 원인 중에서 1위를 차지할 만큼 무서운 질환으로 한번 중풍에 걸리면 사망 아니면 장애인으로 남는다. 극히 일부를 제외하고는 가정 생활과 사회 생활을 스스로 할 수가 없으며, 다른 가족들로부터 도움이 없이는 한시도 살기 어려운 처지가 되고 만다.

환자는 운동 신경의 장애는 물론이고, 사고력과 판단력, 의지력이 부분적으로 또는 완전히 상실되고, 육체적인 부자유와 정신적인 부자유마저 동시에 발생한다. 정서적으로 불안정해지고 극심한 좌절감으로 자신의 모든 능력이 파괴되어 가정 생활을 주도적으로 이끌어 갈 수가 없다. 그러므로 가족들의 더 많은 관심과 사랑이 요구되며, 가족들의 헌신적인 인내와 희생이 필요하다. 이로 인한 가족들의 정신적, 육체적인 피로가 가정의 평화를 파괴할 수도 있다.

## 4. 중풍을 예방하는 법

어느 날 갑자기 찾아 온 불청객 중풍이 환자 본인에게는 물론 가족들에게 끼치는 경제적, 정신적 폐해는 이루 말할 수 없다. 가족 중에서 어느 한 사람이 중풍으로 고생한 경험이 있는 경우에는 중풍이 얼마나 무서운 질병인지를 익히 알고 중풍에 대하여 관심이 있을 수도 있겠지만, 그렇지 못한 사람들은 중풍의 고통을 이해하기 쉽지 않다.

중풍이 다른 질병과 달리 무서운 질병이라고 생각하는 이유는 무엇일까? 그것은 인체에서 가장 중요한 뇌혈관의 이상으로 인한 뇌 조직의 병변으로 말미암아 뇌·중추 신경이 기능을 상실함으로 생명을 잃지 않으면 신체적, 정신적 장애가 발생하기 때문이다. 만약 가족 중에 한 사람이 중풍에 걸려 생명은 구한다 할지라도 중풍으로 인한 장애가 발생하게 되면, 다른 가족의 도움이 없이는 결코 일상적인 생활을 영위하기 어렵다. 그렇기 때문에 중풍은 모든 가족들에게 정신적, 육체적, 경제적인 고통을 가져다 주는 무서운 질병이다.

시대에 따라서 그리고 나라마다 삶의 방식과 생활 습관이 다르기 때문에 유행하는 질병의 종류가 다르고, 사망 원인에서도 차이가 많이 있다. 최근 들어 우리나라는 중풍으로 인한 사망 원인이 모든 사망 원인 중에서 1위를 기록하고 있다. 다음으로 각종 암으로 인한 사망률이 2위를 기록하고 있어 건강 관리를 한다는 것은 곧 중풍과 암을 예방하는 것이 목표가 되고 있다. 중풍과 각종 암을 예방하는 것이 곧 건강과 장수의 비결이고 행복의 원천이라 할 수 있다.

그러나 중풍과 각종 암을 예방한다는 것은 말처럼 그리 쉽지는 않다. 중풍과 각종 암에 대한 충분한 지식을 갖추는 것이 중요하고, 자신의 잘못된 생활 습관을 개선하기 위한 끊임없는 노력이 필요하기 때문이다.

일반적으로 건강할 때는 자신과 가족에게 질병으로 인한 불행을 예측한다는 것은 쉽지 않다. 그렇지만 누구나 치명적인 질병으로 인하여 생을 마감할 수도 있다는 것을 생각하면, 예고 없이 찾아올 수 있는 질병을 항상 염두에 두지 않으면 안 될 것이다. 질병이 발생하면 병원에서 의사들이 해결해 줄 수 있을 것으로 쉽게 생각하는 사람들이 많지만, 실로 질병을 치료한다는 것은 그리 쉽지가 않다. 질병의 치료는 예방하는 것보다 훨씬 더 어려운 것이라는 사실을 알아야 할 것이다.

유비무환(有備無患)이라는 말이 있듯이 지속적으로 중풍에 대하여 관심을 가지고 자신과 가족들의 건강을 관리하면서 생활하는 것만이 중풍을 예방하고 행복한 가정을 지켜나갈 수 있을 것이다. 그러기 위해서는 먼저 중풍에 대한 올바른 지식을 갖추는 것이 중요하다. 중풍에 잘 걸리는 체질과 질병들은 어떠한 것들이 있으며, 이를 극복하기 위해서는 자신의 취약점이 무엇인지를 찾아 내고 이를 어떻게 대처해야 할 것인지를 알아야 하며, 올바른 생활 습관을 갖도록 노력해야 할 것이다.

중풍의 발병은 뇌혈관의 이상으로 인하여 발생하는 질환이기 때문에 뇌혈관을 선택적으로 다스린다는 것은 불가능하며, 전신에 분포되어 있는 모든 혈관을 다스리는 것이 곧 중풍을 예방하고 치료하는 방법이 된다. 인체의 혈관은 크고 작은 동맥과 정맥이 무려 10만km나 되는 많은 혈관으로 연결되어 있다. 또한 생명을 유지하고 성장시키기 위하여 각종 영양소와 산소를 공급시키고, 노폐물과 탄산가스 등을 내보내는 역할을 담당하고 있다. 그렇기 때문에 모든 혈관을 깨끗하게 유지시키는 것이 건강을 지키는 중요한 지름길이라 할 수 있다.

인체의 혈관을 더럽히는 음식과 흡연은 생명을 단축시키고 중풍과 같은 무서운 질병을 가져올 수 있기 때문에 삼가야 하며, 수시로 자신의 혈관 상태를 검진해야 한다. 혈관 상태의 검진은 주로 혈액 속에 함유하고 있는 화학 물질의 검사와 C-T, M.R.I 등 영상 촬영을 통해서 알 수 있다.

중풍을 일으키는 주 요인은 당뇨병, 고혈압, 고지혈증, 심장병, 동맥경화증, 비만, 유전, 노화라 할 수 있다. 이러한 요인을 악화시키는 것으로는 흡연이나 음주, 소금과 설탕, 지방식 등의 과량 섭취를 들 수 있다. 그 외에도 정신적인 충격과 두부(頭部) 외상에 의해서도 발생할 수 있고, 과로가 원인일 경우도 있다.

중풍을 예방하기 위해서 가장 먼저 자신의 건강 상태를 검진해야 한다. 정기적인 종합 검진을 통해서 자신의 취약점을 찾아 내고, 자신이 가지고 있는 성인병을 충실히 관리하는 것이 선행되어야 할 것이다. 종합 검진은 자주 할수록 좋지만 적어도 1년에 한 번씩은 체크하는 것이 현명한 건강 관리법이라 할 수 있다.

자신의 취약점을 발견하였을 때는 즉시 의사의 지시에 따르고, 자신이 가지고 있는 질병에 관한 지식을 인터넷과 전문 서적에서 정확하게 찾아내 숙지하는 것이 중요하다. 그 지식의 바탕 위에서 자신의 질병을 관리하고 수시로 관찰하는 것이 자신의 건강을 지키는 현명한 방법이 된다.

중풍 환자 중에는 당뇨병을 가지고 있는 환자들이 많다. 이는 당뇨병이 중풍을 일으키는 주범이라는 것을 입증시키는 것이다. 그래서 당뇨병 환자들은 당뇨병에 대한 지식을 습득하고 끊임없이 당뇨를 조절하는 노력을 기울여야 한다. 수시로 혈당 검사를 실시하고 자신의 혈당이 정상 수치를 유지하고 있는지를 점검해야 한다. 전 세계적으로 당뇨병은 아직도 불치병이라는 사실을 인정해야 한다. 그러나 평생 동안 당뇨병을 잘 조절하기만 하면 중풍은 얼마든지 예방할 수 있고, 장수할 수도 있다는 것을 알아야 할 것이다.

당뇨병은 유전에 의해서 발생하지만 이는 얼마든지 극복할 수가 있다. 환자에 따라서 당뇨병의 정도 차이가 천차만별이기 때문에 제각기 조절하는 약의 종류와 생활 습관을 다르게 해야 한다. 당뇨병을 조절하는 방법은 약물 요법, 식이 요법, 운동 요법 세 가지로 나눌 수 있는데 이 세 가지 모두를 시행해야 한다. 일반적으로 약물에만 의존하는 경향이 있는데 이는 실패할 가능성이 많다. 약물의 선택 역시 환자에 따라서 다르게 처방해야 하기 때문에 당뇨병 전문 의사의 지시를 따라야 한다.

고혈압이 중풍을 일으킬 수 있다는 것은 일반적으로 많이 알고 있는 사실이다. 그러나 정작 고혈압을 관리하는 데는 소홀히 하는 사람들이 많다. 정상 혈압을 유지해야 한다는 이유와 고혈압을 조절하는 약물에 대하여 잘 모르고 있는 사람들도 많이 있다.

고혈압을 치료할 수 있다는 의약품 또는 건강 식품이 있다고 믿는 사람들이 더러 있는데 이는 대단히 위험한 생각이다. 현재까지 전 세계적으로 고혈압을 치료할 수 있는 의약품은 개발되지 않았다. 만약 고혈압 치료제를 개발한다면 노벨 의학상을 수상할 만큼 대단한 일이지만, 아직까지 이러한 의약품은 나오지 않았다.

고혈압은 본태성 고혈압과 속발성 고혈압으로 분류하지만, 98% 이상이 본태성 고혈압으로 유전에 의해서 발병하기 때문에 지속적으로 혈압 강하제를 복용하는 것이 중풍을 예방하는 방법이다.

고지혈증이란 혈액 속에 콜레스테롤 또는 중성 지질이 과다하게 포함되어 혈관 벽에 쌓여서 동맥경화증을 유발시키고, 혈액 순환에 장애를 일으키는 질병이다. 이 경우에도 중풍이 발생하게 된다. 고지혈증을 유발시키는 요인은 음주, 담배, 고칼로리 음식을 들 수 있다. 그리고 운동량이 부족할 경우에도 고지혈증으로 인한 중풍이 발생할 수 있다.

고지혈증의 관리를 위해서는 고 칼로리 음식을 줄이고, 담배와 음주를 삼가야 한다. 물론 운동을 게을리해서도 안 된다. 운동은 나이와 자신의 건강 상태에 알맞게 선택해야 하고, 매일 1시간 이상 보행하는 것이 가장 좋다.

협심증이나 심장판막 질환과 같은 심장병을 가지고 있는 환자에게는 혈전이 잘 생성된다. 혈전이 혈관을 타고 흐르다가 뇌혈관의 분지에서 걸리게 되면 뇌혈관이 막혀서 중풍이 발생한다.

이러한 심장병을 가지고 있는 환자는 절대로 음주와 흡연을 해서는 안 되며, 과격하게 운동을 해서도 안 된다. 그리고 혈전이 발생하지 않게 하기 위해서 하루도 빠짐없이 혈전 용해제를 복용해야 한다. 단 하루라도 거르게 되면 중풍에 걸릴 위험에 처하게 된다.

중풍뿐만 아니라 비만으로 인해서 발생하는 질병에도 여러 가지가 있다. 근골격계 질환은 물론이거니와 여러 종류의 암까지도 비만에 의해서 발생한다. 특히 어린아이들과 나이 많은 여자들에게 비만이 많은 것은 식생활의 무절제와 운동량의 부족에서 온다.

과음과 과식, 운동량의 부족으로 비만이 발생한다. 그러나 비만으로 늘어난 체중을 조절하기 위해서 의약품을 복용하는 것은 위험한 방법이다. 체중은 조절이 될 수 있지만 여러 가지 부작용이 발생하게 되어 오히려 건강을 해치는 경우가 많기 때문이다.

무리한 체중 조절을 강행하면 생체 리듬이 파괴되어 오히려 건강을 해롭게 한다. 식욕을 억제하고 지속적인 운동을 통해서 3개월에 2~3kg 미만을 조절하는 것이 적합하다. 그러기 위해서는 대단한 결심과 인내력이 요구된다.

규칙적인 생활 습관은 기와 혈액 순환을 순조롭게 한다. 기와 혈액 순환이 불규칙하면 생체 리듬이 파괴되어 중풍이 발생할 수 있다. 하루 세 끼 식사의 시간과 양을 일정하게 억제하는 것과 노동의 양을 적절하게 조절하는 것이 중풍을 예방하는 중요한 방법이다.

적당한 휴식과 수면 역시 건강 관리에 필수 요건이다. 수면 부족과 과로에 의해서도 뇌출혈과 뇌경색 등 뇌혈관 장애가 발생하기도 한다. 하루 6시간 이상 수면을 취하고 적당한 휴식을 생활화하는 것이 올바른 건강 관리법이다.

식생활 습관에 의해서도 여러 가지 질병을 유발할 수 있다. 소금과 설탕, 지방질의 섭취량을 줄이고, 저 칼로리 식품을 섭취하는 것이 중풍을 예방하는 식생활이다. 생선, 바다 식물, 채소 등의 식품을 주로 섭취하는 식생활 습관을 길러야 한다. 요즘처럼 젊은이들의 서구화된 식생활 습관은 뇌, 심장, 신장 등의 혈관 질환을 유발시킬 우려가 있어 걱정이 된다.

이와 같이 중풍을 일으키는 요인들을 살펴보면 대부분이 조금만 조심하면 얼마든지 그 요인을 극복해 나갈 수 있기 때문에 중풍은 충분히 예방할 수 있는 질병이다. 중풍을 예방하여 자신과 가정을 지키고 건강한 사회를 이루는 것은 결코 어려운 일이 아니라고 본다.

# 제2장 중풍의 상식

## 1. 중풍의 증상

일반적으로 중풍에 걸리면 반신불수로 걷지 못하는 증상만 있는 것으로 생각하는 사람들이 많다. 그러나 중풍에 걸리면 여러 가지 증상이 환자에 따라서 다르게 나타난다. 그 이유는 중풍이 뇌출혈 또는 뇌경색 등 뇌혈관의 이상으로 뇌 조직이 손상되어 뇌기능을 상실하여 발생하기 때문이다. 뇌기능의 상실로 인해서 뇌의 어느 부위가 기능을 상실하느냐에 따라서 중풍의 증상이 다르게 나타나기 때문이다.

우리 인체의 모든 기능은 뇌로부터 나오기 때문에 뇌의 기능은 곧 인간의 모든 활동의 근원이라 할 수 있다. 즉, 모든 운동 신경, 자율 신경, 정신 신경, 지각 신경, 감각 신경이 뇌로부터 지시를 받고 실행을 하고 있다. 그러므로 그 어느 최첨단 컴퓨터일지라도 인간의 뇌를 능가하는 창의력이 나올 수 없고, 그 어느 최첨단 로봇일지라도 인간의 뇌처럼 순간적인 판단력이 나올 수는 없을 것이다.

인간의 뇌는 그 부위에 따라서 맡고 있는 임무가 제각기 다르다. 그렇기 때문에 뇌의 어느 부위에 어떠한 질병 또는 어느 정도 크기의 뇌경색이나 뇌출혈이 생기느냐에 따라서 뇌가 기능을 상실하는 부위도 다르게 나타난다. 여러 가지 뇌질환 중에서 뇌경색이나 뇌출혈에 의해서 나타나는 기능의 마비를 중풍이라 한다. 중풍을 일으키는 뇌의 부위에 따라서 중풍의 증상이 다르게 나타난다. 환자에 따라서는 다발성으로 뇌경색이 발생한 경우가 있어 그 증상도 다발성으로 나타나기도 한다. 그래서 중풍의 증상은 환자에 따라서 매우 다양한 증상을 나타낸다.

중풍 초기에 나타나는 증상은 일정하지가 않고 여러 가지 증상이 있다. 구토 증상과 어지럼증이 먼저 나타나는 경우가 있는가 하면, 갑자기 의식이 없어지는 경우도 있다. 쉽게 의식이 돌아오는 경우도 있지만, 몇 달 동안 의식이 돌아오지 않는 경우도 있다. 심할 경우에는 뇌사에 빠져 소생하지 못하는 경우도 있다.

그런가 하면 의식은 멀쩡해도 서서히 한쪽 팔다리에 힘이 빠지는 경우도 있고, 급속도로 힘이 빠지는 경우도 있다. 중풍의 증상 중에서 가장 예후가 좋지 않은 증상이 곧바로 동공이 산대되고 조건반사가 일어나지 않는 경우이다. 이렇게 중풍이 심하게 오면 생명을 잃게 된다. 뇌경색의 부위가 크거나 또는 뇌출혈의 부위가 큰 경우 그리고 뇌의 중요한 부분에 뇌경색이나 뇌출혈이 온 경우에는 생명을 유지하기 어렵다. 오랫동안 의식이 회복되지 않을 경우에는 회생이 불가능하지만, 의식이 조금씩 살아나서 기면상태인 경우에는 회생하는 경우도 있다.

중풍의 초기 증상으로 한쪽 엄지와 검지의 손가락에 힘이 빠지는 경우가 있다고 하지만 이러한 경우는 중풍이 아니고 경추에 신경 장애로 일어나는 경우가 많다. 중풍의 대표적인 증상으로 반신마비를 연상하지만, 언어 장애 등 여러 가지 증상을 함께 수반하는 경우가 많이 있다. 중풍의 증상 중에서 가장 중증은 의식을 잃고 회복하지 못해 사망하는 경우이며, 중풍 마비 중에는 의식 상태의 마비로 의식 불명이 장기적으로 지속되는 경우도 있다. 또한 호흡 기능의 마비로 인한 호흡 불능인 경우가 있는데 이러한 환자는 급히 기도를 확보해 주고 기관을 삽입하는 수술을 필요로 한다. 오랫동안 마비가 치료될 때까지 기관을 삽입하여 기관을 통하여 호흡을 할 수 밖에 없기 때문에 그로 인한 합병증으로 폐렴이 쉽게 걸려 생명을 유지하기가 어려운 경우도 많이 있다.

그 외에도 연하마비로 음식을 삼키지 못하여 코를 통하여 튜브로 음식물을 공급할 수밖에 없는 환자가 있는가 하면, 배뇨 기능의 마비로 소변을 스스로 배설할 수가 없어서 방광에 배뇨관을 삽입하고 배뇨관을 통하여 배뇨할 수밖에 없는 환자도 있다. 그런가 하면 소변이 너무 잦아 밤잠을 이룰 수가 없는 경우도 있다. 낮에도 수시로 소변을 보러 가지만 소변은 아주 적은 양만이 나올 뿐이다.

한쪽 팔다리를 쓰지 못하는 편마비와 더불어 입이 돌아가는 안면마비가 함께 오는 경우가 있다. 또 안검, 즉 눈꺼풀의 마비로 인하여 한쪽 눈을 뜰 수가 없는 경우가 있으며, 눈물이 저절로 흘러나오는 경우도 있다. 경우에 따라서는 다른 증상은 없고 오직 눈꺼풀만 처지고 눈을 뜰 수가 없는 경우도 있다. 소장과 대장 등 장 마비로 식사를 할 수 없는 경우가 있는가 하면, 약하게 장 마비가 온 경우에는 심한 복통과 구토 증상을 나타내고 변비 증상이 나타나기도 한다. 비장과 위장의 기능 마비로 입맛을 잃어버리는 경우도 있다. 식욕을 상실하면 영양 결핍으로 기력을 회복하지 못한다. 나이가 많은 환자일수록 이러한 증상들이 더 잘 나타난다.

운동 신경의 마비뿐만 아니라 자율 신경의 장애가 나타나는 경우도 많다. 입맛이 떨어지고 소화가 잘 안 되는 경우가 있는가 하면, 수면 장애로 인해서 불면증으로 밤잠을 이루지 못하는 경우가 있고, 낮과 밤이 바뀌어 밤잠은 못자고 낮에만 잠을 자는 환자도 있다. 경우에 따라서는 눈물과 웃음을 억제하지 못하는 감정 장애가 나타나는 경우도 있다. 아무런 이유도 없이 계속 웃음이 터져 나오거나 눈물이 저절로 흘러내리는 경우도 있다.

이와 같이 중풍의 증상은 운동 신경뿐만 아니라 자율 신경, 지각 신경, 감각 신경, 정신 신경에 이르기까지 모든 뇌중추 신경의 장애로 나타난다. 이로 인해 신경계에 마비가 나타나기 때문에 몸 전체에 심각한 장애를 남겨 활동에 어려움을 주게 된다.


## 2. 중풍의 원인

중풍은 대부분 성인병으로 인해서 발생하게 된다. 그러므로 중풍에 걸리지 않기 위해서는 먼저 자신의 건강을 검진하고, 자신이 가지고 있는 성인병이 무엇인지를 찾아 내야 한다. 그리고 그 성인병에 관하여 충분한 지식을 쌓고 철저히 관리해야 한다.

중풍을 일으키는 원인 질병에는 고혈압, 저혈압, 당뇨병, 비만, 고지혈증, 동맥경화증, 죽상경화증, 심장병, 동맥류, 정맥류, 동맥염, 정맥염, 혈액 질환, 혈전성 혈소판 감소 자반병 등의 성인병과 뇌혈관 기형, 뇌내혈종, 저산소증, 연탄가스 중독, 외상성 뇌혈관 손상, 뇌동맥 검사를 위한 조영제, 외과 질환 또는 외과 수술에 의하여 생성된 응고된 혈액, 그리고 흡연과 과음 등의 원인들이 있다.

특히 중풍을 가장 많이 일으키는 요인으로는 유전, 나이, 고혈압, 당뇨병, 동맥경화증, 고지혈증, 담배 등 7대 요인을 들 수 있다.

- **혈액 질환**

  다혈증과 과다한 출혈(코피, 하혈 등)로 인하여 뇌에 혈액의 공급이 부족하여 중풍을 일으킨다.

- **혈전성 혈소판 감소 자반병**

  혈액의 응고에 필요한 혈소판이 어떠한 질환에 의해서 부족할 경우 뇌 내출혈이 일어나 중풍이 발생한다.

- **두통 및 편두통**

  지속적인 두통이 색전을 발생하여 뇌혈관을 막음으로서 중풍이 발생한다.

- **외과 질환 또는 외과 수술에 의해서 응고된 혈액의 덩어리**

  외과 질환이나 외과 수술 후에 응고된 혈액의 덩어리가 혈관 속을 떠다니다가 좁은 혈관을 막아 중풍을 일으킨다.

- **흡연과 과다한 음주**

  흡연과 과다한 알코올을 섭취하므로 혈관 벽에 콜레스테롤이 증가하여 뇌혈관을 막아 중풍을 일으킨다.

## 1) 중풍을 일으키는 혈액 질환

### (1) 다혈증

체내에 혈액이 지나치게 많을 때 중풍이 발생한다.

### (2) 과다한 출혈

코피나 하혈과 같은 과다한 출혈이 있을 때 뇌에 혈액 공급이 줄어 중풍이 발생한다.

### (3) 뇌 내 혈종

뇌 내에 혈종이 있어 그 혈종이 뇌혈관을 압박하여 중풍을 유발한다.

### (4) 혈전성 혈소판 감소 자반병

혈액의 응고 작용에 필요한 혈소판이 어떠한 질환에 의해서 부족할 경우 뇌 내 출혈이 발생하여 중풍을 일으킨다.

## 2) 뇌의 산소 부족으로 인한 중풍

### (1) 저산소증

뇌 조직에는 언제나 산소의 공급이 원활하게 이루어져야 뇌가 정상적인 기능을 수행할 수 있다. 그러나 뇌에 산소가 원활하게 공급되지 않는 저산소증일 때는 뇌 기능을 상실하게 된다.

### (2) 연탄가스 중독

뇌에 들어간 일산화탄소 때문에 산소가 부족하여 중풍이 발생한다.

## 3) 기타 질환 및 기호 식품에 의한 중풍

(1) 편두통 : 지속적인 편두통이 있을 때에는 색전이 발생한다. 이 색전이 뇌혈관을 막아 중풍이 발생한다.

(2) 뇌동맥 검사를 위한 조영제 사용할 때에도 중풍이 발생할 수 있다.

(3) 외과 질환 또는 외과 수술에 의해서도 응고된 혈액의 덩어리가 뇌혈관을 막아 중풍이 발생한다.

(4) 과다한 음주가 중풍을 일으키기도 한다.

(5) 과다한 흡연이 중풍을 일으키기도 한다.

## 4) 중풍을 일으키는 뇌혈관 질환의 종류

뇌혈관 질환은 출혈성 뇌혈관 질환과 폐색성 뇌혈관 질환으로 크게 두 가지로 나눌 수가 있으며, 그 외에도 고혈압성 뇌증과 뇌위축 및 뇌세포 괴사로 인하여 중풍이 일어나기도 한다.

### (1) 뇌출혈(뇌일혈)

뇌 실질 출혈, 지주막하 출혈, 뇌교부 출혈, 소뇌 출혈로 환자들 중 약 20%가 해당된다.

### ① 뇌 실질 출혈

뇌 속의 작은 동맥이 터져서 혈액이 뇌 실질 속으로 스며들어가 뇌 기능을 상실하게 하는 것을 말한다. 대부분 고혈압이 원인이며, 흥분, 긴장, 격무, 과로가 원인이 된다.

### ② 지주막하 출혈

뇌동맥에 기형으로 생긴 꽈리 모양의 동맥류가 터져서 뇌막의 3개 층 중에 하나인 지주막에 출혈을 일으키는 질환이다. 흥분, 긴장이 원인이며, 배변 중에 잘 발생하고 사망률이 높다.

### ③ 뇌교부 출혈

뇌신경이 좌우로 교차하는 중요한 부분에 출혈이 일어나 조기에 의식을 잃고 호흡 장애와 연하장애(음식물 삼키는 작용) 등 중요한 기능을 상실하고 사망률이 가장 많다.

### ④ 소뇌 출혈

정확하게 치료하면 쉽게 완치가 될 수 있다. 갑자기 어지럽고 구토와 운동 실조가 나타나 걷지 못한다.

## (2) 뇌경색(뇌혈관 폐색)

일과성 뇌허혈, 뇌색전증(뇌혈전, 뇌전색)으로 환자들 중 약 80%가 해당된다.

### ① 일과성 뇌허혈

뇌의 국소적 순환 장애에 의한 일시적 뇌허혈에 의하여 일과성으로 혈액 순환 장애가 발생하여 발작을 일으키고 중풍을 예고한다고 생각해야 한다.

### ② 뇌 혈전

뇌혈관의 손상, 뇌혈관의 염증, 뇌혈관 내의 산소 결핍, 뇌동맥경화증, 혈소판의 기능 변화로 혈관 내벽의 이상이 발생한 부분에 혈소판을 비롯한 여러 가지 물질들이 달라붙어 혈관을 좁아지게 만든다. 결국 혈관이 완전히 좁아져 혈액이 순환할 수 없게 되면 중풍을 일으킨다.

### ③ 뇌 전색

뇌혈관의 이상에 의한 혈관의 막힘이 아니라 심장판막증, 심내막염 등의 심장병 등으로 인하여 괴사된 조직이나 응고된 혈액이 혈관을 따라 흐르다가 뇌동맥의 분지에 가서 혈관을 막아 뇌경색을 일으키는 질환이다. 비심장성 또는 원인불명인 것도 있다.

### (3) 고혈압성 뇌증

뇌의 혈압이 갑자기 상승하여 혈액 순환 장애가 생긴다. 의식 혼미, 반신마비를 가져올 수 있으며, 신부전과 같은 신장 장애와 뇌출혈을 일으킬 수 있다.

### (4) 뇌 위축 및 뇌세포 괴사

뇌의 혈액 순환 장애로 뇌 조직이 위축되거나 부분적으로 뇌 세포의 괴사가 일어나 기능을 상실하게 된다.

이들 환자는 뇌혈관에 꽈리와 같은 형태의 주머니가 있어 이것이 터지면 뇌출혈을 일으켜 중풍을 일으킨다.

### (5) 동맥염이나 뇌혈전성 정맥염

뇌혈관의 염증으로 인하여 뇌혈관 벽에 콜레스테롤 또는 지질 혈소판 등이 달라붙어 혈관을 좁혀 뇌 혈액 순환 장애를 주어 중풍을 일으키고, 동맥염으로 혈관이 막혀 중풍이 발생한다.

### (6) 뇌동맥 검사를 위한 조영제 사용할 때

뇌혈관의 폐색 여부를 찾아 내기 위하여 경동맥에 조영제를 사용할 때 갑자기 혈액 순환 장애를 일으켜 중풍이 발생한다.

### (7) 뇌혈관에 꽈리와 같은 형태의 주머니가 있어 이것이 터지면 뇌출혈을 일으켜 중풍을 일으키는 질환은 다음과 같다.

#### ① 뇌혈관의 기형

선천적, 또는 후천적으로 뇌혈관에 기형적인 꽈리 형태가 있어 이것이 터져서 뇌출혈을 일으켜 중풍을 유발한다.

#### ② 낭상뇌동맥류

동맥류가 파열되어 뇌출혈로 중풍이 발생한다.

#### ③ 해리성대동맥류

동맥류가 파열되어 뇌출혈로 중풍이 발생한다.

④ 뇌정맥류

　정맥류가 파열되어 뇌출혈로 중풍이 발생한다.

(8) 다음과 같은 뇌혈관의 외적인 손상으로 인하여 중풍이 발생한다.

① **뇌혈관 손상**

　교통 사고, 산업 재해 사고, 추락에 의하여 두부의 좌상,뇌진탕, 뇌신경의 장애, 경 동맥의 외상에 의한 파열로 중풍이 발생한다.

② **두부의 좌상**

　교통 사고, 산업 재해 사고, 추락 사고 등으로 머리에 타박상을 심하게 입으면 중풍이 발생한다.

③ **뇌진탕**

　두부의 좌상에 의하여 일어난다.

④ **뇌신경의 장애**

　두부의 좌상으로 발생한다.

⑤ **경동맥의 외상**

　목을 통과하는 동맥의 외적인 손상으로 파열하여 뇌출혈을 일으키면 중풍이 발생한다.


# 3. 중풍의 검사

## 1) 중풍 환자에게 필요한 검사

　중풍으로 의심되는 증상이 나타나면 곧바로 검사를 실시해야 한다. 환자에게 나타난 증상을 세심하게 관찰하면서 중풍 외에 다른 질병을 소유하고 있을 가능성에 대해서도 검사를 실시해야 한다. 영상 촬영과 X-ray 촬영, 혈액 화학 검사와 소변 검사 등을 실시해야 한다. 중풍은 초기에 검사해야 할 항목이 있는가 하면 입원 후 관찰하면서 검사를 해야 할 항목도 있다. 또한 수시로 합병증의 발생 여부를 관찰하는 검사도 실시해야 한다. 특히 중환자로 분류될 경우에는 검사를 자주 실시하고 환자의 상태를 예의 주시해야 한다.

## 2) 중풍 초기 검사

(1) 스스로 호흡할 수 있는지의 여부를 검사

(2) 동공의 빛에 대한 반응이 있는지를 검사

(3) 구강 내의 혀가 기도를 막고 있는지의 여부를 검사

(4) 스스로 음식물을 삼킬 수 있는지의 여부를 검사

(5) 대변과 소변을 스스로 배설할 수 있는지의 여부를 검사

(6) 체온, 혈압, 호흡 수, 맥박 수를 검사

(7) 혈액 화학 검사

혈액 속에 포함되어 있는 화학 물질의 양을 측정하여 환자의 각종 질병을 찾아 내는 검사로서 혈중 당 검사, 간 기능 검사, 신장 기능 검사, 혈액 중 알부민의 양 검사, 혈중 전해질의 양 검사, 혈중 콜레스테롤 검사, 혈중 중성지질 검사 등이 있다.

(8) 백혈구 수

체내 염증의 여부를 판단하는 검사로 7~8천 개가 정상이다. 그 이상일 때는 체내 염증을 의심해야 한다.

(9) 적혈구 수

체내 출혈의 여부를 조사

(10) 헤모글로빈, 헤마토크리트, 혈소판 수

빈혈 상태 조사

(11) 면역 검사

전염성 병균의 감염 여부를 알아내기 위한 검사로 B형 간염 항원 항체 검사, C형 간염 항원 검사, 매독 반응 검사, 에이즈 검사 등이 있다.

(12) 혈구 검사

혈액 성분의 변화를 검사하여 염증성 여부와 각종 혈액 질환을 예측할 수 있는 검사로서 백혈구 수 검사, 적혈구 수 검사, 헤모글로빈 수 검사, 헤마토 크리

트 수 검사, 혈소판 수 검사가 있다.

### (13) 소변 검사

소변 속에 포함되어 있는 당의 양을 검사하고, 백혈구와 적혈구 수를 검사하여 요로 계통의 염증성 여부를 찾아 내며, 단백질의 양과 신장 조직의 양을 검사하여 신장 질환의 여부를 측정한다.

### (14) 심전도 검사

심전도 검사를 통하여 협심증, 심근경색증, 심장율동부정, 부정맥 등의 여부를 찾아 낸다.

### (15) 흉부 X-선 촬영

폐렴, 폐결핵, 폐암, 심장비대 여부를 알아내기 위하여 흉부 X-선 촬영을 해야 한다.

### (16) 뇌 영상 촬영(C.T, M.R.I)

뇌 영상 촬영으로 뇌경색과 뇌출혈의 정도 및 부위를 찾아 낼 수 있다.

### (17) 의식 불명 상태의 중풍 환자 매일 검사

의식 불명인 중풍 환자는 동공, 혀, 항문을 항상 살피고, 혈압, 체온, 맥박, 호흡, 소변과 대변의 양, 식사 양, 심전도 검사를 수시로 해서 환자 상태를 면밀히 살펴야 한다.

### (18) 일반 중풍 환자 수시 검사

중풍 후유증 환자들은 심전도 검사, 혈당 검사, 혈압 측정, 혈구 검사, 알부민 검사, 전해질 검사, 간 기능 검사, 소변 검사를 수시로 검사해서 늘 환자의 합병증 발생 여부를 살펴야 한다.

### (19) 한방 의학적인 검사

- 맥상(맥의 형상)
- 안색(얼굴색)
- 설진(혀의 색깔)
- 체질 검사(사상 체질)
- 경락 검사(5장 6부의 허실을 구별한다.)

## 4. 중풍의 한방 치료

중풍 환자의 치료는 한방의학과 양방의학적인 검사와 치료를 함께 협력하여 치료하는 것이 환자에게 신속한 치료를 위해서 훨씬 효율적이라 할 수 있다. 한방과 양방의 검사 방법은 다르지만 환자로부터의 자세한 정보를 얻을 수 있는 모든 정보를 찾아 내야 하기 때문이다.

의식의 회복과 마비 치료를 위해서 침 치료, 뜸 치료, 한약 처방, 체질 음식, 한방 재활 요법, 운동 요법 등을 시행한다.

중풍 환자의 초기 검사는 양방의학적인 검사를 기본적으로 임상 병리 검사와 방사선 촬영, 뇌 영상 촬영 등 양방적인 검사를 먼저 실시한 후 한방에서는 맥상(脈狀) 검사, 안색(顔色) 검사, 설태(舌苔) 검사, 체질 검사, 마비 부위를 검사 후 침(針)·구(灸) 치료와 한약 처방으로 치료하면 효과적인 치료를 할 수 있다.

### 1) 초기 응급 치료

(1) 의식불명일 때는 한방 구급 환약을 투여하고 의식이 최단시간 내에 깨어나도록 구급 탕약을 복용시킨다. 의식이 회복되면 합병증이 발생하지 않도록 대응한다.

(2) 호흡 곤란 증상이 있을 때는 인공 호흡기를 설치한다.

(3) 연하장애로 음식물을 삼키지 못할 때는 음식물을 공급하기 위하여 음식 공급용 튜브(L-tub)를 비강에 설치한다.

(4) 소변 장애가 발생한 경우에는 배뇨할 수 있도록 요관(폴리 카테타)을 삽입한다.

(5) 장이 마비되었을 때는 음식물 공급을 중단하고, 마비를 치료하는 한약만 복용시킨다.

(6) 대변 장애가 있을 때는 대변 소통을 위한 한약을 투여하거나 또는 관장을 실시한다.

## 2) 한약 처방

탕약(湯藥), 산약(散藥), 환약(丸藥)을 중풍 환자의 발병 원인, 체질, 연령, 경중, 발생 시기, 합병증에 따라 한약 처방을 달리 한다. 혈전 용해 처방, 혈관 확장 처방, 어혈 파괴 처방, 혈액 순환 처방 등의 한약을 증상에 따라 정확하게 선정 투여한다. 중풍에 사용되는 한약 처방에는 200여 종류가 있다.

## 3) 합병증의 치료

중풍 환자에게 가장 무서운 합병증은 흡인성 폐렴이다. 연하작용의 마비로 인하여 음식물이 식도로 들어가지 않고 호흡기로 진입함으로 인하여 발생하는 폐렴으로 폐렴을 일으키는 병균이 일반적인 항생제로 잘 해결되지 않는 경우가 많다. 중풍 환자의 폐렴 치료는 한약 처방과 항생제 투여를 병행함으로서 상승효과를 나타내고 치료 기간을 단축시킬 수 있다.

소변 장애로 인하여 요관을 삽입한 경우에는 요로 감염과 신우신염(腎盂腎炎)을 일으키는 경우가 많다. 이런 때에도 한약과 항생제를 병용 투여하면 신속한 효과를 나타낼 수 있다.

평소에 간염을 잘 일으키는 중풍 환자의 간염 치료는 한방 처방만으로 빠른 치료 효과를 나타낼 수 있다. 중풍으로 인하여 기력이 떨어지거나 여러 가지 양약의 부작용에 의한 피부 알레르기 치료는 한약 처방으로 근본 치료 효과가 있다. 또한 중풍 환자들에게 나타나는 마비된 쪽의 관절 신경통은 원기회복, 기혈순환, 소풍제습 등의 한약 처방으로 좋은 효과를 나타낸다.

## 4) 중풍 치료에 응용되는 침 치료 기법의 종류

(1) 12경락(經絡)과 경혈침법(經穴針法)으로 중풍을 치료하는 기법이 있다.

- 12경락(十二經絡) : 좌우 24경락 309경혈 × 2 = 618경혈(經穴)
- 임맥(任脈)과 독맥(督脈) : 52경혈
- 그 외 기경팔맥(奇經八脈) : 59개혈 좌우 118개혈
- 한측 4개혈 122개 경혈

• 경외기혈

(2) 수기침법(手技針法) : 보법(補法)과 사법(瀉法)으로 중풍을 치료한다.

① 제기법(提氣法) : 사법(瀉法). 선용 6수(先用 6數)

제기법은 침을 놓고 엄지손가락을 좌측으로 여섯 번 돌리는 기법이다.

② 창룡파미법(蒼龍擺尾法) : 보법(補法). 1좌 1우(一左一右)

창룡파미법은 침을 놓고 엄지손가락을 한번은 좌측으로 돌리고 한번은 우측으로 돌리는 방법이다.

③ 백호요두법(白虎搖頭法) : 사법(瀉法). 1좌향경전 1우향경전( 一左向傾轉 一右向傾轉)

백호요두법은 침봉(針峯)을 한번은 좌측으로 기울어지게 하여 돌리고 한 번은 우측으로 기울어지게 하여 돌리면서 침을 놓는 방법이다.

④ 창구탐혈법(蒼龜探穴法) : 보법(補法). 1퇴 3진(一退三進)

창구탐혈법은 땅 속으로 들어가는 거북이가 3진 1퇴(三進一退)하는 방식이다. 상하 좌우(上下左右)로 들어간다.

⑤ 적봉영원법(赤鳳迎源法) : 사법(瀉法).

봉황이 날개를 펴는 것과 같이 침을 놓는 수기법으로 상하 좌우로 회전한다.

⑥ 오장교경법(五臟交經法) : 보법으로 청룡파미법과 비슷하다.

⑦ 자오보사법(子午補瀉法) : 사법(瀉法)

9양수 6음수(九陽數 六陰數) 후에 손가락으로 침을 튕기는 법

⑧ 영수보사법(迎隨補瀉法) : 보사법(補瀉法)

영수보사법은 남녀, 오전, 오후에 따라 침법이 다르다. 경락 흐름의 방향으로 침을 놓으면 보법이 되고, 반대 방향으로 침을 놓으면 사법이 된다.

(3) 자오유주 침법(子午流走針法)

기(氣)는 경락을 따라 흐르고, 혈액은 기를 따라 흐르는데 시간에 따라 기가 가장 왕성하게 흐르는 경락이 있다. 이에 따라 기혈이 왕성하게 흐르도록 유주(流走)하는 시간에 따라 경혈을 선택하여 치료한다. 12지마다 12경락에 기의 흐

름은 일치한다.

1일 24시간을 12지로 구분한다. 12지는 다음과 같다.

자(子), 축(丑), 인(寅), 묘(卯), 진(辰), 사(巳), 오(午), 미(未), 신(申), 유(酉), 술(戌), 해(亥)

### ① 경락유주 순서(經絡流走 順序)

12경락에 기의 순환되는 순서는 '담경(膽經)–간경(肝經)–폐경(肺經)–대장경(大腸經)–위경(胃經)–비경(脾經)–심경(心經)–소장경(小腸經)–방광경(膀胱經)–신경(腎經)–심포경(心包經)–삼초경(三焦經)'의 순서로 흐른다.

### ② 비등 8법(飛騰八法)과 영구 8법(靈龜八法)

정상적인 12경락의 기가 넘치면 기경 8맥(奇經八脈)으로 흘러들어간다.

- 팔맥교회혈(八脈交會穴) : 12경락(十二經絡)과 기경 8맥(奇經八脈)이 만나는 8개의 경혈을 말한다. 인체의 기는 연월일시(年月日詩)마다 10간(十干)과 12지(十二支)가 결합하여 이룬 60갑자(六十甲子)에 따라 기가 왕성하게 모이는 팔맥교회혈(八脈交會穴)이 있다. 이 팔맥교회혈에 침을 놓는다.

### ③ 상응침법(相應針法)

상, 하, 좌, 우 대칭적으로 기(氣)가 흐르는 부분과 그 경혈에 침을 시술하여 통증(痛症)과 마비(麻痺)를 해소시킨다.

## 5) 뜸 치료

중풍을 치료하는 경혈에 약쑥을 태워서 화기(火氣)와 쑥의 기(氣)가 경락(經絡)으로 흐르게 하여 기(氣)를 순환시키는 치료법이다.

동의보감의 뜸 치료법에 중풍 환자는 항상 뜸 자국이 있어야 하며, 곪아야 효과가 있다고 기록되어 있다.

화타의 침구법은 중풍을 치료하는 경혈에 뜸을 100장에서 500장까지 해야 한다고 기록되어 있다.

## 6) 중풍 후유증 치료

(1) 사지마비는 끊임없이 기(氣)와 혈액을 순환시키고 풍(風)을 제거시키는 한약을 투여하면서 침 치료를 시행한다.

(2) 언어 장애는 담을 없애는 한약을 복용시키고 끊임없이 연습한다.

(3) 시력 장애는 중풍 후유증이 치료되면 자연적으로 치료된다.

(4) 혈압, 혈당 조절과 항 혈액 응고제를 복용시키고, 운동 연습을 게을리 해서는 안 된다.

(5) 자각 증상과 전신 증상은 대증 요법으로 침과 한약으로 치료한다.

(6) 환자가 정신적인 충격을 받지 않도록 주의를 해야 한다.

(7) 마비와 언어 장애는 연습의 정도에 따라서 치료율이 다르다는 것을 인식시키고 환자로 하여금 희망을 갖도록 해 준다.

(8) 환자가 숨이 가쁘고, 어지럽고, 가슴이 아프고, 맥박수가 1분에 100회 이상일 경우에는 운동을 해서는 안 된다.

(9) 노인일수록 운동에 대한 의욕이 적기 때문에 잘 알려 주어야 한다. 스스로 모든 일을 하도록 한다. 오래 누워 있지 않도록 한다.

(10) 뇌출혈 환자는 발병 후 2~3일 후부터는 마비된 부분을 가볍게 두드린다. 그 후 2~3주 경과되면 운동 요법을 시행한다.

(11) 뇌경색 환자는 발병 후 의식이 회복된 직후부터 운동 요법을 시행하고, 3~7일 경과되면 앉아서 하는 운동을 시행한다.

(12) 중풍 후유증 환자의 운동은 운동 연습에 들어가기 전에 전신 상태, 혈압, 심전도 소견, 폐기능 등을 검사하여 운동의 정도와 양을 결정해야 한다. 비만 환자는 운동 연습과 일어서기가 부담이 가므로 몸무게를 감량하도록 해야 한다.

(13) 침과 한약으로 끊임없이 기와 혈액을 순환시키고 풍을 제거시킨다. 사지마비, 언어 장애, 시력 장애 등은 꾸준히 치료하면 많이 호전된다.

## 7) 중풍 후유증 환자의 운동 훈련

(1) 마비된 쪽을 가볍게 두드려 기를 소통시킨다. 이 운동은 환자가 누워 있는 상

태로 보호자가 해 준다.

(2) 보호자는 마비된 쪽의 관절을 계속 굴신해 준다.

(3) 처음에는 비스듬히 누워 있는 반 좌위(反座位)로부터 시작한다.

(4) 그 다음 일어나 앉는 연습을 먼저 하고 일어서는 연습을 한다.

(5) 일어설 때는 오래 누워 있었기 때문에 기립성 저혈압이 발생할 수 있으므로 천천히 일어선다.

(6) 일어설 수 있게 되면 연습에 대한 희망과 의욕이 생기므로 안전한 손잡이를 마련해 준다.

(7) 걷기 연습은 평행봉으로 몸을 지탱하면서 다리에 힘이 주어지도록 해야 하는데 너무 많이 하지 않도록 한다.

(8) 발이 힘없이 늘어질 때는 걷기 장애의 회복이 늦어지므로 누워 있을 때 족관절을 직각으로 하고 널판지를 밟는 연습을 한다.

(9) 보통 손가락의 회복이 늦어지므로 일찍부터 공이나 호두 같은 것을 쥐는 연습을 한다.

(10) 언어 장애시 운동성 실어는 지각성 실어에 비하여 예후가 좋지 않다.

(11) 어린이에게 말을 가르치는 것처럼 명사를 하나하나 기억시키고, 의사소통을 주목적으로 하고 발음을 정확하게 하는 것은 차후로 미룬다.

(12) 지각성 실어는 치매화가 되기 쉬우므로 될 수 있는 한 누워 있지 않도록 한다.


## 8) 중풍 환자 중 중환자 관리 요령

(1) 5~6일 동안 머리가 움직이지 않도록 한다.

(2) 몸과 머리를 반듯하게 눕히고, 목을 굽히거나 너무 뒤로 젖히지 않도록 한다.

(3) 윗몸을 약간 높은 자세로 한다.

(4) 얼굴을 옆으로 돌리게 해서는 안 된다.

(5) 목에 가래가 있을 때는 흡입기로 빨아내 주도록 해야 한다.

(6) 음식은 입으로 공급하지 않도록 한다.

(7) 수분과 영양 공급은 병이 발생한 다음 날부터 실시한다.

(8) 뇌부종이 있을 때는 수분 공급을 적게 한다.

(9) 환자의 의식이 이름을 부르면 대답할 정도가 되었을 때에 물이나 과일즙을 숟가락으로 조금씩 떠서 넣어 주어 스스로 삼킬 수 있는지를 점검한다.

(10) 혼수상태가 계속되면 3~4일 지나서부터 코를 통해서 튜브로 영양을 공급해 준다.

(11) 대소변을 본 후에 깨끗하게 씻어 주고 청결하게 해 주어야 한다.

(12) 대변을 3~4일 동안 배설하지 않았어도 관장을 해서는 안 된다.


## 5. 중풍의 합병증

중풍은 운동 신경과 자율 신경 그리고 지각 신경의 기능이 부분적으로 마비되는 질병이다. 이러한 신경들의 기능이 크게 또는 미미하게 발생하거나 얼마나 중요한 기능이 마비되었는지가 중풍 환자에게 중요한 차이로 나타난다.

그러나 이러한 기능 마비 외에 각종 감염병과 내과적인 질병이 별개로 발생하는 것을 합병증이라고 한다. 일반적으로 누구나 발생할 수 있는 질병들, 특히 여러 가지 합병증이 중풍 환자들에게는 더 쉽게 발생한다. 그 이유는 중풍으로 인하여 신체의 기능이 떨어지고, 이는 활동에 지장을 초래하여 운동량의 부족으로 이어져 질병에 대한 저항력이 약해지기 때문이다.

대부분 중풍 환자들은 초기에 뇌의 치명적인 부위에 중풍이 발생하는 경우에는 사망하지만, 그 외의 중풍 환자들은 합병증으로 인하여 사망하게 된다. 이처럼 중풍 환자는 합병증으로 인해 이중 고통을 받게 되는데, 이를 잘 치료해야 생명을 유지하고 건강을 보전할 수 있다.

## 1) 합병증의 종류

중풍의 합병증에는 호흡기 질환과 소화기 질환이 가장 쉽게 발생하며, 나이가 많은 노인일수록 많이 발생한다. 또 근 골격계 질환의 합병증도 많이 발생한다. 또한 비뇨기 계통과 피부 질환, 신경정신과 질환 등이 중풍 환자들을 괴롭힌다.

### (1) 호흡기 질환

중풍 환자들은 병균에 대한 저항력이 현저하게 떨어지기 때문에 흔히 감기라고 알려진 급성 비 인두염, 비염, 후두염, 구내염, 편도선염, 세 기관지염, 폐렴 등의 호흡기 질환에 쉽게 감염이 된다.

감기는 대부분 바이러스의 호흡기 감염에 의해서 일어나는데 중풍 환자에게는 체온의 저하로 인한 저항력이 떨어지므로 더 쉽게 감염될 수밖에 없다.

바이러스의 호흡기 감염은 2차 감염으로 인하여 급성 비 인두염, 세 기관지염, 기관지염, 편도선염, 후두염, 폐렴 등으로 신속하게 발전할 수 있다. 또한 중이염이나 안과 질환이 병발할 수도 있다.

이러한 호흡기 감염이 발생하는 경우에는 심한 고열이 나타나고, 식욕을 상실하기 때문에 기력을 상실하기 쉽다. 감염이 심한 경우에는 강력한 항생제를 투여하지 않으면 회복이 어려워 중풍 치료에 어려움을 주기도 한다.

특히 폐렴이 발생하는 경우에는 더욱 치료에 어려움을 주게 된다. 중풍으로 음식물을 삼킬 수 없는 연하장애가 발생한 경우 보호자가 잘 모르고 입으로 음식물을 주었을 때에는 흡인성 폐렴이 쉽게 발생한다.

흡인성 폐렴은 마비로 인하여 연하장애가 발생하여 음식물이 식도로 넘어가지 않고 숨을 쉬는 기도를 통해서 폐로 진입했을 때에 오는 폐렴을 말한다. 흡인성 폐렴은 감기로 인한 폐렴보다도 더 치료가 어려운 합병증으로 나이가 많거나 심한 중풍 환자들은 이겨 내기 어려운 합병증이라 할 수 있다.

그래서 중풍이 발생하면 보호자는 먼저 음식물을 쉽게 삼킬 수 있는지를 세심하게 확인하고 음식물을 공급하는 것이 흡인성 폐렴을 예방하는 지름길이 된다.

### (2) 소화기 질환

소화기는 자율 신경의 지배를 받아 영양을 섭취하여 신체 모든 부분에 각종 영양을 공급하는 1단계 영양 공급원이라 할 수 있다. 영양 공급에 차질이 오면 기력이 쇠해지기 때문에 중풍 치료에 또 다른 어려움을 주게 된다.

특히 우리 인체가 필수적으로 필요로 하는 영양 물질인 칼륨, 염소, 인 등의 전해질 공급이 부족하면 생리 작용에 큰 영향을 미치기 때문에 적당한 영양 공급이 중풍 치료에 대단히 중요한 몫을 차지하고 있다.

중풍 환자는 운동 신경뿐만 아니라 자율 신경까지도 마비가 오기 때문에 식욕 상실, 소화 불량증, 구토증, 장염, 설사, 변비, 간염 등의 소화기 질환이 쉽게 발생한다.

뇌 중추 신경의 마비로 인하여 맛감각을 상실함으로써 중풍 환자들에게 식욕 상실증이 나타나기 쉽다. 식욕 상실증은 영양 공급에 차질을 주게 되어 여러 가지 생리 기능의 불균형을 초래한다. 그렇기 때문에 식욕이 회복되지 않으면 외부로부터 계속해서 영양 수액을 공급시켜 주면서 한약 처방으로 식욕을 되찾아 주어야 한다.

중풍 환자는 자율 신경의 마비로 인하여 위기(胃氣)가 약해지기 때문에 소화력이 떨어지고, 합병증으로 소화 불량증이 발생하기 쉽다. 음식물이 들어가면 복부가 더부룩하고 복통을 일으키며, 공복시에는 속쓰림이 나타나고 신물이 올라오기도 한다.

소화 불량증은 식욕은 있으나 음식물을 제대로 섭취할 수가 없기 때문에 식욕 상실증과 마찬가지로 영양 결핍 증상이 일어날 수가 있다. 합병증으로 소화 불량증이 발생하는 경우에도 외부로부터 영양 수액을 공급시켜 주면서 한약 처방으로 소화 불량증을 치료해 주어야 한다.

또한 중풍 환자들에게 자주 발생하는 소화기 질환으로 구토증이 있다. 비위장 (脾胃臟)이 마비되어 기능이 상실되면 구역질과 구토증이 발생하는데 영양 공급에 차질을 준다. 구역질과 구토 증상이 오래 경과되는 경우에도 탈수 증상과 체내 전해질의 부족 현상으로 생리 기능의 이상 현상이 발생하기 때문에 영양 수액을 공급시키면서 한약으로 비위장의 기능을 되살려 주어야 한다.

하복부에 통증이 나타나거나 또는 통증이 없으면서도 설사를 계속하는 중풍 환자들이 있다. 이러한 경우는 장의 기능이 떨어져서 나타나는 장염으로 탈수 증상과 영양 결핍 증상이 나타나기 쉽다. 심한 경우에는 수액을 공급해 주면서 한약 처방으로 설사를 멎게 해야 한다.

중풍 초기부터 자율 신경 마비로 장 기능이 떨어져 대부분의 환자들에게 변비가 발생한다. 장 마비가 온 경우에는 음식물을 공급하면 안 된다. 항상 공복 상태를 유지해야 한다. 심한 변비는 관장하지만 대부분 한약으로 해결할 수 있다.

중풍과 관계없이 간염을 소지한 환자가 있는가 하면, 중풍을 앓고 있는 중에 간염에 이환되는 경우도 있다. 간염의 치료는 한약 처방으로 좋은 효과를 얻을 수 있다.

### (3) 피부 비뇨기 질환

중풍 환자들 중에는 간 기능이 약하고, 기와 혈의 순환 장애가 원인이 되거나 또한 여러 종류의 호르몬 생성이 충분치 못하여 피부의 저항력이 떨어져 알레르기 발진, 약진, 욕창 등 각종 피부 질환이 쉽게 발생한다. 이런 경우에도 한약 처방으로 피부 질환을 먼저 치료해야 한다.

중풍 환자들은 목욕을 시키기가 쉽지 않아 음부를 청결하게 하기 어려워 쉽게 비뇨기 감염이 이루어진다. 특히 요관을 삽입한 환자에게는 요로 감염증, 방광염, 신우신염, 신장염 등의 감염병이 많이 발생한다. 신우신염의 경우에는 심한 고열이 일어난다.

### (4) 영양 실조

중풍 환자들은 맛감각의 상실로 음식물의 섭취가 쉽지 않다. 이로 인한 영양 실조로 빈혈, 알부민 결핍과 포타슘, 칼륨, 염소 등의 전해질이 감소되어 생체 리듬의 균형이 깨져 부작용이 발생한다.

### (5) 정신 신경 및 지각 장애

중풍 환자들은 불구가 된 자신들의 처지와 치료비 등으로 인한 경제적인 문제 때문에 비탄에 빠지기 쉽다. 그래서 우울증, 신경과민, 신경쇠약, 불면증, 불안증, 근심 등의 정신 신경 증상이 나타나기 쉽고, 뇌 중추 신경의 장애로 자존심의 결함, 울음과 웃음의 억제 불능 등의 증상이 나타난다.

뇌 조직의 손상으로 인하여 지각 신경이 기능을 상실하고, 뇌의 지적 기능의 마비로 인하여 기억력 감퇴, 기억력 상실, 치매 등의 질환이 발생하기도 한다.

이러한 정신 신경 질환이 발생하지 않기 위해서는 환자 보호에 대한 가족들의 노력이 중요하다. 환자의 마음을 안심시키고, 환자로 하여금 조급증이 발생하지 않도록 하는 세심한 배려가 필요하다.

### (6) 근육과 뼈 관절의 장애

중풍 후유증으로 마비가 오래 지속되면 근육의 위축과 경련이 발생한다. 근육의 위축이 오지 않도록 지속적인 근육의 운동이 요구된다.

중풍 환자들은 오랫동안 관절의 운동 장애로 인하여 혈액 순환 장애와 근막의 위축으로 견비통, 주관절통, 수근관절 신경통, 고관절통, 무릎 관절통, 족 관절통 등의 관절 신경통과 말초 신경통이 발생한다. 운동 신경의 마비로 인하여 거동이 불편하여 넘어질 경우 대퇴부에 골절을 일으키는 중풍 환자들이 많다.

중풍 환자에게 나타나는 합병증으로 환자는 더 많은 고통을 감내해야 한다. 심한 경우에는 생명이 위태로워지는 경우도 있어 합병증 치료에 세심한 관심을 기울여야 할 것이다.

# 제3장 중풍을 일으키는 성인병

## 1. 중풍과 고혈압(高血壓)

뇌혈관의 순환 장애로 인해서 발생되는 중풍은 그 발병 요인이 여러 가지가 있지만, 그 중에서도 고혈압으로 인해서 발병하는 경우가 당뇨병과 함께 상당한 비중을 차지하고 있다. 그런데도 불구하고 고혈압 환자들은 고혈압의 증상이 별로 나타나지 않기 때문에 대수롭지 않게 생각하고 고혈압 조절에 신경을 쓰지 않는 경우가 많다. 그러나 중풍을 예방하기 위해서는 고혈압을 반드시 정상 혈압으로 조절해야 할 필요가 있다.

고혈압이 뇌혈관 장애를 일으키는 중요한 인자의 하나라는 사실은 이미 널리 알려져 있다. 혈압 강하제를 오랫동안 써서 고혈압증으로부터 뇌졸중 발작을 적지 않게 감소시켰다는 연구 보고도 있다. 그래서 중풍, 즉 뇌졸중이 발생하는 것을 예방하기 위해서 혈압 관리를 철저히 해야 한다는 것은 두말 할 필요도 없다.

뇌 혈류량은 혈압에 의존되는데 혈압이 오르면 많아지고 혈압이 내리면 현저하게 적어지게 된다. 그래서 고혈압은 지주막하 출혈과 같은 뇌출혈을 일으키는 경우가 자주 있다. 뇌혈관이 막힌 뇌경색의 경우도 질병이 생긴 후에 수일간의 혈압은 병이 생기기 전보다 높은 경우가 많은 것으로 조사되었다. 이 때의 혈압 상승은 뇌부종에 의한 두개내압의 상승이라든가 카테콜아민의 분비 증가 때문이라고 학계에 알려져 있다. 그래서 이와 같은 반응성 고혈압은 병이 생긴 후 수일이 지나면 혈압이 저절로 내려가는 경우가 많다.

고혈압성 뇌증의 경우 혈압이 극도로 높아지면 망막 세동맥의 연축이 일어나며, 두통, 혼수, 경련 등의 증상이 생긴다. 뇌혈관이 연축된 결과 뇌 허혈이 생기면서 뇌부종이 생겨 중풍을 일으키는 것이다. 만성형은 뇌동맥의 연축으로 인한 반복적인 뇌 발작을 일으킨다고 알려져 있다. 그러나 고혈압성 뇌증의 발작은 평소에 혈압이 높던 환자로서 혈압이 현저히 높아질 때 생기는 것이 많다. 혈압이 갑자기 오를 때 뇌의 세동맥이 극도로 긴장된 상태가 되거나, 혹은 혈압 항진에 저항할 수 없으면 고혈압성 뇌증이 생긴다고 한다.

어느 연구 자료에 의하면 쥐, 원숭이, 고양이의 신장동맥이나 흉부대동맥을 결찰하는 방법으로 뇌의 혈관 압을 높여서 뇌의 작은 동맥을 연축시키면 뇌의 혈류가 적어지고 두개내압이 높아져서 때로는 혈관 주위에 출혈이 생기기도 하는 것을 증명하게 되었다. 이 때 신장성 고혈압처럼 현저히 나타나는 가는 동맥 수축은 볼 수는 없지만, 뇌동맥의 연축이 발생했다고 보고되었다. 그리고 수축기 혈압이 180mm/Hg가 되면 모세혈관으로부터 수분이 나와 뇌부종이 발생하는 것을 관찰했다고 한다.

고혈압성 뇌증은 본래 국소 혈관의 연축, 신경 세포 및 모세혈관의 산소 결핍에 의하여 생긴다고 알려져 있으나 그 병이 발생하는 기전은 아직 정확하지 않다. 고혈압성 뇌증의 임상적인 증상의 특징은 고혈압의 기왕력이 있고 여기에다 급격한 혈압 상승, 특히 수축기 혈압보다도 확장기 혈압의 상승이 더하여졌을 때 두통, 메스꺼움, 구토, 경련, 의식 장애, 흑내장, 정신 증상, 기타 국소성 신경 장애로서 일과성 마비, 일과성 실어증 등이 발생한다.

고혈압으로 인해서 발생하는 중풍의 초기 증상은 보통 발작이 일어나는 경우 아급성적(亞急性的)이며, 환자의 50% 이상에서는 두통이 있다고 한다. 혈압이 내리면 두통은 감소되는 경우가 많지만, 혈압이 내려도 두통이 멎지 않은 경우도 있다. 심한 두통은 하루 종일 계속되는 것이 아니라 약 5~6시간 동안 지속되고 감소한다. 구토는 두통보다 나타나는 빈도가 낮으며, 발작이 있을 때만 나타나는 경우가 많다. 경련 발작은 전신 경련으로 시작하는 경우가 많지만, 약간 떨리거나 어느 한 개의 근육에 나타나는 경우도 있다.

의식 장애는 가벼운 의식 장애가 40% 정도 되고, 심한 의식 장애, 심신 발작, 흥분 또는 섬망 상태의 순이며, 의식 장애가 없는 경우도 있다. 의식 장애가 지속되는 시간은 몇 분부터 몇 시간 이내가 대부분이지만, 며칠 또는 몇 주 동안 의식이 돌아오지 않고 사망하는 경우도 있다. 의식 장애가 해소된 후에 반신마비, 언어 장애, 시력 장애 등 중풍이 발생하고, 지주막하 출혈인 경우에는 경항부 강직이 많이 나타난다.

이와 같이 고혈압은 뇌출혈, 지주막하출혈, 뇌경색, 고혈압성 뇌증, 뇌 허혈 등의 질병을 유발하는 무서운 인자로서 중풍을 예방하기 위해서는 고혈압을 정상 혈압으로 항상 조절하는 것이 중요하다. 그러나 고혈압인 경우에도 경증 고혈압인 사람과 악성 고혈압인 사람이 있고, 사람에 따라 고혈압 정도의 차이가 천차만별이다. 그렇기 때문에 자신의 고혈압의 정도를 정확하게 판단하고, 악성 고혈압인 경우에는 더 세심한 조절을 하기 위하여 스스로 노력하지 않으면 안 된다.

경증 고혈압인 경우에 적극적으로 치료를 시작하는 것이 중요하지만 여러 가지 어려운 점이 있다. 그 이유는 경증 고혈압 환자일 경우에는 일반적으로 자각 증상이 없는 경우가 많기 때문에 치료의 필요성을 환자 스스로 제대로 인식하지 못하기 때문이다. 또한 치료를 하다가도 도중에 중단하는 경우가 많다. 경증 고혈압인 경우에는 약물 치료뿐만 아니라 일반 요법을 포함한 일상 생활 지도가 고혈압의 진전을 방지하고 예방하는데 중요하다.

고혈압을 조절하기 위해서 혈압 강하제를 복용하는 것은 필연적이지만 혈압 강하제 복용에만 의존하는 것은 적극적이라고 볼 수 없다. 식사 조절, 체중 조절, 소금 섭취의 제한, 운동, 금주, 금연, 정신ㆍ신경 안정 등을 통해서 적극적으로 고혈압 조절을 시도해야 한다.

체중을 줄이고 소금의 섭취를 제한하기 위하여 식사 요법은 고혈압병의 예방과 치료의 측면에서 중요하다는 것은 말할 필요도 없다. 체중 증가와 혈압 상승과는 명백한 상관 관계가 있다. 연구 조사에 따르면 15%의 체중 감소로 수축기 혈압이 10% 하강되고, 반대로 15% 체중 증가로 수축기 혈압이 18% 상승한다는 연구 보고가 있다. 비만한 사람이 체중을 감소시키려면 섭취하는 총열량을 감소시킬 필요가 있는데, 이 때에 섭취하는 소금량의 감소 효과가 혈압을 내리는 것으로 생각할 수 있다.

소금 섭취의 제한은 경증 고혈압 중에서 중등도의 강압 효과가 있다. 세계 보건 기구는 경증 고혈압인 경우에 1일 4~6g으로 소금을 제한할 필요가 있다고 권고하고 있다. 경계형 고혈압 환자에게 1일 5~8g의 소금 섭취 제한을 지도하여 수축기 혈압과 확장기 혈압 공히 6% 대의 강압 효과가 있었음이 조사 연구 결과 증명되었다. 이와 같이 소금 섭취의 제한은 경증 고혈압에 대하여 강압 효과가 있다. 소금을 제한하는 양에 대해서는 약간의 소금 제한으로도 강압 효과가 있다는 권고가 있는가 하면, 1일 4~6g과 같이 비교적 엄격한 WHO의 권고도 있어서 의견일치를 보지는 못하고 있다. 소금 섭취의 제한은 될수록 오래 계속할 필요가 있기 때문에 1일 6~8g의 가벼운 소금 제한을 계속하는 것도 효과가 있다고 본다.

고혈압 환자의 경우에 운동은 병증상의 정도에 따라서 다르다. 경증 고혈압 환자의 경우에는 적당한 운동은 좋으나 너무 과격한 운동은 오히려 혈압을 올리므로 좋지 않다. 과격한 운동이란 달리기, 마라톤, 테니스 등이다. 경증 고혈압 환자가 달리기를 시작하여 수주일 후에 심장 비대, 부종을 일으키기도 하고, 협심증 발작을 일으키는 경우도 있다. 그러므로 이와 같은 운동을 하고자 하는 경우에는 미리 운동 부하 시험으로 심전도 검사라든가 초음파 검사 등을 할 필요가 있다. 그러나 이러한 검사를 해도 운동 후의 이상을 방지할 수 있는 것은 아니다. 따라서 운동을 개시한 후 매달 정기적으로 심전도나 흉부 엑스레이 검사를 반복적으로 시행하여 순환 기능의 이상이 있는지 없는지를 알아보고 대책을 세우는 것이 현명하다.

정신적 충격으로 혈압이 올라가는 것은 일반적으로 자주 경험하는 증상이다. 그러므로 정신적 충동을 받기 쉬운 사람에 대해서는 신경 안정제를 써서 정신적인 긴장을 풀어주고 불안을 제거하는 것이 필요하다.

고혈압 환자의 혈압에 대해 하루 동안의 변동을 조사해 보면 아침 기상 직후에는 높다가 그 후 낮아지는데 식사, 배변, 배뇨, 목욕, 성행위 등으로 현저히 높아진다는 것이 확인되었다. 식사 요법이나 약물 요법으로 혈압이 조절되고 있는 경증 고혈압의 경우에도 섭씨 42도 이상의 뜨거운 물에서 목욕하면 혈압이 현저히 오르고, 대변을 보면 수축기 혈압이 50mm/Hg 이상이나 오르며 협심증 발작을 일으키는 경우도 있다. 그러므로 변비가 있는 환자는 완하제를 쓰고, 목욕은 섭씨 40도 이하의 미온에서 하도록 생활을 하는 것이 중요하다.

중풍을 예방하기 위해서는 고혈압의 위험성을 정확하게 인식하고, 경증 고혈압인 경우부터 혈압을 철저히 조절하여 건강을 지키는 것이 중요하다.

## 2. 고혈압의 상식

### 1) 고혈압이란 어떤 병인가?

고혈압은 심장이 확장할 때와 수축할 때에 심장 박출량과 말초 혈관 저항에 따라 온몸의 혈액이 혈관, 즉 동맥에서 받는 압력이 높은 것을 고혈압이라고 한다. 고혈압이 일으키는 합병증은 여러 가지가 있다. 그래서 누구나 고혈압 진단을 받으면 앞으로 어떠한 질병이 발생할 가능성이 있는지를 수시로 검사하고 예측하면서 건강을 관리해야 할 것이다.

얼마 전까지만 해도 우리나라 사람들은 고혈압으로 진단되었어도 별로 대수롭지 않게 여기고 방심하다가 후에 치명적인 합병증이 발생하여 사망하거나 고생하는 환자들이 많았다. 그러나 요즈음에는 고혈압에 대한 인식의 변화로 많은 사람들이 고혈압을 성실히 관리하고 있는 편이다.

그러나 아직까지도 고혈압에 대한 관리를 소홀히 하는 사람들이 상당수 있어 적극적인 계몽이 아쉽다. 특히 고혈압 약을 한번 복용하게 되면 평생 동안 복용하게 된다는 잘못된 인식 때문에 혈압 강하제를 기피하는 어리석은 사람들도 있다. 고혈압 환자가 혈압을 정상 수준으로 조절하지 않았을 때에는 우리 인체에서 가장 중요한 뇌, 심장, 신장 등의 장기에 동맥경화증, 허혈성 심질환, 뇌경색, 뇌출혈, 신부전 등의 치명적인 질병을 유발시키기 때문에 지속적인 검사와 혈압 강하제를 복용해야 한다.

혈압은 파도와 같이 출렁거려 항상 변동하고 있으며, 측정하는 시간, 장소, 사람, 또는 혈압계에 따라서 다르다. 하루 중에도 최고 혈압(심장 수축기 혈압)이 30mmHg, 최저 혈압(심장 확장기 혈압)이 10mmHg까지 다르게 나타날 수가 있다. 혈압을 측정할 때는 대개 5분 정도 안정 후 앉은 자세에서 측정한 것을 수시

혈압이라고 하며, 기초 대사율 측정시와 같은 상태에서의 혈압을 기초 혈압이라고 한다.

대부분의 고혈압 환자는 유전성인 본태성 고혈압이며, 나이가 많아지면서 서서히 나타나기 때문에 본인이 모르는 사이에 고혈압 환자가 된다. 그래서 건강하다고 생각된다 할지라도 수시로 혈압을 체크하는 것이 건강을 지키는 방법이 될 수 있다.

고혈압의 정도는 환자에 따라서 차이가 있고, 당뇨병과 신부전증, 동맥경화증 등의 합병증에 따라서 혈압 강하제의 투여를 다르게 해야 한다. 그래서 혈압 강하제의 선택과 양은 환자에 따라서 다르게 처방하게 된다. 혈압 조절 목표도 다른 동반 질환이 있느냐 없느냐에 따라서 다르게 된다. 예를 들자면 당뇨병이나 신부전이 있을 때는 혈압 조절 목표치를 120mmHg/70mmHg 정도로 낮게 설정한다.

우리나라의 고혈압 환자는 1981년도에 발표된 남자 14%, 여자 15%가 통계학적으로 가장 신뢰할 수 있으며, 임상적으로는 약15% 내외로 다른 어떠한 질병보다도 많다. 고혈압을 의심하는 자각 증상은 나타나는 사람도 있고 나타나지 않는 사람도 있다. 수시로 가슴이 두근거리거나 답답하기도 하며, 얼굴이 화끈거리면서 두통이나 뒷목이 뻣뻣한 경우도 있다.

고혈압에 대한 올바른 지식을 가지고 치료하는 것은 고혈압으로 인해서 발생하는 치명적인 질병을 미연에 예방하기 위한 목적이다. 그러므로 특히 중년기 이후에는 더욱 세심한 관리가 필요할 시기이다.

## 2) 고혈압의 합병증

고혈압을 치료해야 하는 목적은 고혈압으로 인해서 발생하는 여러 가지 합병증 때문이라고 말할 수 있다. 고혈압으로 인해서 발생하는 합병증은 대부분 생명에 치명적인 영향을 미치기 때문에 고혈압을 대수롭지 않은 질환으로 생각하는 것은 위험하다. 합병증으로는 고혈압성 합병증과 동맥경화성 합병증으로 분류할 수 있다. 고혈압성 합병증에는 악성 고혈압, 뇌출혈, 심부전, 신부전, 대동맥박리 등이 있고, 동맥경화성 합병증에는 협심증, 심근경색, 급사, 부정맥, 뇌경색, 간헐성 파행증 등이 있다.

### 3) 고혈압 측정법

혈압 측정법에는 직접법과 간접법이 있다. 직접법은 동맥 내에 바늘이나 카데타를 넣어 직접 동맥 내 압을 재며, 매 심박마다 수축 기압과 확장 기압을 잴 수 있다. 간접법은 수은 혈압계, 시계 모양의 아데노이드 혈압계, 그리고 전자 혈압계를 이용하여 혈압을 측정할 수 있다.

혈압은 여러 가지 조건에 따라 변동한다. 즉, 체위, 측정 부위, 기온, 신체 활동, 음주, 스트레스 등의 영향이 크게 작용한다. 이러한 조건 외에도 환자에게 일어나는 그날 그날의 변화 때문에 심한 격차를 보이기도 한다.

혈압은 대개 아침에 눈을 뜨면서 차츰 상승하기 시작하여 오전 10~12시까지가 높고, 점심 식사 후 조금 떨어졌다가 오후 6~8시에 다시 상승하고, 취침 후 떨어져 새벽 2~3시경에 제일 낮아진다. 최근에는 24시간 활동 혈압 측정이라고 하여 15~20분 간격으로 계속 측정한 복수 혈압치의 평균을 얻어 고혈압의 진단, 치료 개시 여부 및 효과 판정에 활용하고 있다.

### 4) 고혈압의 분류

고혈압은 크게 두 종류로 분류될 수 있다. 즉, 본태성 고혈압과 속발성 고혈압으로 분류하는데 본태성 고혈압은 1차성 고혈압으로 고혈압 병이며, 모든 고혈압의 90% 이상을 차지하고 있다.

본태성 고혈압은 그 원인이 아직 정확하게 밝혀지지는 않았으나 유전성과 환경적인 요인으로 보는 견해가 많다. 본태성 고혈압에 의해서 여러 가지 합병증이 발생할 수 있다.

속발성 고혈압은 2차성 고혈압으로 신장 질환, 내분비 질환 및 기타 여러 가지 질병에 의해서 2차적으로 나타나는 증상이기 때문에 고혈압증이라 할 수 있다. 대부분 원인이 정확하게 증명되기 때문에 그 질병을 치료하면 고혈압 증상은 저절로 소멸된다.

고혈압의 진단 기준은 심장 수축기에는 140mmHg, 심장 확장기에는 90mmHg 이상으로 하고, 정상 혈압은 심장 수축기에는 120mmHg, 심장 확장기에는 80mmHg 전후로 한다. 뇌출혈과 뇌경색 등의 중풍뿐만 아니라 심장 비대증, 허혈성 심장병, 뇌동맥경화증, 심근경색증, 신부전증 등의 합병증이 발생하지 않도록 정상 혈압을 항상 유지시켜 주어야 한다.

## 5) 고혈압의 원인

1차성 고혈압인 본태성 고혈압 병은 유전과 환경적인 요인을 원인으로 추정하고 있다. 유전되는 소인으로는 세포막의 염분 투과성의 변화, 콩팥의 염분 배설 능력의 장애, 스트레스에 대한 교감 신경 반응의 항진 등이 유전되는 것으로 추정되고 있다.

환경적인 요인은 소금의 과잉 섭취, 정신적인 충격, 비만과 운동 부족, 교감 신경계 긴장, 자동 조절설, 압수용체설, 레닌-앤지오텐신-알도스토렌계, 긴박성 이뇨인자, 술, 담배, 기타 기호품 등으로 알려져 있다. 유전적 소인으로는 부모의 한쪽이 고혈압이면 셋 중 하나가, 양부모가 모두 고혈압이면 둘 중 하나가, 그리고 모두 정상이면 다섯에 하나가 고혈압인 것이 조사되었다.

2차성 고혈압인 속발성 고혈압을 일으키는 원인 질병은 신장 실질 질병으로 급만성 신장염, 토리체 신염, 신우신염, 임신 중 신장염, 수신증, 신장농양, 다낭종신, 신종양, 신장형성부전 등이 있다. 신장 혈관성 고혈압으로는 섬유근육성 이상형성, 대동맥염, 신동맥경화, 혈전, 전색, 신동맥협착 등이 있다. 그 외에도 전해질 코르코이드 과잉증, 갈색 세포종, 쿠싱 증후군, 토리체 주위 세포종, 말단 비대증, 대동맥경화증, 대동맥축착증, 피임약, 그 밖의 내분비 질병, 신경성 고혈압, 뇌종양, 뇌졸중, 척추 질병, 말초 신경 질병, 스테로이드 투여 등이 있다.

## 6) 고혈압의 증상

경증이나 중등증의 고혈압은 증상이 없이 몇 년씩이나 잘 지낼 수 있다. 그러나 고혈압을 의심하여 혈압을 측정하여 알게 된 이후로 두통, 어지러움, 피로감, 심계 항진 등의 증상이 나타난다면 이는 고혈압 이외에 신경증이나 과로에서도 얼마든지 나타날 수 있다.

고혈압이 있는 환자에게 나타나는 증상은 여러 가지 형태가 있으며, 흥분, 충동 등 정신적인 충격에 의해서 악화되기 쉽다. 전신 권태감, 피로감, 불안감 등의 전신 증상과 두통, 머리 무거움, 수면 장애, 사지마비, 지각 장애, 가슴 울렁거림, 협심통, 심장율동부정, 가슴 답답함, 숨참, 부종, 어지러움증, 이명증, 뒷목 뻣뻣함 등의 정신 신경 증상이 있다. 또한 안저 출혈, 시력 장애, 다한증, 구토, 메스꺼움, 경련 발작, 수족 저림 등의 증상이 나타난다.

〈두통〉

혈압이 높고 특히 급격히 악화되는 고혈압으로 안저 출혈이나 삼출이 생기고, 혈뇨를 동반할 때는 아침에 심하고 낮에는 가라앉는 박동성후두통을 경험한다.

시력 장애까지 동반하는 악성 고혈압에서는 두통이 극심하여 신속한 강압이라야 두통이 소실된다. 긴장성 두통은 전형적 고혈압성 두통과는 달리 박동성이 아니며, 앞머리 부분에 통증을 호소하나 감별이 어려울 때가 많다.

〈심부전(心不全)〉

고혈압이 오래 지속되면 심실 벽이 두꺼워져 이에 맞서게 되나 한도를 넘으면 심부전에 빠져 심장성 호흡 곤란 증상을 나타낸다. 중등도의 고혈압에서는 좌 심부전이 일어나지 않는다. 악성 고혈압에서는 심부전에 빠지지만, 강압하면 바로 회복된다.

〈신증상(腎症狀)〉

고혈압은 오랜 경과 끝에 신 경화증을 일으키나 가속성 또는 악성 고혈압이 아니고서는 신부전까지 일으키는 경우는 드물다. 중증 고혈압 환자는 때로 야뇨(夜尿)나 드물게는 혈뇨(血尿)를 보인다. 가속성 또는 악성 고혈압에서는 수주일 내지 수개월 사이에 신부전이 진행되어 사망한다.

〈중추 신경계 증상〉

혈압이 급격히 상승하면 고혈압성 뇌 증상이 발생하여 기면(嗜眠), 혼미(昏迷), 혼수(昏睡) 등의 의식 장애와 경련을 일으킨다. 뇌동맥경화가 있으면 뇌혈관 사고에 의하여 심한 두통, 혼미, 혼수, 경련, 시력 장애, 보행 장애, 언어 장애를 일으킨다. 뇌졸중은 동맥경화로 뇌혈관이 막혀서 오는 뇌경색이 가장 많고, 급격한 혈압 상승으로 뇌혈관이 터져 뇌출혈을 일으키기는 경우도 많다.

## 7) 고혈압의 자각(自覺) 증상

경증의 고혈압 환자일 경우에는 본인이 스스로 아무런 증상도 느끼지 못하지만, 중등증의 고혈압 환자는 아침에 두통이 나타나고 후두통 또는 박동성 어지럼증을 느끼게 된다. 중증의 고혈압 환자에게는 두통, 정신 혼미, 혼수, 경련, 시력 장애 등의 자각 증상이 나타난다.

고혈압 환자의 심장에 이상 징후로 좌 심부전이 발생하면 운동할 때 또는 일어날 때와 앉을 때에 호흡 곤란이 나타나거나 야간에 발작적으로 호흡 곤란을 일으킨다.

고혈압 환자에게 야뇨와 혈뇨가 나타나면 신부전을 의심해야 하고, 뇌졸중이 발생하면 두통, 어지럼증, 이명(耳鳴)증, 기억력 장애, 감정 불안의 증상이 나타난다. 동맥 폐색(閉塞)증이 발생하면 간헐성 파행증이 나타나고, 대동맥 파열이 발생하면 극심한 흉통이 나타난다. 눈에 망막증이 발생하면 시력 장애의 증상을 느끼게 된다.

## 8) 고혈압의 나쁜 예후

고혈압 환자는 항상 다른 합병증이 발생할 위험이 있기 때문에 합병증이 잘 발생하는 위험 인자를 정상으로 개선하기 위해서 노력해야 한다. 특히 젊은 남자는 고혈압이 발생할 수 있는 위험 인자가 많이 있다. 위험 인자를 소유하고 있는 환자는 그 원인이 있을 경우에는 위험하므로 혈압을 정상으로 조절하기 위해서 노력해야 한다. 고혈압 환자는 다음과 같은 경우에는 조심해야 한다.

(1) 확장기 혈압이 계속 115mmHg 이상인 경우

(2) 소금을 하루 8g 이상 섭취하는 환자

(3) 담배를 하루 10개 이상 흡연하는 경우

(4) 당뇨병 환자 식전 혈당 수치가 120mg/dl 이상일 경우

(5) 고지혈증으로 콜레스테롤 220mg/dl 이상일 때

(6) 비만증으로 표준 체중 120% 이상인 경우

(7) 심비대증, 심전도 이상, 심근경색, 심부전, 신부전, 요독증, 뇌졸중, 안저출혈, 안저삼출, 안저유두부증

## 9) 고혈압 환자에게 필요한 검사

(1) 소변 중 담백량, 소변 중 당의 양, 소변 중 전해질량, 뇨침사, 세균 등의 소변 검사를 통해서 신장의 질병 여부를 검사한다.

(2) 혈액 속에 백혈구수, 적혈구수, 혈소판수, 혈색소와 백혈구 백분율을 검사한다.

(3) 혈액 화학 검사로서는 혈청 총 콜레스테롤, HDL(고비중 콜레스롤), LDL(저비중 콜레스테롤), 중성지질의 양, 뇨소 질소, 크레아티닌뇨산, 혈당치 등을 검사한다.

(4) 심전도 검사를 통하여 심장의 상태를 관찰한다.

(5) 흉부 X-ray를 촬영하여 심장과 폐의 형태를 관찰한다.

(6) 안저 검사를 통하여 백반증, 출혈상, 유두부종 등을 관찰한다.

(7) 뇌 영상 촬영을 통하여 뇌출혈, 뇌경색 등의 합병증 유무를 찾아 낸다.

## 10) 고혈압 환자가 명심해야 할 사항

고혈압에 대한 일반인들의 잘못된 지식으로 인하여 많은 고혈압 환자들이 합병증으로 고생하고 있다. 고혈압에 대한 올바른 상식을 가지고 건강을 관리하기 위해서는 다음과 같은 사항을 명심해야 한다.

(1) 고혈압은 완치되지 않고 조절하기 때문에 평생 가지고 사는 병이다.

(2) 고혈압은 혈압 자체가 문제가 아니라 표적 장기의 침범과 합병증이 무섭다.

(3) 고혈압은 대부분 환자에게 자각 증상이 없고 합병증이 발생함으로써 비로소 증상이 나타난다.

(4) 증상이 없더라도 혈압이 높으면 합병증은 계속 진행하지만, 치료를 하면 진행을 막을 수 있다.

(5) 일단 치료를 시작하면 합병증을 예방하기 위해서 평생 조절해야 한다.

## 11) 고혈압의 치료

고혈압의 치료는 약물 요법과 비 약물 요법으로 나눌 수 있다. 약물 요법은 경증 고혈압 환자의 일부를 제외하고 모든 고혈압 환자가 나이, 성별, 중증도, 합병증 및 위험 인자의 유무에 관계없이 약물을 복용해야 한다. 혈압을 조절시키는 강압제는 복용할 때에만 강압 효과가 있고, 현재 24시간 이상 효과가 지속되는 것이 없기 때문에 하루도 거르지 않고 평생 계속해서 장기 복용해야 한다.

혈압 강하제의 복용시에는 약제의 특성, 약의 변경, 용량 조절 가능성, 예상되는 부작용 및 중단시의 폐해(弊害) 등을 자세히 알아야 한다. 강압 치료(降壓治療)는 3개월 이상 정상화하면 감약(減藥)할 수 있고, 6개월 이상 정상을 유지할 때는 휴약(休藥)도 가능하다. 고혈압의 약물 치료 효과는 단기적으로는 증상의 소실과 혈압의 정상화이며, 장기적으로는 심혈관 질환의 이병률(罹病率) 및 사망률의 감소와 합병증 발생률의 저하로 역학 조사 결과가 이를 뒷받침해 주고 있다.

장기간의 투약이 불가피한 고혈압의 약물 요법에서는 초기 강압의 효과 유무가 문제가 아니라 장기 투약에 따르는 부작용이 문제이다. 부작용의 종류는 다양한데 강압제의 종류에 따라 특이한 부작용이 있어 의사와 환자들은 사전에 예비 지식을 가지고 있어야 한다. 강압제의 부작용을 최소화하기 위하여 단독 고용량(高容量)보다는 다제(多製) 저용량(低容量)의 병용을 기본으로 하되 유사 약은 피하는 것이 좋다.

혈압 강하제는 안정성이 높은 약이지만 장기간 지속적으로 복용해야 하기 때문에 부작용이 적지 않다. 그러므로 혈압 강하제의 부작용에 특히 주의할 필요가 있다. 일반적으로 심장 확장기 혈압이 100mmHg 이상이며, 수축기 혈압이 160mmHg 이상일 때에는 혈압 강하제를 복용하도록 권장한다. 혈압 강하제는 여러 종류가 있고, 고혈압 환자는 수시로 검사하면서 단계적으로 자신의 체질에 맞는 혈압 강하제를 의사의 지시에 따라 선택해서 복용해야 한다.

비 약물 요법은 경증 고혈압 환자의 기본 치료법이며, 중등도, 중증 고혈압 환자의 약물 치료의 보조 요법이기도 하다. 비 약물 요법은 체중 감량, 알코올 제한, 감염식, 운동 등이 있다.

## 12) 혈압 강하제의 종류

혈압을 떨어뜨리는 약품으로 크게 이뇨제, 알파 차단제, 베타 차단제, 알파베타 차단제, Ca 길항제, ACE 저해제(Angiotensin-converting enzym), 교감 신경 억제제, 혈관 확장제로 분류할 수 있다. 초기에는 대체적으로 이뇨제를 먼저 복용시키는 단계로부터 시작하지만, 이뇨제와 베타 차단제 중에서 어느 종류의 약을 먼저 사용할 것인가에 대해서는 확실한 판단 기준이 없다. 단지 한 가지 약을 사용하여 효과가 없으면 다른 종류의 약을 쓰는 시행착오 방식을 채택하고 있다.

(1) 이뇨제(利尿劑)
- Thiazide(Hydrochlothiazide)
  - 용량 : 12.5~50mg
  - Na 배설로 인한 체액량 감소에 의한 것과 말초 혈관 저항의 감소가 중요하다.
  - 부작용 : 혈액의 생화학적 변화, 저 칼륨증, 부정맥 유발, 혈당 증가, 혈청 변화
- 고리 작용(loop diuretics furosemide)
  - 다이크로짐에 비하여 강력한 이뇨 효과가 있으나, 항 고혈압 효과는 약하다.
  - 고혈압성 응급증이나 신부전증에 사용한다.
- 칼륨 보존성($K^+$ or potassium sparing diuretics)
  - Spironolactone
  - Triamterene
  - amiloride

알닥톤은 mineralocorticoid의 작용을 차단하여 Na 손실을 조장하여 이뇨 효과를 나타낸다.

아미로는 원위 세뇨관에서 aldosterone과 무관한 기전으로 $Na^+$, $K^+$, $H^+$ 이온의 교환을 직접적으로 억제한다.

그러나 이들은 단독으로 사용하는 경우 강력한 이뇨 효과가 없으며, 고 칼륨혈증을 조장하므로 주로 다이크로진이나 라식스 사용시에 칼륨의 손실을 방지하기 위하여 같이 사용할 수 있다.

이뇨제는 신장의 생리적인 기능을 변화시켜서 Na 이온의 배설과 소변량을 증가시키는 약제이다. 이뇨제는 지금까지 고혈압 치료제로서 가장 오래 사용되어 왔으며, 지금도 널리 사용되고 있는 중요한 약제이다. 이뇨제의 사용에 따른 여러 가지 부작용에도 불구하고 고혈압의 일차 선택 약으로 추천되고 있다.

많은 임상 연구를 통하여 이뇨제의 투여가 뇌졸중, 심부전증, 관동맥 질환 그리고 총 사망률을 감소시키는 것이 증명되었다. 그리고 비교 임상 연구에서도 저용량의 이뇨제(Thiazide)를 투여했을 때 수축기 고혈압을 다른 약제에 비하여 효과적으로 감소시키는 동시에 심혈관 위험도 감소시키는 효과가 증명되었다.

최근에는 이뇨제(hydrochlorothiazide) 투여가 갱년기 여성에서 골밀도에 이로운 효과가 있음이 증명되었고, 이 약제가 직접 뼈와 신장의 Ca 이온의 재흡수를 촉진시키는 이로운 작용을 한다는 설이 있으나 확실하지는 않다.

이뇨제는 대사 장애를 유발하지 않고 충분히 강압 효과를 가져 올 수 있는 저용량의 이뇨제(thiazide 12.5~25mg) 투여를 권장하고 있다. 이뇨제는 대표적으로 Thiazide 계통, loop 이뇨제 계통, K 이온 보존적 이뇨제로 구분할 수 있는데, 신장 기능이 정상인 경우에는 Thiazide 계통의 이뇨제를 투여한다. 이뇨제 투여시에 혈중 지질의 상승, 혈당 상승, 요산치의 상승 등의 합병증이 발생할 수 있는데, thiazide 계통의 일종인 indapamide는 다른 약제에 비하여 혈중 지질에 대한 영향이 거의 없는 것으로 알려져 있다. 1차 약으로서 이뇨제 외에 다른 약제를 투여했을 때 그 효과가 만족하지 못할 경우에는 이뇨제를 2차 약으로 첨가하면 대부분 상승적인 강압 효과를 기대할 수 있다. 특히 이뇨제는 ACE 억제제, angiotensinII 수용체 차단제, 베타 차단제와 병용 투여 시에 감압 효과가 매우 효과적인 것으로 알려져 있다.

① 이뇨제의 장단점

　㉠ 이뇨제의 장점

- Na 배설 작용이 우수하고 천천히 혈압을 떨어뜨린다.
- 1일 1회 복용으로 가능하다.
- 다른 혈압 강하제의 효과를 증대시킨다.

　㉡ 이뇨제의 단점

- 단독으로 사용하면 혈압 강하 효과는 16%에 불과하다.
- 저 칼륨 혈증과 고뇨산증을 유발시키고, 이 약을 복용하는 노인들의 사망률이 많다.
- 내당능악화(당뇨병 환자에게 비케톤산 고 삼투압성 혼수 유발)
- HDL(고비중 콜레스테롤) 저하, LDL(저비중 콜레스테롤) 및 중성 지방이 증가한다.
- 레닌 앤지오텐신계 항진
- 음위증 유발
- 사용량을 증가하여도 강압 효과는 변함이 없고 부작용만 증가한다.

② 이뇨제의 부작용

　㉠ 저 칼륨 혈증 유발

　　약 30%의 환자에 있어 Hydro-chloro-thiazide를 1일 50~100mg 투여 시 약 0.5~0.8mEq/L의 혈청 칼륨의 감소가 발생하며, 이는 용량에 비례하여 1일 25mg 이하일 경우에는 0.3~0.4mEq/L 이하의 감소가 나타난다. 노인과 디기탈리스를 투여하는 경우, 인슐린을 사용하는 당뇨 환자, 스테로이드 사용시 등은 저 칼륨 혈증의 위험이 증가함으로 K 보존형 이뇨제를 병용 투여해야 한다.

주로 근위곡 세뇨관, Henleloop에 작용하는 이뇨제는 요중 칼륨의 배설을 증가시키며, 장기간 사용시 2차적으로 고 aldosteron 혈증이 생기고, 칼륨의 소실이 계속되어 저 칼륨 혈증이 발생한다.

부종이 심한 경우 위와 같이 저 칼륨 혈증( pseudo-hypokalemia)이 발생할 수 있으며, 이 때 이뇨제의 사용으로 저 칼륨 혈증이 악화될 수 있다. 저용량의thiazide 사용시 혈청 칼륨이 3.4mEq/L 이하로 떨어지는 경우는 드물지만, 정상 범위 내의 혈청 칼륨의 저하도 위의 위험 군에서는 부정맥이나 급성 사망 등이 발생할 수 있어 혈청 칼륨을 정상 이상으로 유지하는 것이 좋다.

합병증이 없는 고혈압 환자에서 이뇨제 치료는 전체 교환 가능한 칼륨의 5%~10%만 감소시키므로 항상 K 보존형 이뇨제나 칼륨 제제를 병용할 필요는 없다. 또한 K 보존형 이뇨제는 칼륨 제제와 병용하는 경우나 신 기능 저하시 고 칼륨 혈증을 발생시킬 수 있다.

저칼륨 혈증의 위험을 줄이기 위해서는 소량의 thiazide를 사용하고, 이뇨제 사용전과 이뇨제 사용 시작 4~8주 후에 혈청 칼륨치를 측정하여 0.4mmol/dl 이하가 되면 K 보존형 이뇨제나 칼륨 제제를 투여하여 교정해 주는 것이 좋다.

ⓛ 콜레스테롤 증가

thiazide계 이뇨제는 치료 3~12개월에 5%~7%로 혈청 콜레스테롤 수치의 증가가 두드러지게 나타나고, 베타 차단제를 같이 쓰면 더욱더 증가하여 이 때는 혈청 요산치의 증가를 동반하는 경향도 있다.

비 thiazide계 이뇨제인 indapamide는 thiazide와 작용점이 같으나 소량을 줄 때는 이뇨 효과는 적고 강압 효과는 좋은 반면 전해질, 혈당, 혈청 지질 대사에 미치는 영향은 소량의 thiazide보다도 더욱 적다.

고혈압이 있는 당뇨병 환자의 경우 이뇨제의 사용은 가급적 피하는 것이 좋다. 써야 할 경우는 유효 최소 용량을 사용하고, indapamide나 spironolactone 등을 먼저 사용하는 것이 좋다. 그러나 thiazid의 장기간 사용에도 콜레스테롤 수치의 변화는 두드러지지 않는다는 보고도 있다.

ⓒ 혈당 증가

이뇨제, 특히 thiazide계 이뇨제는 인슐린 저항성을 증가시키는데, 이는 췌장에 대한 이뇨제의 직접 작용일 수도 있다. 또 혈청 칼륨치의 감소가 췌장의 인슐린 분비를 감소시키고, 말초의 포도당 섭취를 감소시킨다고 알려져 있다.

또한 혈장량 감소로 카테콜아민이 증가되어 이에 의한 당분의 분해가 증가하여 혈당은 증가한다. 이에 따라 당뇨병 소인이 있는 사람은 당뇨병을 발현시키기도 하며, 이미 당뇨병이 있는 사람에서는 혈당을 더욱 증가시키고, 비케 톤산 고삼투압성 혼수를 유발하기도 한다.

반면 ACE(angiotesin converting enzyme) 억제제 사용시 인슐린 저항성에 변화가 없거나 개선시킨다는 보고도 있다. 이뇨제 사용으로 혈당이 증가하나 비 당뇨인에 비해 이뇨제를 사용한 당뇨 환자에 있어 관상동맥 질환과 사망률이 감소한다는 보고가 있다. 또 이뇨제를 복용하는 고혈압 환자는 다른 강압제를 사용하는 환자에 비해 혈당 강하 치료를 더 자주 하지 않는다는 보고도 있으며, 당뇨 환자나 당뇨 소인이 있는 환자에 있어서도 반드시 이뇨제를 사용해서는 안 된다는 증거는 없다는 견해도 있다. 이러한 경우에는 비만인 고혈압 환자나 당뇨의 가족력이 있는 고혈압 환자의 초기 치료는 소량의 이뇨제와 ACE 억제제가 이상적일 수가 있다.

ⓔ 고 뇨산(尿酸) 혈증

뇨산은 세뇨관에서 능동적으로 분비되고 재흡수되며, 나트륨의 재흡수와 같이 일어난다. Thiazide 이뇨제 사용시 혈청 요산치가 0.8~1.5mg% 증가하여 통풍이 발생할 수 있으며, 3% 혈중 요산이 10mg/dl 이상이면 통풍이 없는 경우에도 allopurinol이나 probenecid를 같이 주던지 다른 약제의 사용을 고려해야 한다.

ⓜ 고 칼륨 혈증 유발

이뇨제에 의해 칼슘이 저류되며 경도의 갑상선 기능 항진증이 잠복되어 있는 경우나 calciperol을 사용하는 경우에는 문제가 된다. 한편 폐경 후 여성의 골다공증이나 골절을 예방한다는 보고도 있다.

ⓗ 기타

노인, 나트륨의 섭취가 충분하지 못한 사람, 심한 심부전이 있는 사람 등은 저 나트륨 혈증이 문제가 되며, 세포외액의 감소에 따른 GFR의 감소로 혈청 요소의 상승이 발생할 수 있다.

## (2) 항 교감 신경계(Antiadrenergic agents)

중추 신경계의 혈관 운동 중추와 말초 신경 세포에 작용하여 catecholamine 방출을 완화하거나 혹은 표적 조직의 수용체 부위를 차단함으로써 효과를 발휘한다.

### ① 중추 작용제(Centrally acting adrenergic agonist)

카타프레스나 알도멘 등 중추 작용을 나타내는 약제는 모두 알파 agonist로서 혈관 운동 중추의 알파2 수용체를 자극함으로써 presynaptic norepinephrine 분비를 억제하여 교감 신경계의 활성을 감소시킨다.

중추에 대한 작용이 월등한 약제는 Clonidine, Guanabenz, Guanafacine, Methyldopa 등의 약물이 있다.

### ② 말초 수용체에 작용하는 약제

#### ㉠ 알파 아드레날린 수용체 차단제(알파-adrenergic blocker)

Phentolamine, Phenoxybenzamine, Prazosin, Terazosin, Doxazosine 등의 약제들이 있다.

미니프레스 peripheral postsynaptic는 알파1-adrenergic antagonist(길항제)로써 동맥과 정맥 혈관의 확장을 일으키며, 다른 혈관 확장제와는 달리 심박수 plasma renin activity plasma norepinephrine의 reflex elevation이 드물다. 신장 혈류량을 증가시키므로 신부전의 경우에도 사용할 수 있다. 소수의 환자에게서는 초기에 2mg 이상의 약제를 투여할 경우에 갑자기 저혈압으로 현기증이 발생할 수도 있다. 그러므로 초회 치료는 취침 전에 1mg 투여하고 서서히 증량해야 한다.

ⓛ 베타 아드레날린 수용체 차단제(베타-adrenergic blocker)

베타 차단제는 Propranolol, Metoprolol, Nadolol, Atenolol, Timolol, Betaxolol, Carteolol, Pindolol, Acebutolol, Atenolol, Propranolol 등의 약제가 있다.

베타 수용체는 베타1과 베타2의 두 그룹으로 나누어진다.

베타1 수용체는 주로 심장을 자극하고 신장에서 renin의 분비를 자극한다. 베타2 수용체는 기관지 확장과 혈관 확장을 주로 일으킨다.

이들 약제들은 심장에 대한 교감 신경 효과를 차단하기 때문에 심장에 대한 교감 신경 활동이 증가되어 있을 때는 심박출량을 감소시키고 혈압을 떨어뜨리는 데 가장 효과적이다.

베타 차단제는 pulse pressure 가 높거나 빈맥처럼 adrenergic drive가 증가되어 있는 젊은 환자와 허혈성 심질환이 동반된 고혈압 환자에서 효과가 크다.

부작용으로는 다음과 같은 현상이 일어난다.

- 근육의 탄력성을 감소(negative inotropic)와 chronotropic effect가 있으므로 심부전이나 advanced heart block을 악화시킬 수 있다.
- 당뇨병 환자에서 저혈당에 대한 역제어 반응(counter regulatory response)의 억제
- 기관지 수축
- 레이너드 현상(Raynaud's phenomenone), 건선(psoriasis), 어지럼(dizzness), 탈저 (gangrene)의 악화 등이 있다.

베타 차단제는 베타1에만 선택적으로 작용하는 아테놀, 테놀민 등과 베타1, 베타2 모두에게 작용하는 인데랄, 섹트랄, 나도롤 등으로 나눈다.

그러나 베타1 차단제는 저용량에서는 천식, 당뇨, 말초 혈관 질환에 주의하면서 사용할 수 있으나, 고용량에서는 베타1 차단 효과는 상실한다.

또한 베타 차단제를 갑자기 끊을 경우에는 협심증의 악화와 급성 심근경색증을 유발할 수 있기 때문에 2~3주에 걸쳐서 서서히 용량을 감소시켜야

한다.

베타 차단제는 이뇨제와 함께 특별한 적응증이 없는 고혈압 환자의 1차 약으로 추천될 정도로 심혈관 질환 감소 등의 장기적인 효과가 잘 밝혀져 있는 약제이다. 협심증, 심부전, 본태성 진전, 갑상선 기능 항진, 수술 전 고혈압 환자에게 중요한 적응증을 가지고 있다.

허혈성 질환을 갖는 고혈압 환자에서 1차 및 2차 예방을 위하여 효과적인 약제이다. 혈압을 감소시키고 심장의 산소 소모율을 감소시킴으로써 심근 허혈을 감소시킨다. 특히 운동시 혈압의 상승을 예방함으로써 환자의 운동 능력을 증가시킬 수 있다.

내인성 교감 신경 작용이 없는 베타 차단제에서는 부정맥의 발생을 감소시켜 이에 의한 급사를 감소시킴으로써 사망률을 감소시킨다. 또한 베타 차단제 중 알파 차단 효과를 동반한 허혈성 심근증 환자에 사용하여 좋은 효과를 나타낸다는 보고도 있다.

고혈압으로 발생한 심부전에는 베타 차단제가 효과적일 수 있다. 베타 차단제를 사용하면 구혈분율이 증가되고, 심장의 용적이 감소되며, 생존율이 향상된다는 보고가 있다. 중등도 이하로 증상이 심하지 않은 환자를 대상으로 소량에서부터 사용하면서 증량하면 효과적일 수 있다.

심방세동과 함께 심실 반응이 빠른 경우에는 심실 반응의 감소를 위해서 베타 차단제가 매우 효과적이다. 혈압의 감소 효과와 함께 심실 반응을 감소시키며, 안정 시 뿐만 아니라 운동 시의 심실 반응을 감소시키는 데는 디곡신보다 효과적이므로 일석이조의 효과를 기대할 수 있다.

갑상선 기능 항진 증에는 교감 신경을 차단함으로써 빈맥, 발한 등의 반응을 없앨 수 있으므로 고혈압의 치료 이외에 부수적인 효과를 얻을 수 있다. 본태성 진전의 경우에는 선택성이 없는 베타 차단제를 사용하면 진전이 감소되며, 수술 전 고혈압의 경우에는 불안 등의 증상과 교감 신경 항진을 없애기 때문에 고혈압의 치료에 효과적으로 사용할 수 있다.

〈베타 차단제의 장단점〉
- 베타 차단제의 장점
  - 단독으로 사용해서 50% 이상의 환자에게서 강압 효과가 나타난다.
  - 소량의 강압 이뇨제와 병용하기에 좋다.
  - 심근경색의 재발을 예방하고, 협심증의 발작을 경감시킨다.
  - 레닌이 흘러나오는 것을 억제한다.
  - 장기 복용할 수 있다.
- 베타 차단제의 단점
  - 심부전을 더 악화시킨다.
  - 기관지 천식을 유발한다.
  - 레노 현상, 간헐성 파행 유발
  - 서맥, 방실 차단
  - 고 요산 혈증 유발
  - 고비중 콜레스테롤과 저비중 콜레스테롤의 비율을 저하시키고, 중성 지방이 증가한다.
  - 음위(陰痿)증 유발
  - 악몽을 꾼다.
  - 인슐린 치료 중인 당뇨병 환자에게서는 저혈당이 온다.

ⓒ **알파 베타 차단제** : Labetalol, Carvediol 등의 약제가 있다.

## (3) 혈관 확장제

혈관 확장제는 미세 동맥은 확장시키지만 정맥에는 영향이 적다. 혈관 확장의 영향은 뇌와 골격근, 피부보다 신장, 간, 관상동맥에서 더 강한 작용을 나타낸다. 충분한 혈압 강하를 기대하기 위해서는 하루 3회를 투여해야 한다.

부작용으로 두통, 가슴 울렁거림, 메스꺼움, 식욕 상실, 어지러움, 코 막힘, 얼굴 화끈거림, 눈물나기, 부종, 떨림, 근육통 등이 많이 나타난다. 드물게는 발열, 두드러기, 다발성 신경염, 소화기 출혈, 빈혈, 협심증, 심근 경색증 등도 일으킬 수 있다.

(4) Ca(칼슘) 길항제 : nifedipine(Adalat), diltizem(herben), verapamil(isoptin)

칼슘 길항제는 관동맥 질환에 가장 흔히 사용되고 있는 약제로서 특히 베타 수용체 차단제를 사용할 수 없는 경우나 지질 대사 이상이 있는 환자에게 많이 사용되고 있다. 칼슘 길항제는 칼슘 이온이 세포내로 이동하는 것을 차단해서 혈관의 평활근을 이완시켜 말초 및 관동맥 혈관이 확장되어 산소 공급을 증가시키고, 또한 심근(心筋)의 산소 요구도 감소시키는 작용을 가지고 있다. 최근에는 칼슘 길항제가 동맥경화증의 진행을 억제하거나 예방할 수 있다는 연구 보고가 있다.

칼슘 길항제가 처음 개발되었을 때 혈관 확장 작용이 강하고 신속해서 반사적으로 빈맥을 초래하여 관동맥 질환에서는 사용하지 않는 것이 좋다는 보고도 있었다. 그러나 최근에는 작용 시간이 길고 완만해서 특히 3세대 칼슘 길항제는 이와 같은 부작용이 거의 없다고 할 수 있다. 1일 1회 복용으로 24시간 작용하기 때문에 환자들의 순응도가 매우 좋은 편이다.

관동맥 질환에 칼슘 길항제 중에서 Dihydropyridine계는 후부하를 감소시켜 심근 산소 요구량을 감소시킨다. 또한 혈관 확장 작용으로 관동맥에 산소 공급을 증가시켜 주는 작용을 가지고 있어 흔히 사용되며, 특히 관동맥 연축이 있을 경우 매우 효과적이다. 따라서 베타 수용체 차단제나 질산염 제제와 같이 가장 많이 사용되고 있는 약제 중의 하나이다.

심근 수축 억제 작용은 칼슘 이온이 심근 흥분 및 수축과 관련되는 것을 저해하기 때문에 칼슘 길항제의 개념이 도입되었다. 골격근뿐만 아니라 평활근에서도 수축 단백의 활성화에는 세포 내 칼슘의 증가가 필수적이다.

그러나 골격근은 세포 내의 칼슘 이온 저장량이 많기 때문에 그 수축이 세포 밖의 칼슘 이온이 세포 안으로 흘러들어오는 것에 의존하지 않는다. 그러나 평활근 수축력은 세포 내의 근소포체에서 유리되는 칼슘 이온 외에 세포 밖에서 세포 안으로 흘러들어오는 칼슘 이온량에 의존하고 있다.

칼슘 길항제는 탈 분극에 의한 칼슘 이온 유입을 현저히 억제하며, 접수체 작용에 의한 칼슘 이온 유입에 대하여서도 장기의 종류나 약물에 의하여 정도는 다르지만 억제 작용을 발휘한다. 칼슘 길항제는 관상 동맥 확장제로 쓰이고, 심장 전도 기능을 억제하는 작용이 있다.

또한 칼슘 길항제는 신장 혈류량과 소변에서 Na 배설을 증가시킨다. 소변에 Na 배설 증가 기전은 정확하지 않지만, 이 사실은 혈압 강하제로서 좋은 점이라 할 수 있다.

칼슘 길항제는 다음과 같은 경우에 선택해서 사용한다.

　　㉠ 이뇨제와 베타 차단제 등 교감 신경 억제제를 병용해도 충분한 강압 효과가 없는 경우, 즉 계단적 치료법의 제3단계에 적용된다.

　　㉡ 협심증 특히 안정형 협심증(이형협심증)이 있는 고혈압 환자에게 우선 사용해야 할 약이다.

　　㉢ 고혈압성 긴급증에 사용한다.

　　㉣ 이뇨제나 베타 차단제 등이 알레르기가 있어서 쓸 수 없을 때는 칼슘 길항제를 우선 선택할 수 있다.

　　㉤ 니카르디핀은 강한 뇌혈관 확장 기능이 있어 뇌동맥경화증, 혹은 뇌졸중 후유증을 동반한 고혈압 환자의 치료에 적합하다.

## (5) 앤지오텐신(ACE) 차단제

Enalapril(renitec), captopril(capril, capoten)의 작용 기전은 angiotensin Ⅱ의 생산을 감소시키고, aldosterone의 분비를 감소시킨다. 또한 혈관 확장제인 bladykinin을 증가시키고, 특이적으로 신혈관을 확장시켜 Na 배설을 촉진하게 된다.

ACE 차단제의 혈압 강하 효과는 이뇨제와 병합 사용시 더 증폭될 수 있다. 그러므로 이미 이뇨제를 사용하고 있던 환자에게 ACE 차단제를 추가할 경우 급속한 혈압 강하가 일어날 수 있다. 그렇기 때문에 ACE 차단제를 추가하기 2~3일 전에 이뇨제를 잠시 중단하는 것이 좋다.

또한 고 칼륨 혈증을 조장할 수 있기 때문에 일반적으로 K 보존성 이뇨제와의 병용은 피해야 한다.

부작용은 대개 경미한 편이나 저혈압으로 인한 신 장애가 올 수 있고, 천식과 무관하게 마른기침이 날 수 있다. 그리고 면역 억제에 의하여 과립구 감소증, 피부 발진 및 혈관부종이 생길 수 있으며, 환자의 1%에서는 단백뇨가 발생할 수 있다.

## (6) 앤지오텐신Ⅰ 변환 효소(ACE) 저해제

신장의 방 토리체 장치에서 생산되고 분비되는 레닌은 혈장 중의 기질과 반응해서 10개의 아미노산으로 형성된 앤지오텐신Ⅰ을 만든다.

앤지오텐신Ⅰ은 변환 효소(ACE : angiotensin converting enzym)에 의하여 말단의 히스티진과 로이신 두 개의 아미노산이 떨어져서 8개의 아미노산으로 된 앤지오텐신Ⅱ로 변한다.

앤지오텐신Ⅰ은 생리 작용이 없으나 앤지오텐신Ⅱ는 혈관 수축 작용, 신상선 피질에서 알도스테론 생산 및 분비 촉진 작용, 세뇨관에 직접 작용하여 Na 재흡수를 촉진하는 작용이 있다. 이런 작용으로 혈압을 높인다.

혈압 상승과 혈중 앤지오텐신Ⅱ 농도 상승은 레닌 분비를 억제한다. 그러므로 레닌 분비와 혈압 및 혈중 앤지오텐신 Ⅱ 농도 사이에는 일종의 되돌이 기전(feedback)이 있다.

## (7) 혈압 강하제(血壓降下劑) 투약의 문제점과 부작용

최근 정상 혈압의 상한치가 140/90, 130/85에서 다시 120/80mmHg까지 내려오고 있으며, 고혈압의 하한치는 160/95에서 140/90 내지 이보다 더 내려가고 있는 경향이 있다. 이에 따라 강압제의 투약 개시 시기도 빨라지고 있는 경향에 있으며, 심지어는 정상 혈압이라도 혈압 강하제를 복용하는 것이 심혈관 합병증 및 사망률을 줄이는 것으로 알려져 있다.

고혈압의 위험 인자, 합병증, 동반 질환 등에 따라 다르지만 체중 감량, 감염, 금주, 금연, 운동 등 생활 요법을 6~12주 또는 3~6개월 간 시행한 후 정상 혈압에 도달하지 못할 경우 강압제 투약을 과감하게 시작하도록 권장하고 있다.

혈압 강하제를 선택함에 있어서 미국 합동위원회의 진료 지침은 이뇨제와 베타 차단제를 일차 약으로 고집하고 있다. 이에 반하여 유럽이 주축인 국제 고혈압 학회에서는 6종의 혈압 강하제 모두 일차 약으로 사용할 수 있다고 권고하고 있다. 이는 미국의 의료 정책 측면에서 값싼 약품을 우선 쓰도록 한 정책이 반영되었을 가능성이 있고, 유럽에서 ACE(앤지오텐신 전환 효소) 억제제나 ARB(앤지오텐신Ⅱ 수용체 차단제) 등을 1차 약으로 투약할 수 있다고 강조하는 것은 이들을 개발한 제약 회사들의 입김임을 부정할 수 없다.

일본에서는 자체 개발한 칼슘 길항제를 80% 이상 많은 빈도로 사용하고 있으며, 이에 미국은 단시간 작용 칼슘 길항제와 장시간 작용 칼슘 길항제 모두를 걸고넘어지는 상황이 벌어지고 있다.

24시간 활동 혈압 측정법이 시행된 이후 혈압이 하루에도 수시로 변동이 일어나고 있음이 입증되었다. 환자에 따라 야간 저하형과 지속 또는 상승형, 조조 고혈압 등의 여러 유형이 있으며, 이들이 합병증과 예후에 관련되고 있다.

강압제의 강압 효과는 최소한 50% 이상, 바람직하기는 70% 이상이 되어야 한다는 FDA(미국 식품의약청)의 규정에 따라 복약(服藥) 순응도가 높은 1일 1회 복용하는 강압제 중에서도 우열을 따지게 되고, 반감기가 길고 장시간 지속되는 약(예로 노바스크는 36시간 지속)을 선호하게 되었다. 한 걸음 더 나아가 시간 약리학에 의하여 혈압 강하제를 아침 식사와 상관없이 신체 활동 개시전인 기상 직후 복약토록 하는 추세이지만, 조조 고혈압을 막을 수 있는 약효 발현 지연형 제제(예로 베라파밀) 등 저녁에 투약하는 제제(製劑)들이 긍정적인 평가를 받고 있다.

흔히 비뇨기과에서는 양성 전립선 비대가 있는 고령자에게 알파 차단제를 주로 저녁 취침 전에 투여한다. 이 때 고령자의 기립성 저혈압을 피할 수는 있으나, 약효 발효 정점과 일중 변동의 저점(통상 새벽 2~4시)이 겹치는 경우 저혈압으로 허혈성 뇌순환 장애를 일으킬 가능성도 있다. 따라서 최근에는 이를 방지하기 위하여 지속형 알파 차단제(예로 카두라)가 출시되고 있다.

이뇨제나 베타 차단제의 대사 장애, 부작용은 유명하여 당뇨병, 통풍, 고지혈증을 동반한 고혈압 환자에게는 적응증에서 제외되고 있다. 그러나 그 후 개발된 인디파마이드, 칼슘 보존 이뇨제, 루우푸 이뇨제 등은 필요할 때에는 사용할 수 있다. 내인성 교감 신경 자극 작용을 가진 베타 차단제(예로 라베타롤, 디라트랜드)나 칼슘 길항 작용이 같이 있다는 칼반 등은 말초 동맥 수축이나 기관지 수축 작용이 적은 것으로 알려져 있다.

단시간 작용 칼슘 길항제(예로 아달라트)가 고혈압 환자의 관상동맥 질환 발증에 나쁜 영향을 준다는 미국측의 주장으로 사용이 주춤거리고 있지만, 유럽에서는 장시간 작용형 칼슘 길항제(예로 니트렌디핀)는 고령자 고혈압에 유효하다는 결과로 맞서고 있다. 그러나 가장 사용 빈도가 높은 일본에서는 아직도 독자적인 근거를 자신 있게 제시하지 못하고 있다.

삶의 질 향상을 외치며 각광을 받고 출발하였던 ACE 억제제도 환자의 15~30%에서 마른기침이 나타나고, 제한적이지만 대체약으로 추천된 ARB가 종주국인 유럽에서 막강한 자금과 연구진으로 ACE 억제제의 자리를 넘보게 되었다. 그러나 ACE 억제제는 오랜 사용 경험을 바탕으로 강압 작용뿐만 아니라 심장, 신장, 뇌 등의 장기 보호 작용이 있어 강압 치료의 궁극 목적인 심혈관 합병증에 의한 사망률 및 발병률을 저하시킨다는 연구 성적을 가지고 ARB의 추격을 따돌리고 있다.

ACE 억제제나 ARB 등은 값이 비싼 반면 강압 작용은 약하다. 그런데다가 더욱 낮아진 강압 목표 때문에 30%에도 못 미치는 정상화율을 제고하기 위하여 비싼 신약들의 용량을 높이기보다는 정통적인 이뇨제나 베타 차단제 그리고 알파 차단제 등 값싼 제제들을 적절히 병용하고 있다. 이것은 용량도 줄이고 비용도 절감하는 일석삼조(一石三鳥)의 효과를 겨냥한 몸부림이라 하겠다.

한 걸음 더 나아가 고혈압의 절대 다수인 본태성 고혈압의 단일 원인이 규명되지 못하고, 다인자 모자이크 설이 설득력을 얻고 있는 차제에 차라리 현존 6종의 강압제 칵테일 또는 산탄총식에 이은 점감식 접근 방식이 예전의 계단식 상향 치료 방식보다 낫다고 주장하는 학자도 있다.

종전의 140/90 미만이던 강압 목표가 청장년은 130/85, 당뇨병 환자는 120/70, 신장 질환 환자는 120/75로 급속히 하향 조정되고 있다. 고령자 고혈압에서도 160/90이나 최종적으로는 140/90mmHg 미만을 추천하고 있는데,

이 경향은 앞으로도 더욱 낮아질 가능성이 있다.

환자들에게 평생 먹어야 한다는 고정 관념에서 투약 중 6개월 이상 정상 혈압을 유지할 경우 감약(減藥)해 보고, 1년 이상 유지될 때는 휴약을 할 수도 있는 경우가 10%는 된다는 희망적인 메시지를 주고 있는 연구들도 있다. 단 휴약이나 감약 시기는 계절 변화가 있는 지역에서는 봄에서 여름으로 가는 시기가 적절하다. 휴약이나 감약 후에는 더욱 자주 사후 관찰을 하고, 혈압이 재상승하는 경우에는 즉각 재투약을 할 필요가 있음을 강조해야 한다.

고령자 고혈압 환자에게는 장시간 작용형 칼슘 길항제, ACE 억제제, 저용량 이뇨제를 선택하도록 해야 한다. 임신 고혈압 환자는 170/95 이상일 때에 투약하며, 전통적인 메칠도파와 하이드라진을 사용한다. 그러나 ACE 억제제, 이뇨제를 제외한 모든 종류의 혈압 강하제를 선별 사용할 수도 있다.

당뇨병을 동반한 고혈압 환자에게는 소량의 이뇨제와 베타 차단제도 추가 병용이 가능하며, 신병증이 동반된 경우 강압 목표는 120/75까지 내려간다. 뇌혈관 질환, 허혈성 뇌경색 급성기에는 200/120까지는 강압하지 않는다. 심장 질환 환자는 심부전에 ACE 억제제는 필수이며, 베타 차단제도 조심스럽게 병용한다. 신장 질환에 단백뇨 동반시에는 ACE 억제제가 우선이며, 크레아티닌 2.0mg 이상일 때 루우푸 이뇨제를 사용할 수 있다.

## 13) 고혈압의 비 약물 요법

### (1) 식이 요법

고혈압의 식이 요법은 평생 동안 시행해야 하므로 금기하는 식품이 많으면 오히려 일부 영양소가 결핍되어 건강에 악영향을 미칠 수 있기 때문에 계속할 수가 없다. 그러므로 다음과 같은 원칙을 세우고 식이 요법을 시행하는 것이 좋다.

① 비만인 체질은 표준 체중이 될 수 있도록 1개월에 1kg 감소를 목표로 감량해야 한다.

② 소금을 최대한 적게 섭취하도록 해야 한다.

③ 동물성 기름 특히 콜레스테롤이 많은 음식을 피해야 한다.

④ 식이 요법은 환자에 따라서 다르게 조절해야 한다.

⑤ 담배와 술을 끊도록 해야 한다.

## (2) 체중 감량

고혈압 치료의 비 약물 요법 중 가장 확실한 것은 체중 감량(體重減量)이다. 모든 비만 고혈압 환자들은 체중 감량을 우선 실시해야 한다. 단순 비만의 원인은 거의 모두가 과식(過食)이라고 말할 수 있다. 그러므로 비만의 해결은 과식을 억제하는 것이 기본 원칙이다.

체중 1kg을 줄이려면 지방 조직의 수분 함량을 20%라고 할 때 7,200kcal를 소모해야 한다. 매주 500g, 월 2kg을 감량하려면 하루 500kcal를 적게 먹어야 한다. 일반적으로 체중 조절을 위해서 감식 요법을 시행하려면 하루 총 음식 섭취량을 남자는 1,500kcal, 여자는 1,200kcal로부터 시작하는 것이 좋다. 또 다른 방법은 섭취량을 조금 늘리고 그 대신 운동량을 더 늘리는 방법도 있다.

식사의 영양소 구성은 당질 65%, 단백질 15%, 지방질 20%가 바람직하고 향신료는 식욕을 돋우기 때문에 쓰지 않는 것이 좋다.

## (3) 알콜 제한

과도한 음주자에게 고혈압의 위험이 증대하는 것은 분명하다. 금주가 상책이지만 부득이한 경우에는 천천히 그리고 요령껏 조금씩 적게 마신다. 안색이 변하거나 가슴이 뛰고 숨이 차면 심장에 무리가 된다는 징조이므로 중단하는 것이 좋고, 집에서 약간의 반주로 하는 것은 무방하다.

## (4) 소금 제한

전 세계적으로 소금을 먹지 않는 지역 주민들을 대상으로 조사해 본 결과 성인이 되어도 고혈압 환자가 한사람도 없었다. 솔로몬 섬이나 쿠크 섬에서는 부락에 따라 소금의 섭취량이 차이가 있다. 그런데 소금을 많이 섭취하는 부락일수록 고혈압 환자가 많고, 소금을 적게 섭취하는 부락일수록 고혈압 환자가 없음이 조사 결과 나왔다.

조사 결과를 보면 하루 소금 섭취량이 2g 이하일 때는 고혈압이 거의 발생하지 않고, 3~4g 섭취하면 고혈압 환자가 3% 정도 발생하며, 4~15g 섭취하면

15%, 20g을 초과하면 30% 고혈압 환자가 발생하였다.

소금을 많이 섭취하면 혈압이 상승하는 이유는 고혈압의 유전 인자가 있는 사람은 신장에서 Na(나트륨)의 처리 기능이 떨어져 제대로 배설하지 못하기 때문이다. 신장의 배설 기능이 떨어지는 이유는 신장 수질(유두부)의 혈액 순환 감소, Na 이뇨(利尿) 호르몬의 부족, 아직 규명되지 않은 이뇨 호르몬이 있는 것으로 짐작하고 있다.

Na이 저류(貯溜)되면 세포 외액(外液)량이 많아지므로 세포 외액량을 일정하게 유지하려는 항상성 때문에 혈압을 높여서 신장으로부터 Na과 물의 배설량을 높인다. 이 밖에 교감 신경의 관계, 또 혈관을 수축시키는 체액성 인자가 많아지는 것과 혈관 벽의 Na, 물 등 전해질의 증가, 앤지오텐신 II, 카테콜아민 등 혈압을 높이는 물질에 대한 혈관 반응성의 증가 등을 고혈압을 높이는 요인으로 추측된다.

이상과 같이 소금에 대한 혈압 반응이 민감한 사람과 민감하지 않은 사람이 있다. 하루 소금 섭취량을 2g 이하로 제한하고 이를 보충하는 다른 인자를 찾아야 한다.

소금에 의한 혈압 상승은 식사 중에 K(칼륨)을 첨가하면 일정한 정도 억제된다는 사실이 알려졌다. K는 인체 내에서 Na와 상호 길항 작용하는 관계에 있다. Na는 세포 외액의 주된 이온이고, K는 세포 내액의 주된 이온이다. K와 Na의 비율에서 K의 비율이 다소 높은 것이 고혈압을 억제하는 데에 도움이 된다. 그러나 K를 지나치게 과다 섭취하는 것은 오히려 고 칼륨 혈증으로 또 다른 질병을 유발할 수도 있다.

어느 학자의 조사 연구에 의하면 K의 섭취량이 많으면 Na의 섭취량에 변화가 없이도 고혈압의 발생 빈도가 감소되며, K에는 고혈압을 억제하는 효과가 있는 것으로 조사됐다. K가 혈압 상승을 억제하는 기전으로서 K에 의한 Na의 배설 촉진 작용, 교환 가능한 Na의 증가 예방, 앤지오텐신에 대한 혈관 반응성의 억제 등을 생각할 수 있으나 아직 확실하지는 않다.

체내 소금의 양을 줄이기 위한 방법으로 운동과 사우나, 한증막 등을 통하여 매일 일정량의 땀을 내는 것도 좋은 방법이다.

## 14) 고혈압병의 운동 요법

운동은 고혈압 환자에게 무조건 좋은 것이 아니다. 다른 질병을 소유하고 있는 고혈압 환자는 운동을 삼가야 한다. 장거리 달리기를 할 경우에 혈압이 떨어진다는 보고가 있는가 하면, 장거리 달리기를 한 고혈압 환자에게 혈압이 오히려 상승한다는 보고도 있다.

### (1) 운동을 절대 금해야 할 경우

울혈성 심부전, 심근경색, 협심증, 해리성동맥류, 심박조율이상(심실빈박 등), 중증대동맥판 협착증, 전색증, 혈전성 정맥염, 급성 감염증

### (2) 운동을 상대적으로 금해야 할 경우

치료하지 않은 혹은 빈도가 높은 상실성 조율 이상, 반복성 혹은 빈발성 심실성 기외수축, 치료하지 않은 대사성 질병(당뇨병, 갑상선 기능 항진증, 점액수종 등), 현저한 심실 비대

### (3) 특별히 운동에 주의가 필요한 경우

전도장애(완전 방실 차단, 조각 차단), 치료 중의 조율 이상, 전해질 이상, 협심증 및 관 부전의 징후, 디기탈리스, 베타 차단제 등의 약을 사용 중인 환자, 현저한 비만증, 제3도 망막증 등의 중증 고혈압 환자, 중증 빈혈, 간, 신장, 기타 대사부전, 명백한 정신 장애 환자, 신경통, 골격근 및 관절병 환자

## 15) 고혈압병의 정신 신경 관리

고혈압 환자에게 여러 가지 정신적인 충격은 혈압을 상승시키는 중요한 요인이 되고 있다. 따라서 신경이 예민한 고혈압 환자는 항상 마음을 너그럽게 하고 감정을 조절해야 한다. 인간의 정신 신경에는 희(喜), 노(怒), 우(憂), 사(思), 비(悲), 공(恐), 경(驚)의 7가지 감정이 있다. 이는 기쁨, 화냄, 근심, 생각, 슬픔, 두려움, 놀람으로 고혈압 환자는 이들의 감정을 너무 격하게 표출하지 말아야 한다. 신경이 예민한 환자는 신경 안정제를 수시로 복용해서 혈압이 상승하지 않도록 주의해야

한다.

## 16) 고혈압과 중풍

고혈압은 뇌혈관에 여러 형태로 질병을 유발시킨다. 혈압이 극도로 높아지면 망막 세동맥에 긴장이 생기며, 두통, 혼수, 경련 등을 유발시키고, 뇌혈관이 긴장된 결과 뇌 허혈이 발생하여 뇌부종을 일으킨다. 만성적인 고혈압은 뇌동맥의 반복적인 긴장으로 뇌 발작을 일으킨다. 그러나 고혈압성 뇌증의 발작은 평소에 혈압이 높던 환자로서 혈압이 현저히 높아질 때 생기는 것이 많다. 혈압이 갑자기 오를 때는 뇌의 세동맥의 긴장이 극도로 되거나 혹은 혈압 항진에 저항할 수 없으면 고혈압성 뇌증이 발생한다. 흔히 고혈압으로 인하여 뇌 실질 내 출혈, 지주막하 출혈과 일과성 뇌 허혈 발작, 출혈성 뇌졸중 등의 중풍을 일으킨다.

저혈압에는 전신성 저혈압과 중증 기립성 저혈압이 있다. 전신성 저혈압은 뇌조직에 혈액의 공급이 부족하게 되어 중풍을 일으키고, 중증 기립성 저혈압은 순간적으로 뇌혈류 장애를 일으켜 중풍을 일으킨다.


## 3. 중풍과 당뇨병(糖尿病)

중풍을 예방하고 치료하기 위해서 먼저 중풍을 일으키는 요인이 무엇인가를 알아야 한다. 중풍을 일으키는 요인 중에서 당뇨병은 동맥경화증, 고혈압, 고지혈증과 함께 가장 중요한 위치를 차지하고 있다. 당뇨병을 잘 관리하지 않으면 중풍에 걸릴 확률이 높으며, 중풍에 걸린 환자들도 당뇨병을 잘 관리하지 않으면 중풍이 재발할 확률이 높은 것이다. 중풍이 자주 재발하는 이유도 당뇨병을 잘 관리하지 않은 이유에서 오는 것이다. 당뇨병은 중풍뿐만이 아니라 여러 가지 병적 노화 현상을 일으키는 모든 질병의 원인이 되고 있다. 또 당뇨병은 인체의 중요한 기관의 혈관을 손상시키는 질병으로, 그 중에서도 특히 뇌혈관이 막히게 하는 중풍 환자의 75%를 차지하고 있다. 이로 미루어 당뇨병 환자들이 중풍에 걸릴 위험에 가장 많이 노출되어 있다고 볼 수 있다.

일반적으로 대부분의 환자들은 중풍과 당뇨병을 별개의 질병으로 잘못 알고 있고, 상호 연관 관계가 없는 것으로 알고 있는 경우가 많다. 그리고 당뇨병 치료에는 별 관심이 없고, 중풍 치료만 신경을 쓰고 중풍 치료의 정도에만 집착하는 환자들이 많이 있다. 그러나 당뇨병 환자가 중풍에 걸렸다면 이는 당뇨병의 관리가 지극히 허술했기 때문으로 전신의 혈관 손상이 심각한 상황에 도달했음을 인식해야 할 것이다. 이러한 중풍 환자일수록 중풍이 재발할 가능성은 대단히 많을 수밖에 없을 것이다.

당뇨병은 중풍을 일으키고, 중풍은 다시 당뇨병을 악화시키고, 악화된 당뇨병은 중풍을 재발시킨다. 이런 악순환이 반복되다가 결국 생명에 치명적으로 영향을 끼치는 중풍에 걸리면 목숨을 잃게 되는 상황이 전개된다는 사실을 중풍에 걸린 당뇨병 환자들은 알아야 할 것이다. 그래서 당뇨병을 갖고 있는 사람과 중풍에 걸린 환자들은 중풍을 예방하기 위해서 당뇨병의 관리가 필수적이라는 사실을 먼저 인식하는 것이 중요하다.

당뇨병은 유전성 질환으로 대사 장애와 광범위한 전신의 혈관 계통에 장애를 주는 질병으로 나이가 많아지면서 서서히 나타나는 질병이다. 젊은 사람들에게는 드물게 나타나지만, 대부분 노년에 가까워질수록 당뇨병이 나타나기 시작한다. 환자에 따라서 당뇨병의 정도는 천차만별이다. 조절할 필요를 느끼지 않을 정도로 경미하게 정상 수치를 초과하는 경우가 있고, 쉽게 조절이 되는 경우가 있는가 하면, 조절이 잘 안 될 정도로 악성인 경우도 있다. 이와 같이 당뇨병은 동일한 유형의 질환이 아니라 다양한 형태로 나타나는 질환이다.

중풍 환자 중에서 당뇨병을 가지고 있는 환자들은 여러 가지 증상을 호소하는데 그 증상들은 대부분 당뇨병의 증상인 경우가 많다. 당뇨병이 임상적 당뇨병으로 진전하면 여러 가지 증상이 나타나는데, 구갈(口渴), 다음(多飮), 다뇨(多尿), 다식(多食), 피로(疲勞), 체중 변화 등의 증상이 나타나기 때문이다.

구갈은 어떤 원인에 의해서 세포외액의 삼투압이 올라갈 때 생긴다. 세포외액의 삼투압 상승은 몸 밖으로 수분이 지나치게 많이 배출될 때 발생한다. 혈당이 높아지면 소변으로 포도당이 빠져나간다. 그러면 세뇨관 중 소변의 삼투압이 높아져 수분이 소변에 끌려 체외로 나가게 되고, 그 결과 소변의 양이 많아진다. 즉, 세포외액의 삼투압 상승이 세포내 탈수를 일으키기 때문에 구갈을 일으키게 된다.

물을 많이 마시는 증상은 세포외액의 삼투압이 높아질 때 시구하부에 있는 삼투압 접수체가 이것을 접수하고, 물 마시는 중추 신경에 신호를 보내 물을 마시게 한다. 이는 세포외액의 삼투압이 정상으로 될 때까지 계속된다. 당뇨병 증상이 개선되면 소변량과 물 마시는 양도 감소하는 것이 보통이다. 그러나 때로는 병이 호전되고, 소변의 포도당량이 줄어들었는데도 불구하고 물을 많이 마시는 경우가 있다. 이는 목마름에 대한 중추 신경이 습관화되었기 때문이다.

소변이 많아지는 다뇨 증상은 당뇨병일 때에 혈당이 높아지므로 토리체려액 속에는 많은 양의 포도당이 배설된다. 이것이 세뇨관의 포도당 재흡수 기능을 세게 하면 세뇨관을 흐르는 액의 삼투압은 높아지고 주위 혈관들의 물을 끌어들여 소변이 많아지게 된다. 또 다른 학설은 당뇨병일 경우에 뇌하수체 후엽의 항 이뇨 호르몬 분비가 줄어들고, 세뇨관에서 소변이 재흡수되지 않아 소변의 양이 많아진다는 설도 있다. 또한 당뇨 환자 중에는 1일 3000ml 이상의 소변을 배설하는 사람이 많고, 더러는 5~10리터의 소변을 배설하는 사람도 있다. 그러나 소변에 당이 많이 나오는데도 불구하고 소변의 양이 많지 않은 사람도 있는데 그 원인은 아직 알려져 있지 않다.

당뇨병 환자가 식사를 많이 하는 것은 인슐린이 부족하여 포만 중추의 흥분성이 낮아졌기 때문이라는 설도 있고, 당뇨병일 경우에 포도당 이용 저하에 따른 대사 이상을 대체할 목적으로 당질을 많이 섭취하여 조금이라도 당대사를 정상 수준에 가깝게 유지하려는 체내의 요구로부터 식사를 많이 하게 한다는 설도 있다. 그러나 인슐린과 식욕 중추의 흥분성 문제, 혈액 속의 유리 지방산의 농도와 식욕과의 관계, 당뇨병과 식욕과의 관계는 아직도 밝혀야 할 과제로 남아 있다.

당뇨병이 있는 중풍 환자의 피로 증상은 일반적인 상태가 좋지 않거나 당뇨 조절이 잘 안 될 때에 나타난다. 피로는 당 조절에 효과가 있는지 없는지를 판정하는 증거가 되기도 한다. 전신적으로 피로가 나타나는 사람, 다리만 무겁다는 사람, 또는 발의 지각 장애가 나타나는 사람, 식사 후에 몸이 무겁고 졸린다는 사람도 있다. 이러한 피로감이 나타나는 이유는 인슐린 작용 부족으로 인한 해당 계통의 장애, 레몬산 회로의 불량, 유리 에너지의 생산 불량 등으로 설명하기도 한다.

당뇨병 환자들의 체중은 비만해지는 경우와 감소하는 경우가 있다. 젊은 사람의 당뇨병은 감소하는 경우가 많고, 나이가 많은 당뇨병 환자는 비만해지는 경우가 많다. 체중이 감소하는 경우는 지방 조직에서의 중성 지방의 분해, 즉 지방 동원과 근육 조직의 단백질 분해, 질소 평형의 음성화 등에서 기인한다. 그리고 많은 양의 포도당을 물과 함께 소변으로 내보내는 것과 관련이 있다. 당뇨병이 되기 전에 비만해지는 이유는 아직 확실하지는 않다. 실험적으로 동물에게 성장 호르몬을 주입하면 우선 체중이 증가하다가 그 다음에 당뇨병이 발생한다. 이점으로 미루어 당뇨병이 생기기 전에 있는 인슐린 길항 물질을 이기기 위하여 인슐린이 과잉 분비되고, 이 인슐린이 지방 분해를 촉진하여 비만이 발생한다는 논리가 성립된다. 그런데 비만해졌기 때문에 당뇨병이 된다거나 당뇨병이 되었기 때문에 비만해진다는 설명은 아직 정확한 논거가 없다. 당뇨병의 이러한 증상들 외에도 피부 가려움증, 식욕 감퇴, 감염에 대한 저항력 저하, 기타 여러 가지 합병증을 일으키는 증상들이 환자들의 주된 호소가 되는 경우도 있다.

중풍의 치료는 당뇨병 치료가 필수적으로 뒤따라야 하고, 당뇨병의 치료를 성공하지 못하면 중풍의 치료 역시 성공할 수 없다. 당뇨병의 치료는 크게 세 가지로 요약할 수 있다. 첫째 식사 요법, 둘째 약물 치료, 셋째 운동 요법이다. 이 세 가지 중에 어느 한 가지도 당뇨병 치료에서 빼 놓을 수가 없다. 흔히 환자들은 약물 치료에만 의존하는 경향이 있는데 이는 절대로 성공할 수가 없다.

식사 요법의 원칙 중에서 가장 중요한 것은 총열량의 제한이다. 식사를 너무 많이 하면 비만해지고, 고혈당, 고지혈증을 일으킨다. 또 인슐린 작용 부족으로 인하여 당뇨병 특유의 세소혈관증을 일으키고, 동맥경화를 촉진시킨다. 식사량은 체중 1kg당 안정시는 25kcal, 쉬운 일을 할 때는 30kcal~35kcal, 힘든 일을 할 때는 40kcal~45kcal의 섭취를 원칙으로 한다. 섭취할 열량이 정해지면 단백질, 탄수화물, 지질 등의 영양소의 평형을 생각해야 한다. 각 영양소의 에너지 비율은 단백질 20%, 탄수화물 52%, 지질 28%의 비율로 평형을 이뤄야 한다. 당뇨 환자의 식사 요법은 환자 스스로 자신의 모든 조건에 맞는 식단을 만들어서 식사를 해야 하고, 좀더 깊이 있는 식사 요법의 지식을 쌓아서 실행해야 할 것이다.

약물 치료는 식사 요법과 운동 요법으로 대사 조절을 잘 할 수 없는 환자에게 실시해야 하는데, 당뇨병 전문의사에게 처방을 받아서 복용해야 한다. 약물 처방을 하기 위해서는 여러 가지 검사를 통해서 환자의 상태를 정확하게 파악해야 올바른 처방을 할 수 있다.

당뇨병 환자에게 운동은 대단히 중요하다. 운동의 효과를 높이기 위해서는 환자별로 맞춤 운동량을 구하고 이 운동을 오랫동안 해야 한다. 운동 요법은 식사 요법과 마찬가지로 매일 해야 한다. 환자의 기분이 좋을 정도의 운동으로부터 시작하여 점차 늘려야 한다. 그리고 그 효과를 확인하면서 계속해야 한다. 효과를 판정하는 항목으로는 자각 증상, 체중, 혈당치, 혈중의 지질 성분치, 기타 대사 장애를 보여 주는 지표, 혈관 장애의 정도 등을 본다.

이와 같이 당뇨병을 소유한 중풍 환자는 중풍 치료와 더불어 당뇨병 치료가 더 중요하다는 사실을 알아야 한다. 당뇨병 치료는 약물에만 의존할 수 없고, 운동 요법과 식사 요법을 병행하는 것이 필수적이라는 사실을 인식함으로써 중풍의 치료와 재발 방지에 확실한 도움을 줄 수 있다.


## 4. 당뇨병의 상식

### 1) 당뇨병이란 어떤 병인가?

당뇨병이란 우리 몸 안에서 혈당을 조절하는 기관인 췌장에서 나오는 인슐린이란 호르몬이 그 기능을 제대로 발휘하지 못해서 생기는 병이다. 인슐린이 제 기능을 발휘하지 못하게 되면 당분의 혈중 농도가 높아지며, 소변으로 당이 배설되고, 기운이 없어지고 쉽게 피로해진다. 또 목이 마르고 소변을 많이 보게 되며, 음식을 많이 먹어도 체중이 감소되는 증상이 나타나게 된다.

당뇨병의 발생은 유전적인 요인과 환경적인 요인에 의해서 영향을 받는다. 유전적인 요인이란 당뇨병에 걸리기 쉬운 소질을 가지고 태어나는 사람에게서 당뇨병이 많이 발생한다는 것을 말한다. 예컨대 부모 형제나 친척 중에 당뇨병 환자가 있는 사람들은 그렇지 않은 다른 사람들에 비해서 당뇨병에 걸릴 확률이 훨씬 높다는 것이다. 환경적 요인이 작용한다는 것은 비만한 사람, 나이 많은 사람, 외상을 입었거나 수술을 받은 사람, 임신한 사람, 각종 세균이나 바이러스에 감염된 사람, 약물 특히 부신피질 호르몬제를 장기간 투여한 사람, 신경을 많이 쓰고 마음이 불안하고 늘 긴장 상태에 있는 사람들에게 당뇨병이 걸릴 확률이 많다는 것이다.

흔히 설탕이나 단 음식을 많이 먹으면 당뇨병에 걸린다고 잘못 생각하는 사람들이 많지만, 이러한 음식들은 당뇨병의 유발과는 직접적인 관계가 없다. 다만 이런 음식을 많이 섭취함으로써 비만증이 되어 당뇨병 유발의 간접적인 요인이 될 수 있다는 것이다. 유전적인 요인에 의한 당뇨병의 발병은 어쩔 수 없지만, 환경적인 요인에 의한 당뇨병의 발병은 관심을 가지고 주의를 기울이면 얼마든지 그 발생 시기를 늦추거나 예방할 수가 있는 것이다.

당뇨병의 발병을 예방하는 것도 중요하지만 당뇨병의 합병증에 대한 대책을 세우는 것이 더욱 중요하다. 당뇨병 환자가 일상 생활을 정상적으로 하지 못하게 되거나 또는 사망에 이르게 되는 직접적인 원인은 당뇨병 그 자체가 아니라 당뇨병의 합병증 때문인 것이다. 그래서 합병증을 예방하기 위해서는 당뇨병을 조기에 발견하고 이를 적절히 치료하는 것이 건강을 지키는 중요한 열쇠가 된다.

당뇨병을 치료하고 합병증을 예방하기 위해서는 첫째 적당한 음식물 섭취, 둘째 적당한 운동, 셋째 올바른 약물 선택, 넷째 스트레스의 관리라고 할 수 있다. 이 중에서도 식이 요법이 중요한 것은 체중이 증가하면 인슐린의 저항성을 증가시키기 때문에 적절한 식사량으로 체중을 일정하게 유지시키는 것이 중요하기 때문이다.

당뇨병이란 당 대사 능력의 이상으로 전신의 혈관 손상을 일으켜 합병증을 유발시키고, 인체의 중요한 기관을 파괴시키는 무서운 질병이다. 당뇨병은 고혈압, 동맥경화증, 고지혈증과 같이 병적(病的) 노화에 속하는 질병인 동시에 여러 가지 병적 노화 현상을 일으키는 기본 질병이라고 할 수 있다.

일반적으로 소변에 당이 나오고 혈당이 높으면 당뇨병이라고 한다. 그러나 소변에 당이 나오는 것은 당뇨병이 아니라 다른 질병에서도 나타날 수 있으므로 모두 당뇨병이라고 할 수는 없다. 포도당 부하 시험으로 내당능(耐糖能)의 장애가(IGT : Impaired Glucose Tolerance ) 된 상태를 당뇨병이라고 한다.

당뇨병은 췌장의 란겔한스 섬의 베타 세포에서 분비되는 인슐린의 부족 또는 뇌하수체 전엽, 부신, 갑상선 등의 내분비선의 기능 항진과 뇌 중추 신경 특히 시상하부의 병변(病變) 등의 인자들이 합쳐져서 발병하는 것으로 생각되고 있다.

소아나 나이 어린 환자의 당뇨병은 유전과 관계가 있다. 내당능이 저하된 상태가 유전적인 배경이 있고 당뇨병 증상이 있으면 1차성 당뇨병이라 하고, 유전적인 배경이 없이 내당능이 낮아진 것을 2차성 당뇨병이라고 한다.

식생활이 당뇨병 발병과 밀접한 관계를 가지고 있다. 총칼로리, 고단백(高蛋白), 고지방식(高脂肪食)이 당뇨병과 관계가 있다. 특히 환자의 30%에서 50%가 비만증이 있다는 것에 주목해야 한다. 체중을 줄이면 당뇨병이 저절로 치유되는 것으로 보아 비만이 당뇨의 원인이라는 설에 타당성이 있으나, 일부 학자에 따라서 당뇨병이 비만을 유발시킨다고 보는 학설도 있다.

임신을 계기로 당뇨병이 발생하는 경우도 있어 임신의 어떤 메커니즘이 당뇨를 유발시키는 한 인자가 되고 있는 것으로 추정하고 있다.

당뇨병이 발병하는 연령의 대부분이 중년 이후로 40~60대가 많고, 여자보다 남자가 많다. 육체적인 노동자보다 정신적인 노동자에게 많다. 그래서 운동이 당뇨병 치료에 중요하다고 본다.

## 2) 당뇨병의 합병증

당뇨병이 있으면 혈관 장애가 많이 발생한다. 당뇨병성 혈관 질환은 대동맥, 관상동맥, 하지의 혈관 등 큰 혈관에 의하여 오는 동맥경화증과 모세혈관에 의하여 오는 뇌경색, 심근경색, 말초 혈관 폐색증, 말초 신경 장애, 망막증, 신장(콩팥) 장애, 사구체경화증, 피부 질환(부스럼, 멍울, 종기, 화농증, 습진), 근육·신경통, 지각 이상, 위장점막, 심장의 관상동맥경화증으로 크게 나누는데, 미세 혈관에 의한 동맥경화증이 당뇨병의 특징으로 나타난다. 그래서 당뇨병은 대사 질병인 동시에 미세 혈관 병이라고 한다.

미세 혈관 질환의 초기에는 안저 검사에 의해서 망막 모세 혈관류가 나타나거나 단백뇨가 나타나고 다른 증상은 나타나지 않는다. 그러나 증상이 진전됨에 따라 심근경색증, 협심증, 신부전, 시력 장애, 부종, 고혈압, 하지 괴저 등 자각 증상이 나타나기 시작하면 환자는 이를 충격적으로 받아들여 눈이 안 보이기도 하고, 요독증과 같은 나쁜 증상도 나타난다.

당뇨병성 신경 장애로는 탄수화물, 및 지질 중간 대사의 이상으로 인해 건반사의 저하, 소실, 지각 장애, 사지동통, 하지에 야간의 근육통, 발바닥의 작열감, 통각과민, 촉각둔마 등의 말초 신경 장애가 생긴다. 보통은 좌우 대칭이며 운동 장애는 드물다.

당뇨병성 자율 신경 장애로는 동공의 좌우부동, 발한 이상(發汗異狀), 음위, 잔뇨감, 배뇨 지연, 요폐, 변비, 설사 등이 나타난다.

당뇨병 환자는 감염증이 발생하기 쉽다. 그 이유는 정확하지 않지만 혈액 및 조직액의 당 함량이 증가하여 감염증에 대한 혈액의 저항성이 감퇴되고, 세포의 영양 상태가 저하된 것이 원인일 수가 있다. 감염증에는 요로 감염증으로 신우신염, 피부 감염증으로 농피증, 부스럼, 종기, 모낭주위염, 습진과 여성 음부의 칸디다증 등이 있다. 예전에 결핵은 당뇨병의 예후를 좌우하는 중대한 합병증이었다.

당뇨병을 장기간 방치하거나 치료를 적절히 하지 못하면 외과 수술, 감염, 발열 등 때문에 당뇨병 증세가 급격히 악화되어 당뇨병성 아시도시스(혼수)로 진전되는 경우가 있다. 특히 젊은 층의 당뇨병 환자에게서 그런 경우가 더 많이 발생한다.

## 3) 당뇨병과 눈

당뇨병으로 눈에 생기는 합병증은 망막증, 수정체의 변화, 홍채염, 안근 마비, 시신경염 등이다. 그 중에서 당뇨병성 망막증이 가장 많고, 시력 장애가 뒤따르기 때문에 자신이 당뇨병 환자가 아닌지 미리 의심하고 검사를 받아 봐야 한다. 15년 이상 당뇨병을 앓고 있는 환자 중에서 60% 정도가 망막증을 보이고 있다.

당뇨병은 미세 혈관의 혈액 순환을 방해하기 때문에 눈의 망막 혈관에서 혈액 성분이 유출되어 부종이 생기고, 이 부종이 다시 혈액 순환 장애를 일으켜 망막에 여러 가지 장애를 일으킨다.

당뇨병이 있어도 망막증은 오랜 기간이 경과한 뒤에 발생하고, 통증도 없이 초기에는 중심 시력에 영향을 받지 않아 별로 신경을 쓰지 않는 경우가 많다.

눈앞에 검은 점이나 날파리 같은 것이 어른거리는 비문증이 나타나도 나이 때문인 것으로 지나치는 경우가 많다. 그러다가 시력 장애가 발생하면 이는 당뇨병성 망막증이 상당히 경과된 상태로 발전되는 것이다.

## 4) 당뇨병성 혼수

당뇨병의 고혈당으로 인한 의식 장애로, 원인은 부적당한 치료, 특히 인슐린 주사의 중단과 발열, 감염, 수술이 원인이 되기도 한다. 증세는 다뇨, 갈증, 나른함 등의 당뇨병 증세가 심해지고, 메스꺼움, 선하품, 구토, 탈수증이 나타나며, 호흡이 가빠지고 무관심의 정도에서 혼수까지 나타난다.

진단은 당뇨, 케톤 뇨, 고혈당, 과 호흡, 의식 장애 등에 의하여 내려진다. 인슐린 요법과 수액 요법을 시행한다.

## 5) 당뇨병성 미세 혈관 병의 중증도 분류

(1) **망막증** : 증식형 망막증, 혈관 신생, 유리체 출혈, 망막 박리, 황반증

(2) **신장증** : GFR : 10ml/min, 단백뇨 : 〉2.5g/d 혈압 : 상승
  BUN : 〉40mg/dl 크레아티닌 : 〉3.0mg/dl

(3) **말초 신경증** : 감각 소실, 척수로, 근육 위축

(4) **식물 신경증** : 기립성 저혈압증(-4/2kpa), 중증 당뇨병성 설사병, 무력성 방광, 저혈당, 무자각

(5) **대 혈관 합병증** : 뇌혈관 장애(뇌출혈, 뇌경색), 심근경색(심 혈관 폐색), 괴저

## 6) 당뇨병의 진단

당뇨병의 진단은 보통 특징적인 증상과 소견에 의하여 결론을 내린다. 소변 검사에서 요당(尿糖) 측정과 12시간 이상 공복시에 혈액 검사로 혈당 측정 그리고 포도당의 경구 또는 정맥 주사 투여법에 의한 당(糖) 부하 시험(負荷試驗) 등을 실시하여 당뇨병을 진단한다.

요당 측정법으로 닐란데르법, 베네딕트법, 테스트테이프법 등에 의하여 대부분 고 혈당임이 증명된다. 그러나 당뇨병이 경증일 때는 식후에만 요당이 나타나고, 신장의 당뇨 배출 기치(欺值)의 저하가 있으면 당뇨병이 아니더라도 요당이 나타나는 신장성(腎臟性) 당뇨도 있다. 그러므로 요당 측정만으로는 당뇨병의 확정 진단을 할 수는 없다.

12시간 이상 공복 시에 혈당 측정은 아침 식사 전 공복시의 채혈(採血)로 혈당이 >126mg/dl이거나, 당뇨병 증상이 있으면서 수시 선택적으로 측정한 혈당이 >200mg/dl인 경우에는 당뇨병으로 진단한다. 그러나 경증일 경우에는 정상 범위 안에 있을 수도 있다.

또한 당뇨병성 미세 혈관증(微細血管症)은 당뇨병의 특유의 혈관 장애 증상이다. 특히 망막증은 안과 진찰에서 알아볼 수 있다. 망막 병변이 당뇨병성이라는 것이 확인되면 다른 정보가 어찌됐던 당뇨병이라고 진단할 수 있다. 그러나 당뇨병의 증상이 있다 해도 고혈당이 인정되지 않을 경우 또는 상세한 문진(問診)이나 진찰을 하여도 진단 근거가 확실하지 않을 경우에는 당 부하 시험을 한다.

### 〈당 부하 시험이란?〉

당 부하 시험은 당뇨병을 정확하게 진단하는 데 중요한 검사 방법이다. 당뇨병에서 당 부하 시험의 성적은 최고 혈당 값이 비정상적으로 높고 부하 전 값으로의 회복이 늦어지는 것이다.

부하 시험은 탄수화물의 종류와 양, 투여 방법 등에 따라 몇 가지 방법이 있지만, 가장 많이 쓰이는 것은 포도당 부하 시험과 포식 시험(飽食試驗)이 있다. 포도당 투여나 포식 전, 후 30분, 1시간, 2시간, 3시간에 채혈(採血), 채뇨(採尿)하여 혈당, 요당을 측정한다. 혈당은 손끝 또는 귓불의 모세혈관이나 정맥으로부터 정맥혈을 쓰는 방법이 있다.

당 부하 시험을 실시할 때는 경구 및 정맥 혈관에 포도당 50g, 75g, 100g을 250ml~300ml의 물에 타서 투여하고, 어린이는 1.75g/kg(최대 75g)을 주고 효소법으로 매 시간마다 측정한다. 포도당 75g을 투여했을 경우에 두 시간 값이 >200mg/dl이면 당뇨병으로, <140mg/dl이면 정상이며, 140~199mg/dl이면 악화된 포도당 인용력으로 판정한다.

당 부하 시험의 판정 기준은 건강한 사람의 당 부하 시험 값을 측정하고, 그 평균값과 표준 편차를 산출하여 평균값에 표준 편차를 합한 값을 기준으로 삼는다. 오늘날 당 부하 시험의 결과를 규정하는 기전은 아직 확실히 밝혀지지는 않았지만, 담낭에서 포도당의 흡수 상태와 간 및 말초 조직에서 포도당의 방출 및 수납 상태가 크게 관여하여 여기에 이상이 있으면 결과도 이상 상태로 된다는 것이다.

당 부하 시험 이상 상태를 일으키는 질병은 비교적 많으며, 당뇨병은 그 중의 하나에 불과하다. 그래서 건강한 사람과 당뇨병 환자 그리고 당뇨병 이외의 어떤 질병일 때의 당 부하 시험 결과는 그 폭이 연속적으로 분포되어 있으므로 정상과 구별하기는 쉽지 않다.

당 부하 시험 값이 높은 당뇨병일 때는 치료를 해서 개선이 되어도 당연히 높아져 있는 것이 많지만, 그 지속성은 당뇨병에 불가결한 것은 아니다. 또 인슐린에 의존하지 않는 당뇨병의 자연력이 명백해짐에 따라 당뇨병도 당 부하 시험 이상이 없는 병 시기가 선행되는 것이 명백해졌다.

## 7) 당뇨병의 특징

(1) 인슐린 작용 부족으로 생기는 대사 장애

(2) 유전적 요인이 있고, 그 병이 생기려면 병을 일으키는 그 어떤 인자의 작용
   이 중요하다.

(3) 전신의 혈관 장애 특히 세소 혈관증을 일으킨다.

(4) 방치하면 특유한 임상 증상이 있는 당뇨병으로 진전된다.

### 〈인슐린의 역할〉

인슐린은 췌장에서 생성되어 혈액 속으로 들어가는 단백질성 호르몬이다. 인슐린은 전신의 조직, 즉 근육 및 지방 조직에서 그 작용을 나타낸다. 인슐린의 가장 중요한 작용은 혈액 속의 포도당을 근육 세포나 지방 세포에 빨리 보내고, 세포 안에 들어간 포도당을 충분히 이용하여 에너지화하고 중성 지방으로 만들기도 한다. 따라서 어떠한 원인으로 인슐린 작용이 부족하게 되면 혈액 속의 포도당이 세포 속으로 잘 들어가지 못해서 혈당이 높아지는 것이다.

근육 세포가 포도당을 이용하여 에너지를 만들지 못하면 그 대신 지방의 분해가 항진된다. 그 결과로 혈당이 높아지고 혈액 속에 유리 지방산이 많아지며, 때로는 콜레스테롤이나 중성 지방이 많아지게 된다.

### 〈인슐린 작용 부족의 원인〉

• 췌장에서 인슐린 생성 능력의 부족
• 혈액 속에 인슐린의 작용을 억제하는 길항 물질이 많기 때문에 인슐린 양이 충분해도 그 작용을 발휘하지 못하는 경우(인슐린 길항 물질로는 혈중 유리 지방산 등이 있다.)
• 인슐린의 작용 목표인 근육 조직이나 지방 조직의 세포막에 어떤 변화가 있어서 인슐린을 받아들이지 않는 경우

### 〈당뇨병의 유전적인 요인과 발병 인자〉

당뇨병은 유전적 요인 외에 후천적인 발병 인자가 가해져야 한다. 그러므로 유전적인 요인이 없으면 아무리 발병 인자가 있다 해도 당뇨병이 발생하지 않는다. 발병 인자는 당뇨병을 악화시키는 것으로 비만, 성장, 감염증, 임신, 내분비 이상, 정신적 충동, 당뇨병을 유발시키는 약을 복용하는 것 등의 조건들이 있다.

## 8) 중증 당뇨병(重症 糖尿病)

당뇨병 환자를 경중의 차이를 판정함에 있어서 그 정도에 따라서 편의상 경증,

중등도증, 중증으로 나누고 있으나 실제적으로는 구체적으로 나누기 어렵다. 환자에 따라서는 초진 때에 빈속의 혈당치가 훨씬 높아도 식이 요법만으로 잘 조절되는 경우가 있고, 반대로 혈당치가 낮아도 인슐린 치료를 해야 하는 경우도 있다. 그러므로 혈당치 이외의 병인과 질병이 생긴 나이, 병에 걸린 기간, 치료 내용과 그 기간 합병증의 유무와 그 정도를 고려해서 종합적으로 판단해야 한다.

경구 투여 50g의 포도당 부하 시험으로 혈당치가 300mg/dl 이상일 때 중증도로 판정한다.

당뇨병의 시기를 다음과 같이 분류하고, 인슐린 분비 상태, 세소혈관 합병증의 정도를 고려하여 당뇨병의 중증도를 어느 정도 반영할 수 있다.

- 1기 : 전 당뇨병 또는 잠복기 당뇨병(pre-diabetes or latent diabetes)
- 2기 : 충동으로 내당능 저하(stress – induced glucose intolerance)
- 3기 : 화학적 당뇨병(chemical diabetes)
- 4기 : 일반적으로 인식되고 있는 당뇨병(most commonly recognized form of diabetes mellitus)
- 5기 : 케톤 혈증에 기울어진 당뇨병(Ketosis prone diabetes)
- 6기 : 당뇨병 성 케토산증(Diabetic keto acidosis)
- 7기 : 당뇨병성 산증 혼수(Diabetic acidosis coma)

## 9) 당뇨병의 병형 분류

(1) 인슐린 의존형 당뇨병(1형 당뇨병) 증상이 급격하게 나타난다. 케톤 혈증의 경향이 강하고, 생명 유지를 위하여 인슐린 치료를 반드시 해야 한다. 제6염색체에 유전자 자리를 가진 특징의 백혈구 항원과 관계가 있으며, 췌장선 세포 항체, 췌장선 세포막 항체의 특이한 추이로부터 시사되는 자기 면역이라든가 바이러스 감염과의 관련이 있는 당뇨병의 한 병형이다.

(2) 인슐린 비 의존형 당뇨병(2형 당뇨병) 증상이 천천히 나타난다. 케톤 혈증을 일으키는 경향은 거의 없고, 인슐린 치료가 반드시 필요치 않은 당뇨병이다.

이 병이 생기기 전에 비만이었다는 경우가 많고, 체중을 줄이면 병적 상태가 개선된다.

### (3) 그 밖의 당뇨병

특수한 질병 또는 증후군에 동반되어 발생하는 당뇨병이다. 특수한 질병은 다음과 같다.

① **췌장성** : 췌장염, 췌장암, 췌장을 떼 낸 후, 헤모크로마토시스

② **간장성** : 간염, 간경변증, 지방간

③ **내분비성** : 지단 거대증, 쿠싱 증후군, 원발성 알도스테론증, 밤색 세포종, 글루카고노마, 갑상선 기능 항진증

④ **약제성** : 이뇨제 및 혈압 강하제, 호르몬제, 향정신약, 신경 활성 물질, 기타

⑤ **특수형** : lipoatrophic diabetes, Laurence-Mocn-Bile 증후군, Wermes 증후군

⑥ **기타** : 충동, 정신 질환, 중추 신경 질환

## 10) 당뇨병의 증상

당뇨병의 증상은 먼저 요당, 고혈당, 구갈, 다음, 다식, 다뇨, 피로, 비만, 체중 감소, 음부소양, 월경 이상, 성욕 감퇴, 치조농루 등의 증상이 나타난다.

(1) **구갈** : 세포 외액의 삼투압이 상승하면 체외로 수분이 지나치게 많이 나가고, 이로 인해 구갈증이 생긴다.

(2) **다음** : 물을 많이 마시는 것이다. 세포 외액의 삼투압이 높아질 때 시구하부에 있는 삼투압 접수체가 이것을 접수하고 신호를 물 마시는 중추에 보내어 물을 마시게 한다.

(3) **다뇨** : 소변이 많이 나오는 것이다. 혈당이 높아지므로 토리체려액 속에는 많은 양의 포도당이 배설된다. 이것이 세뇨관의 포도당 재흡수 기능을 세게 하면 세뇨관을 흐르는 액의 삼투압은 높아지고, 주위 혈관들이 수분을 끌어들여서 소변이 많아지게 된다.

(4) 다식 : 식사를 많이 하는 것이다. 인슐린이 부족하여 포만중추의 흥분성이 낮아져 있기 때문이라는 설이 있고, 포도당 이용 저하에 의한 대사 이상을 목적으로 당분을 많이 섭취하여 조금이라도 당 대사를 정상 수준에 가깝게 유지하려는 몸 안의 요구로부터 식사를 많이 하려 한다는 학설도 있다.

(5) 피로 : 당뇨를 치료해도 효과가 없을 때에는 꼭 피로감이 있다. 온몸이 피로하거나 다리만 무겁거나 발의 지각 장애, 식후에 몸이 무겁고 졸리는 경우가 있다.

(6) 체중 : 당뇨병 환자는 젊은이의 경우 체중이 감소하고, 어른의 경우는 몸이 비만해진다. 체중이 감소하는 것은 지방 조직에서의 중성 지방의 분해, 즉 지방 동원과 근육 조직의 단백질 분해, 질소 평형의 음성화 등에 기인한다. 여기에 많은 양의 포도당을 소변과 함께 체외로 내보내는 데에도 기인한다.

어른의 당뇨병은 처음에는 몸이 점차 불어나다가 다음 평형 상태로 된 다음 몇 년 후에 가서야 현성 당뇨병이 되는데, 현성 당뇨병이 되기 이전에 비만이 되는 것은 아직 이론이 명확하지 않다. 당뇨병이 생기기 전에 있는 인슐린 길항 물질을 이기기 위하여 인슐린이 과잉 분비되고, 이 인슐린이 지방 합성을 촉진하여 비만이 된다는 설이 있다.

## 11) 당뇨병의 치료

당뇨병의 치료 방법은 크게 세 가지로 나눌 수 있다. 첫째 약물 요법, 둘째 식이 요법, 셋째 운동 요법이다. 당뇨병의 치료는 이 중에서 한 가지를 선택하는 것이 아니라 세 가지 모두를 동시에 실행해야 한다.

(1) 약물 요법

당뇨병의 체질을 크게 1형 당뇨병과 2형 당뇨병의 두 가지로 나눌 수가 있다. 우선 환자는 자신이 1형 당뇨병인지 2형 당뇨병인지를 먼저 알아야 한다. 진단 방법은 몇 가지 혈액 검사와 임상 양상으로 판단할 수 있으며, 의사의 도움을 받아야 한다.

1형 당뇨병은 체내의 인슐린 결핍이 당뇨병의 주원인이기 때문에 진단과 동시에 인슐린의 사용이 필수적이다. 그러나 2형 당뇨병은 인슐린 결핍과 인슐린 작용의 장애가 복합적으로 발생한 것이므로 경구 약제를 주로 사용하게 되고 필요에 따라서 인슐린을 사용할 수도 있다.

우리나라의 당뇨병은 1형 당뇨병보다 2형 당뇨병이 훨씬 흔하기 때문에 2형 당뇨병에 사용되는 약제에 대하여 어느 정도의 지식을 가지고 있는 것이 좋다. 인슐린 작용에 장애가 있는 2형 당뇨병 환자에게는 인슐린 감수성 개선제를 사용해야 한다.

당뇨병 치료의 약물 요법에서 가장 중요한 것은 환자 자신이 복용하는 약제를 모두 기억하고 있어야 하며, 약제가 바뀔 때마다 담당 의사의 조언을 경청하고 상의하는 것이 치료에 도움이 된다. 계속 치료받던 병원을 옮길 경우에도 환자가 약제의 목록을 가지고 있을 때에는 진료하는 의사에게 큰 도움이 된다.

〈당뇨약의 종류〉

인슐린 주사약은 작용 시간에 따라 속효성, 중간형, 지속형으로 나누어진다. 속효성 인슐린은 작용 시간이 빠르며, 하루에 여러 번 인슐린 주사를 맞는 1형 당뇨병 환자나 병원에서 혈당을 급속히 조절하는 경우 또는 인슐린 펌프에 주로 사용한다. 속효성 인슐린은 이름 뒤에 영어 알파벳으로 알(R)자를 잘 붙인다. 예를 들면 휴물린-알, 노볼린-알, 벨로슐린-알 등이다.

중간형 인슐린은 자가 주사를 하는 당뇨병 환자가 일반적으로 사용하는 인슐린으로 하루에 1~2회 주사하게 된다. 작용 시간이 속효성 인슐린보다 더 길며, 10~16시간 정도 지속된다. 보통 이름 뒤에 영어 알파벳으로 엔(N)자를 붙인다. 예를 들면 인슐라타드-엔, 휴물린-엔, 노볼린-엔, 노볼렛-엔 등이다.

혼합형 인슐린을 사용하는 경우는 중간형 인슐린으로 일정한 혈당을 유지시키기 곤란한 경우 주로 사용하며, 속효성과 중간형 인슐린을 일정 비율로 혼합한 제제이므로 이름 뒤에 섞은 비율을 나타낸다. 예를 들면 휴물린70/30, 휴물린50/50, 노볼린70/30, 노볼렛70/30 등이다.

먹는 약은 크게 두 가지로 나눈다. 한 종류는 체내의 췌장에서 인슐린 분비를 자극하는 작용을 하는 인슐린 분비 촉진제이고, 다른 종류는 인슐린 감수성 개선제로서 인슐린이 작용하는 능력을 높여 주는 제제이다.

인슐린 분비 촉진제는 설폰 요소제와 메글리티나이드제가 있다.

설폰 요소제는 다이아비네스, 다오닐, 유글루콘, 다이아미크롱, 다이그린, 아마릴 등이 있으며, 각각 작용 시간과 주된 배설 기관이 다르므로 의사의 지시에 따라야 한다.

메글리티나이드제는 노보넘과 파스틱이 있다.

## (2) 식이 요법

### ① 식사할 때 반드시 기억해야 할 사항

- **자신에게 알맞은 양으로 골고루 식사해야 한다.**
  - 목표를 정하고 체중과 혈당 조절을 위해서 일정한 식사량을 지키도록 한다.
  - 6가지 식품군을 균형 있게 섭취해야 한다.
- **규칙적인 식사를 한다.**
  - 식사 시간을 지키고 자주 나누어 식사하며 비슷한 양으로 식사한다.
  - 특히 약물 요법을 하는 경우 저혈당을 예방하기 위하여 규칙적인 식사가 중요하다.
- **당분으로 된 식품을 억제한다.**
  - 설탕이 들어간 음식과 과자, 빵, 과일 등을 억제해야 한다.
- **기름이 많은 음식은 삼간다.**
  - 튀김 샐러드드레싱 조리시 기름 사용량을 주의하며, 갈비 삼겹살 등 육류의 기름기가 많은 음식을 삼가야 한다.
- **허용된 범위 내에서 섬유소가 많은 식품을 섭취해야 한다.**
  - 쌀밥보다는 잡곡밥, 생야채, 해초류(김, 미역, 다시마 등), 주스보다는 생과일을 섭취하도록 해야 한다.
- **술, 담배, 청량 음료는 되도록 제한해야 한다.**
  - 음주를 할 경우는 반드시 식사 후 1~2잔 내로 당분과 열량이 많은 술은

제한한다.

-음료수를 선택할 경우에는 당분이 비교적 적은 라이트 콜라, 이온 음료를 선택한다.

② 식품의 종류별 섭취 방법

• 곡식류

-쌀밥보다 잡곡밥을 선택해야 한다.

-곡식류 중에서 간식으로 섭취할 때는 식사 중의 밥량과 교환해서 섭취한다.

• 어육류

-기름이 많은 갈비, 삼겹살, 껍질 등은 제거하고 살코기를 섭취한다.

-튀김보다는 전이나 기름을 적게 사용하는 조리법을 선택한다.

-당뇨병 신증이 있는 경우는 섭취량을 많이 제한한다.

• 채소류

-섬유소를 많이 섭취하기 위해서 채소즙보다는 생채소를 섭취한다.

-채소를 섭취할 때 소스나 기름을 사용하지 않는다.

• 지방류

-튀김보다 전이나 볶음 요리를 선택하고 기름의 사용을 최소화한다.

-커피크림, 견과류, 소스 등 추가로 섭취하는 기름에 주의한다.

• 우유류

-과체중이나 고지혈증이 있는 사람은 두유나 저지방 우유를 섭취한다.

• 과일류

-과량 섭취하지 않도록 한다.

-섬유소 섭취를 증가하기 위하여 과즙보다는 생과일을 선택한다.

• 기타류

-비교적 열량이 적은 식품을 선택한다.

-차 종류에 설탕, 크림을 첨가하지 않는다.

-단맛을 느끼고 싶을 때는 설탕 대신 인공 감미료를 사용한다.

### ③ 올바른 음식물 섭취 방법

우리가 섭취하는 음식물은 다음과 같이 5가지 군으로 분류할 수 있다. 음식물의 종류에 따라서 인체에 작용하는 기능이 다르기 때문에 골고루 섭취하지 않으면 각 군의 결핍과 과잉으로 인한 여러 가지 질병이 발생할 수 있다.

- **1군 단백질군** : 쇠고기, 닭고기, 돼지고기, 달걀, 생선, 두부, 콩, 된장, 청국장
- **2군 칼슘군** : 잔새우, 미꾸라지, 잔멸치, 뱅어포, 사골, 우유, 요구르트
- **3군 비타민과 무기질군** : 무, 호박, 오이, 버섯, 양파, 당근, 딸기, 수박, 파, 마늘, 고추
- **4군 탄수화물군** : 쌀, 밀가루, 과자, 고구마, 감자, 옥수수, 라면, 빵, 떡
- **5군 지방군** : 참기름, 들기름, 버터, 마가린, 잣, 호두, 땅콩

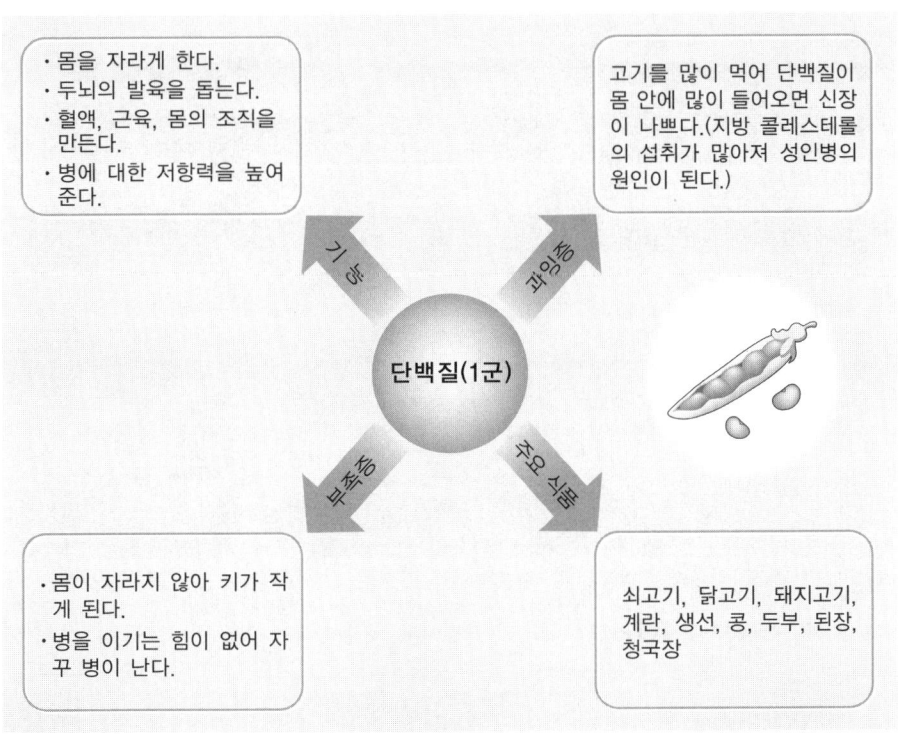

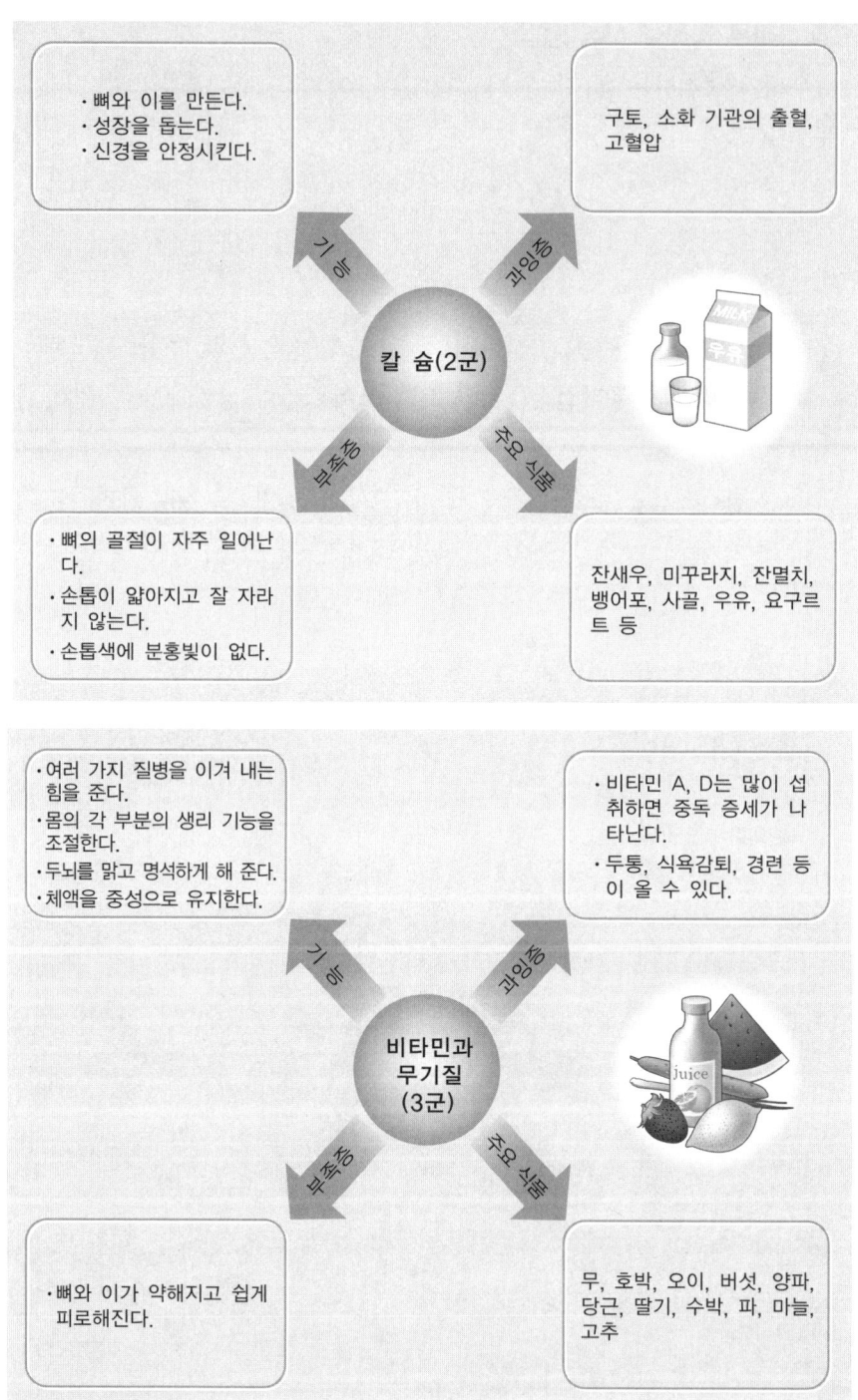

- 뼈와 이를 만든다.
- 성장을 돕는다.
- 신경을 안정시킨다.

구토, 소화 기관의 출혈, 고혈압

기능

과잉증

칼 슘(2군)

부족증

주요 식품

- 뼈의 골절이 자주 일어난다.
- 손톱이 얇아지고 잘 자라지 않는다.
- 손톱색에 분홍빛이 없다.

잔새우, 미꾸라지, 잔멸치, 뱅어포, 사골, 우유, 요구르트 등

- 여러 가지 질병을 이겨 내는 힘을 준다.
- 몸의 각 부분의 생리 기능을 조절한다.
- 두뇌를 맑고 명석하게 해 준다.
- 체액을 중성으로 유지한다.

- 비타민 A, D는 많이 섭취하면 중독 증세가 나타난다.
- 두통, 식욕감퇴, 경련 등이 올 수 있다.

기능

과잉증

비타민과 무기질 (3군)

부족증

주요 식품

- 뼈와 이가 약해지고 쉽게 피로해진다.

무, 호박, 오이, 버섯, 양파, 당근, 딸기, 수박, 파, 마늘, 고추

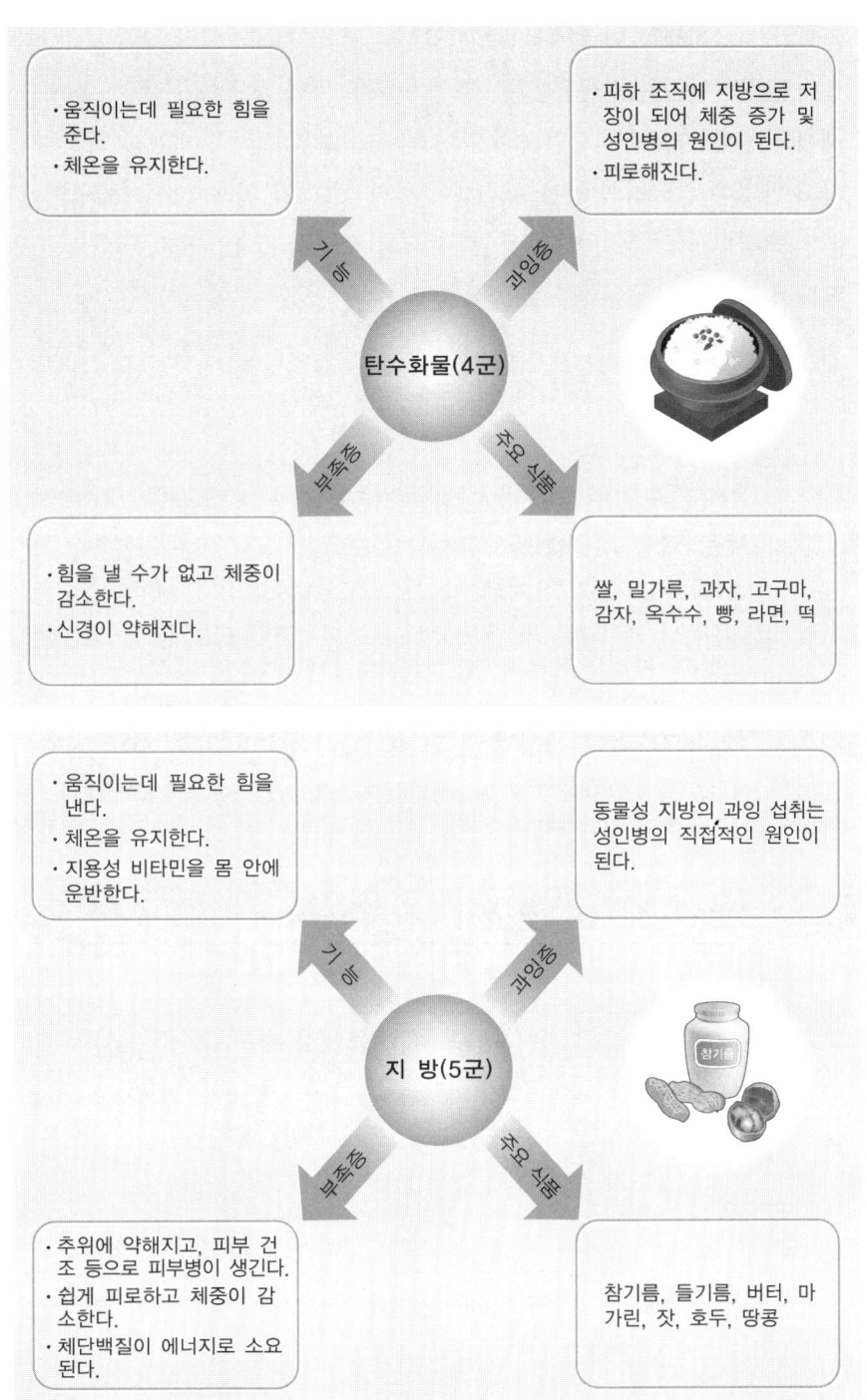

- 움직이는데 필요한 힘을 준다.
- 체온을 유지한다.

- 피하 조직에 지방으로 저장이 되어 체중 증가 및 성인병의 원인이 된다.
- 피로해진다.

기능

과잉섭취

탄수화물(4군)

부족섭취

주요식품

- 힘을 낼 수가 없고 체중이 감소한다.
- 신경이 약해진다.

쌀, 밀가루, 과자, 고구마, 감자, 옥수수, 빵, 라면, 떡

- 움직이는데 필요한 힘을 낸다.
- 체온을 유지한다.
- 지용성 비타민을 몸 안에 운반한다.

동물성 지방의 과잉 섭취는 성인병의 직접적인 원인이 된다.

기능

과잉섭취

지 방(5군)

부족섭취

주요식품

- 추위에 약해지고, 피부 건조 등으로 피부병이 생긴다.
- 쉽게 피로하고 체중이 감소한다.
- 체단백질이 에너지로 소요된다.

참기름, 들기름, 버터, 마가린, 잣, 호두, 땅콩

④ 1일간 섭취해야 할 칼로리(열량)의 양

　매일 섭취하는 음식물의 양은 자신이 하루 동안 소모시키는 칼로리와 비교해서 자신의 체중이 정상인 경우와 과체중인 경우 그리고 저체중인 경우에 따라서 알맞은 칼로리의 양을 섭취해야 한다. 그러기 위해서 표준 체중 계산법의 의해서 자신의 체중이 정상인지 여부를 측정하고, 1일 필요 열량 계산법에 의해서 자신이 하루에 필요로 하는 열량을 계산해서 그에 알맞은 음식물을 섭취해야 할 것이다.

---

※ 표준 체중 계산법

(1) BMI를 이용하여 계산한다. 　(2) 브로카(Broca)식
　남자＝키(m)×키(m)×22　　　　(키 − 100)×0.9
　여자＝키(m)×키(m)×21　　　　(키 − 105)×0.9

※ 1일 필요 열량 계산법

개인의 활동도, 비만도를 고려, 표준 체중을 이용하여 다음의 방법으로 간단하게 계산한다.

| 비만도(%IBW) | 가벼운 활동 | 중정도 활동 | 심한 활동 |
|---|---|---|---|
| 과 체중 ( > 110% ) | 20~22 kcal/kg | 30 kcal/kg | 35 kcal/kg |
| 정상 체중 ( 90~100% ) | 30 kcal/kg | 35 kcal/kg | 40 kcal/kg |
| 저 체중 ( < 90% ) | 35 kcal/kg | 40 kcal/kg | 45 kcal/kg |

● 산출된 열량과 평소 섭취량 사이에 큰 차이가 있으면 식습관을 고려하여 열량 범위를 구한다.

## ※ 열량별 1일 식품 구성

| 열 량 | 곡류군 | 어육류군 저지방 | 어육류군 중지방 | 채소군 | 지방군 | 우유군 | 과일군 |
|---|---|---|---|---|---|---|---|
| 1000 | 4 | 1 | 2 | 7 | 2 | 1 | 1 |
| 1100 | 5 | 1 | 2 | 7 | 2 | 1 | 1 |
| 1200 | 5 | 1 | 3 | 7 | 3 | 1 | 1 |
| 1300 | 6 | 1 | 3 | 7 | 3 | 1 | 1 |
| 1400 | 7 | 1 | 3 | 7 | 3 | 1 | 1 |
| 1500 | 7 | 2 | 3 | 7 | 4 | 1 | 1 |
| 1600 | 8 | 2 | 3 | 7 | 4 | 1 | 1 |
| 1700 | 8 | 2 | 3 | 7 | 4 | 2 | 1 |
| 1800 | 8 | 2 | 3 | 7 | 4 | 2 | 2 |
| 1900 | 9 | 2 | 3 | 7 | 4 | 2 | 2 |
| 2000 | 10 | 2 | 3 | 7 | 4 | 2 | 2 |
| 2100 | 10 | 2 | 4 | 7 | 4 | 2 | 2 |
| 2200 | 11 | 2 | 4 | 7 | 4 | 2 | 2 |
| 2300 | 12 | 2 | 4 | 7 | 4 | 2 | 2 |
| 2400 | 12 | 2 | 4 | 7 | 5 | 2 | 2 |
| 2500 | 13 | 2 | 4 | 7 | 5 | 2 | 2 |

● 당뇨식 처방시 열량은 상기와 같이 100단위로 처방한다.

### (3) 당뇨병의 운동 요법

운동은 모든 사람에게 필요하지만 당뇨병 환자에게는 특히 필요하다. 규칙적인 운동을 통해서 다음과 같은 효과를 얻을 수 있다.

- 스트레스 감소, 활력 증강, 기분 전환
- 혈압 및 혈액 지질의 조절
- 인슐린 저항성인 경우 인슐린의 작용을 돕는다.

### ① 운동 요법의 원칙

운동 계획에 대해서 주치의와 상담해야 한다. 운동은 혈당을 떨어뜨릴 수 있으므로 식품의 선택, 약물의 용량 또는 투여 시간을 변화시킬 필요가 있을 수 있다.

혈당 검사는 운동 전후와 도중에 하는데 공복시 혈당이 300mg/dl 이상이거나 70mg/dl 이하일 때는 운동을 해서는 안 된다.

–처음부터 무리하지 않고 서서히 강도를 높여 나간다.

–면양말과 편안한 신발을 착용해야 한다.

–사탕이나 포도당을 함유한 음식물을 항상 준비하여서 저혈당에 대비해야 한다.

–준비 운동과 마감 운동을 꼭 해서 부상을 예방해야 한다.

② 운동을 통해 1시간당 소모되는 열량

• 청소, 볼링, 도보( 시속 5km 미만 ) : 180~240 칼로리

• 도보(시속 5km 이상), 골프(카트를 끄는 경우), 싸이클(시속 10km) : 240~300 칼로리

• 테니스(복식), 골프(클럽 직접 운반), 에어로빅(약하게), 배드민턴, 싸이클(시속 13km) : 300~360 칼로리

• 수영(약하게), 농구, 싸이클(시속 16km) : 360~420 칼로리

• 테니스(단식), 스케이트, 싸이클(시속 18km) : 420~480 칼로리

• 조깅(시속 8km), 에어로빅(강하게), 축구, 계단 오르기, 수영(중간 정도), 싸이클(시속 21km) : 600~660 칼로리

• 달리기(시속 10km), 유도, 수영(강하게) : 660 칼로리 이상

이상과 같이 운동의 종류에 따라 칼로리 소모를 감안해서 자신의 체중과 표준 체중을 비교하고, 1일 칼로리 섭취량을 비교해서 운동의 종류와 운동량을 결정하여 매일같이 운동을 해야 한다.

## 12) 당뇨병과 저혈당

당뇨병 환자가 과다한 운동을 하게 되면 몸이 인슐린에 더 예민하게 반응하여 같은 양의 인슐린을 투여하여도 혈당은 더 떨어지게 된다. 또 인슐린을 팔이나 다리에 맞고 그 부위를 운동하면 인슐린의 흡수가 빨라져서 저혈당의 위험이 더 커진다.

평소에 하지 않던 운동을 하는 경우, 주말에 등산을 하거나 골프를 치는 경우에는 저혈당의 위험성이 크다. 운동 외에도 과다한 음주를 하면서 안주를 제대로 먹지 않은 경우에도 알코올이 간에서 포도당을 만드는 것을 억제하여 저혈당이 올 가능성이 크다.

## (1) 저 혈당의 증상이 나타나는 시기

혈당이 떨어지면 여러 가지 증상이 나타난다. 사람에 따라서 어느 정도의 저혈당에서 증상이 나타나는가는 각기 다르다.

보통 혈당이 50mg/dl 이하일 때 증세가 나타나지만, 특히 평소 혈당이 높던 사람에게는 70mg/dl이나 심지어는 150mg/dl 이상에서도 저혈당 증세가 나타나는 경우도 있다. 반대로 혈당을 낮게 유지해 오던 사람은 30-40mg/dl인 경우라도 별 증상이 없는 경우도 있다. 또한 혈당이 낮지 않더라도 갑자기 혈당이 높았다가 낮아지는 경우 저혈당의 증세를 느끼기도 한다.

## (2) 저혈당의 증상이 나타나는 기전

혈당이 어느 수준 이하로 떨어지게 되면 우리 몸에서는 몸에서 사용할 연료가 부족하다는 것을 느끼고 혈당을 다시 올려 주기 위해서 여러 가지 호르몬들이 나오게 된다. 그 중에 대표적인 것이 아드레날린으로 이 호르몬은 저혈당뿐만 아니라 우리 몸의 위기 상황이나 스트레스 상황에서도 항상 분비되어 그 상황에 대처할 수 있도록 준비해 준다.

우리가 갑자기 어떤 일에 놀랄 경우에도 가슴이 두근거리고 식은땀이 나며, 신경이 날카로워지고 몸이 부들부들 떨리게 된다. 이러한 증상들이 바로 몸에서 분비되는 아드레날린이라는 호르몬에 의해서 발현된 것이다.

저혈당이 있는 경우에도 아드레날린의 분비는 똑 같은 증상, 즉 식은땀, 심장 박동의 증가, 전신의 떨림 등이 나타난다. 저혈당 시에는 그러면서 뇌에서 사용할 포도당이 부족하다는 것을 알아채고 경고 신호를 보낸다. 즉, 배가 고파지고 어지럽거나 밤에는 악몽을 꾸고 온몸에 기운이 빠지는 것을 느낀다.

## (3) 저혈당의 경고 증상 대처

저혈당의 증상들은 식은땀, 심장 박동 증가, 전신 떨림, 배고픔, 기력 저하 등으로 나타난다. 이는 저혈당의 초기 증상으로 이대로 놔두면 더 심한 증상이 생길 수 있다는 경고의 의미가 있으며, '경고 증상'이라고 부른다. 따라서 이러한 경고 증상이 있으면 반드시 흡수가 빨리 되는 당분을 섭취해야 한다. 경고 증상이 있어도 포도당 섭취가 되지 않아 심한 저혈당이 되면 뇌 증상이 뚜렷하게 나타난다.

다른 장기(臟器)들은 혈당이 떨어지면 지방을 연료로 사용하지만, 뇌는 그 에너지원으로 포도당만을 고집하기 때문에 여러 가지 저혈당의 증상을 나타낸다. 뇌의 저혈당 증상은 다양한 증상을 나타내서 집중력의 약화, 언어 장애, 두통, 행동의 변화 등을 나타낼 수 있다. 어느 경우에서는 발작이 나타나기도 하고, 중풍 같은 증세를 보이기도 하며, 심해지면 의식이 흐려져서 혼수상태로 빠지게 된다.

일부 당뇨병 환자 중에는 여러 가지 이유로 인하여 저혈당이 발생해도 아드레날린이 제대로 분비되지 않는 사람도 있다. 그렇게 되면 아드레날린에 의한 경고 증상이 나타나지 않기 때문에 가벼운 저혈당이 있음에도 전혀 느끼지 못하다가 심하게 저혈당이 진행하면 갑자기 의식을 잃게 된다. 이러한 환자에게 심한 저혈당이 반복되면 뇌에 중대한 손상을 입히거나 심지어는 사망에까지 이르게 된다. 이러한 환자들은 특히 저혈당에 관해서 충분한 지식을 가지고 저혈당의 예방에 주의를 기울여야 한다. 대부분 극히 미약한 저혈당은 쉽게 감지되지 않는다.

연구 자료에 의하면 수년간 당뇨병을 치료받고 있는 사람은 그들이 느끼는 증상만으로 혈당을 판단하는 능력이 많이 떨어지는 것으로 알려져 있다. 장기간의 낮은 혈당치는 판단 장애, 감정적 장애, 또는 자기 표현의 장애 등을 가져올 수 있다. 운전 중에 오는 저혈당 증상은 매우 위험하다. 또 감정적 장애로 조용하던 사람이 갑자기 과격해지고, 활동적이던 사람이 소심해지는 등등의 장애가 발생하기도 한다.

## 5. 중풍과 고지혈증(高脂血症)

중풍을 일으키는 여러 가지 원인 중에서 특히 동맥경화증의 주범인 고지혈증으로 인하여 발생하는 경우가 적지 않다. 따라서 고지혈증에 관한 지식을 충분히 습득하고, 고지혈증의 유무를 검사하여 고지혈증을 관리하는 것이 중풍을 이기는 방법이다.

고지혈증(hyper lipidemia)이란 혈액 속에 지질인 콜레스테롤(cholesterol)이나 중성 지방, 인지질이 증가한 상태를 말한다. 중성 지방은 트리글리세리드(triglyceride) 또는 TG라고 불리기도 한다. 중성 지방이 혈액 속에 많아지면 혈장이 우유처럼 보이지만 콜레스테롤은 많아져도 흐려지지 않는다.

우리들이 섭취하는 음식물 중에 동물성 지방을 섭취하면 소화기를 통해서 담낭으로 흡수되고, 간에서 합성되어 말초 혈관을 거처 조직으로 운반된다. 혈액 속에 존재하는 지질은 수용성이 아니므로 단백질과 결합하여 운반되지 않으면 안 된다. 혈장 내에서 비극성 지질인 콜레스테롤 에스테르(cholesterol ester)와 중성 지방은 분자량이 큰 구형의 입자인 지단백질(lipoprotein)이 운반한다. 또 다른 지질의 운반에 관여하는 단백질은 아포 단백질로 이는 체내 순환 지단백질과 비 공유 결합된 단백질이며, 지단백질의 대사에 있어서 지방 분해 효소(lipoproteinlipase)의 보조 인자로 효소 억제제로 작용하여 지질 운반 단백질을 인체 각 세포로 운반하는 중요한 역할을 한다.

지단백질에 의한 지질의 운반은 두 가지 경로를 통해서 운반된다. 하나는 식사에 포함된 지질이 소장의 상피 세포 안에서 chylomicron으로 만들어져 혈류 내로 방출 운반된다. chylomicron에 포함된 중성 지방(trigliceride)은 지방 조직의 모세혈관 내피에 있는 지단백질 분해 효소에 의해 가수 분해되어 유리 지방산은 지방에 유입되고, 잔류입자로서 콜레스테롤은 다시 순환하여 간에서 대사되어 흡수된다.

혈액 속의 지단백은 유미구, 초저비중 단백(VLDL), 저비중 지단백(LDL), 고비중 지단백(HDL), 그 밖에 중간비중 지단백(IDL) 등으로 나눌 수 있다. 이 중에서도 동맥경화를 촉진하는 작용이 강한 것은 LDL이다. 혈액 속에 LDL 농도가 높을수록 동맥 내막의 콜레스테롤 농도도 높아진다. 유미구는 소장 벽에서 음식물 속에 들어있는 지질로 만들어진 것으로서 대부분이 중성 지방이다. 초저비중 지단백은 간에서 당과 알코올을 재료로 하여 합성된 것으로서 대부분은 내인성 TG이며, 일부는 콜레스테롤, 또는 인지질이다.

초저비중 지단백(VLDL)이 물 분해되어 생긴 것이 저비중 지단백(LDL)인데, 콜레스테롤이 절반 이상이어서 콜레스테롤 운반자라고도 한다. 그 나머지는 단백질과 인지질이다. 고비중 지단백(HDL)의 절반은 단백이며, 나머지의 절반(즉 1/4)은 콜레스테롤, 다른 나머지는 인지질이다. 콜레스테롤, 트리글리세리드, 인지질과 같은 지질은 물에 녹지 않고 단백질과 결합하여 지단백으로 되어 혈액 속에서 순환하면서 각 조직에 지질을 운반한다.

혈액 속에 HDL(고비중 콜레스테롤) 농도가 낮으면 허혈성 심장병 발생률이 높고, HDL(고비중 콜레스테롤) 농도가 높아지면 점차 허혈성 심장병의 발생률이 낮아진다. 이것은 HDL(고비중 콜레스테롤)이 동맥경화를 예방 또는 억제하는 작용을 하기 때문이다.

밍크라는 동물의 콜레스테롤 농도는 300mg/dl 정도이지만 동맥경화를 일으키는 일이 없다. 그래서 밍크의 혈액을 검사해 보니 거의 전부가 HDL(고비중 콜레스테롤)인 것으로 조사되었다.

당질이 많은 식사를 하면 간에서 TG 생산이 증가된다. 생산된 TG는 초저비중 지단백(VLDL)의 덩어리 형태로 혈류에 방출되며, chylomicron의 경우와 마찬가지로 지방 조직의 모세혈관에서 지단백질 분해 효소에 의해 TG를 운반한 VLDL 찌꺼기는 일부 간에서 제거되거나 저비중 지단백 (LDL)으로 전환된다. LDL은 콜레스테롤이 주성분이며, 부신피질, 신장, 근육, 림프구 및 간 등에 콜레스테롤을 운반하는 기능을 가진다.

고지혈증의 원인에는 여러 가지 요인이 복잡하게 엉키어 있다. 지질 농도를 나이별로 보면 콜레스테롤은 55살 정도까지의 남자에게서는 나이와 함께 증가하고, 그 후는 점차 내려가는 경향이 있다. 중성 지방은 50살 정도까지는 증가하고, 그 이후는 낮아진다. 이와 같이 나이에 따르는 변화가 콜레스테롤 및 중성 지방에서 분명해지며, 이것을 동시에 몸무게의 변화와 대조해 보면 지질의 변화는 체중의 변화와 관련이 있음을 알 수 있다.

혈액 속의 지질의 변화는 일반적인 생리적 변화가 아니고 체중의 변화에 따른 2차적인 변화로 추측한다. 이는 뉴기니아의 원시인들에게서 나이에 따르는 혈중 콜레스테롤 및 트리글리세리드의 농도 변화를 조사한 결과 거의 변화가 없었고, 일정한 것으로 보고되어 있다. 그래서 나이에 따른 변화보다는 체중에 따른 변화를 원인으로 추측하게 되었다.

저비중 콜레스테롤(LDL)이 높고, 고비중 콜레스테롤(HDL)이 낮을 경우의 고지혈증은 동맥경화증을 유발시키고 악화시키는 요인이 된다. 이는 심장 관상동맥질환으로 허혈성 심장병과 뇌동맥경화로 인한 뇌경색을 유발시키는 경우가 많다. 허혈성 심장병에 의한 각국의 사망률을 비교해 보면 우유 제품과 육식을 즐기는 나라는 사망률이 높고, 이들을 적게 먹는 나라는 사망률이 낮다.

뇌경색의 발생을 조사해 보면 콜레스테롤 이외의 다른 위험 인자가 없을 때에 콜레스테롤 180mg/dl에서 1배의 뇌경색이 발생했다면, 330mg/dl에서는 3배의 뇌경색 환자가 더 발생하였다. 그 외의 위험 인자를 많이 가진 사람들, 즉 좌심실 비대가 있는 사람과 고혈압이나 당뇨병이 있고 흡연을 하는 사람에게서는 압도적으로 뇌경색이 많이 발생한 것으로 조사되었다.

50세에서 59세까지의 연령층을 오랫동안 계속 조사한 결과 콜레스테롤 농도 210mg/dl인 사람에게서 허혈성 심장병의 사망률이 1,000명당 50명이었다면, 콜레스테롤 농도가 390mg/dl을 초과하는 사람에게서는 1,000명당 300명으로 조사되었다.

비만도와 콜레스테롤 농도와의 관계를 보면 비만도가 높아질수록 콜레스테롤 농도가 높아진다. 그러므로 체중 조절이 고지혈증 치료에 중요한 몫을 차지한다. 중성 지방도 콜레스테롤과 마찬가지이다. 비만도와 HDL(고비중 콜레스테롤) 농도와의 관계에서는 비만할수록 HDL(고비중 콜레스테롤) 농도가 낮아지는 경향이 있다. 그러므로 혈중에 지질의 농도 조절은 표준 체중 또는 약간 그 아래를 유지하는 것이 동맥경화증을 예방하는 방법이다.

흡연하는 사람이 혈중 콜레스테롤 농도가 높으면 오랜 기간 동안 높은 상태의 농도가 계속된다. 흡연하는 사람은 HDL(고비중 콜레스테롤) 농도가 낮다는 조사 결과가 있다. HDL(고비중 콜레스테롤)은 LDL(저비중 콜레스테롤)이 동맥벽 세포 안으로 들어오는 것을 막으며, 이런 세포에서 콜레스테롤을 내보내는 작용도 있기 때문에 동맥경화증을 예방하는 효과를 나타낸다. 그런데 이러한 HDL(고비중 콜레스테롤)이 흡연하는 사람에게서는 적게 나타난다.

동맥이 좁아져서 혈액 순환이 잘 되지 않는 사람이 담배를 피우면 혈소판의 점착성이 높아지고, 산화 헤모글로빈이 많아져 심근을 자극하므로 심근경색으로 급사하기 쉽고 뇌경색이 발생하기 쉽다. 그러므로 고혈압, 당뇨병, 심전도에서 이상이 있는 사람과 고지혈증이 있는 사람은 절대로 흡연을 하면 안 된다.

술은 혈청 콜레스테롤 증가를 유발시키지는 않는다. 그렇지만 술을 마시면 중성 지방과 유리 지방산이 많아지고, 간의 지방 함량을 높이며, 중성 지방이 많은 VLDL(초저비중 콜레스테롤)을 증가시킨다. 또한 술은 지질 대사 이상을 가져오므로 혈관 질환에 좋지 않다.

운동은 혈액 응고 능력을 개선하며 섬유소 용해 능력을 높여 혈청 지질을 낮추는 것으로 조사되었다. 또한 심근내의 순환을 촉진하며, 2차적인 비만을 개선하여 콜레스테롤을 낮추는 효과가 있다.

이와 같이 고지혈증을 개선하는 것이 곧 중풍을 예방하는 방법이다. 고혈압, 당뇨병, 심장병 등을 가지고 있는 사람은 비만 관리, 금연, 금주를 생활화하고, 지속적으로 운동을 함으로서 중풍을 예방할 수 있다.


## 6. 중풍과 비만

해를 거듭할수록 우리 사회는 비만증 환자의 비율이 점점 늘어나고 있다. 그 이유는 복잡해진 도시 사회에서 편리한 교통 수단으로 인한 운동량의 부족이 첫째 원인이라 할 수 있다. 또 서구화된 식생활 습관으로 인한 고 칼로리 음식물 섭취가 둘째 원인이라 할 수 있고, 그 외에도 여러 가지 원인들이 있다.

비만증이란 몸에 지방이 많이 침착하여 체중이 정상 범위를 넘는 상태를 말한다. 비만증을 정확하게 판정하는 기준은 몸의 지방량을 측정해야 한다. 그러나 일반적으로 목적에 따라 키와 체중과의 관계를 표준 체중과 비교하여 비만도를 계산하고 있다. 비만도를 계산하는 방법은 여러 가지가 있지만, 키에서 100을 빼고 0.9를 곱한 수를 표준 체중으로 정하는 것이 손쉬운 비만도 측정법으로 알려져 있다.

비만은 단순성 비만과 증후성 비만으로 분류한다. 시구하부 또는 내분비 이상 등에 의한 증후성 비만은 5% 정도에 불과하고, 그밖에 거의 모든 비만은 단순성 비만에 해당한다. 증후성 비만은 쿠싱 증후군, 갑상선 기능 저하증(점액수종), 당뇨병, 성선기능 저하증 등의 내분비성 비만과 시구하부성 비만이 있고, 스테로이드제, 먹는 피임약, 클로르프로마찐 등의 약제 과다 복용에 따른 비만과 유전성 비만이 있다.

비만은 식욕에 따라 결정된다. 식욕을 유발시키는 작용은 뇌의 시구하부에 있는 식욕 중추에 의해서 결정된다. 뇌의 시구하부의 한쪽 부위에는 식욕이라는 동기에 의하여 음식물을 섭취하게 하는 행동을 일으키는 섭식 중추가 있고, 배부른 감을 일으켜서 음식물 섭취를 그만 두게 하는 포만 중추가 있다. 또한 체중 조절이 잘되게 하기 위하여 시시각각으로 변화되는 혈액 속의 대사산물의 농도나 몸의 지방량을 언제나 감시하는 섬세한 기구가 있을 것으로 추정할 수가 있다. 이러한 기능은 시구하부를 중심으로 하는 신경 회로망에 의하여 진행된다고 알려져 있다.

비만증은 중풍 등 여러 가지 질병을 유발시킨다. 지질 대사 이상과 내분비 이상으로 말미암아 고혈압, 심장병, 호흡기 질병, 당뇨병, 고지혈증, 동맥경화증, 신장병, 만성 신장염, 간질, 통풍, 황색종, 지방간, 췌장염, 담낭질병, 신경 계통 질병, 기면발작, 갑상선 기능 저하증, 변형성 골관절병, 난소 기능 부전, 자궁체부암, 생리불순, 생리불통 등 부인과 질환, 피부 질환 등 여러 가지 합병증을 유발시킨다.

지질 대사 이상으로 동맥경화증의 유발인자인 저비중 콜레스테롤(LDL)과 중성 지질(TG)이 증가하고, 혈액 순환에 유익한 고비중 콜레스테롤(HDL)이 감소한다. 체내 콜레스테롤 합성은 주로 간에서 진행되며, 지방 세포 안에서 합성되는 콜레스테롤 양은 극히 적다. 비만인 사람은 비만하지 않은 사람에 비하여 쓸개에서 분비되는 담즙산의 분비량이 적은데도 불구하고 담즙산에 포함되어 있는 콜레스테롤 양은 많고, 담즙과 결합하는 콜레스테롤의 포화도가 비만인에게서 높다는 것이 알려졌다. 따라서 비만인은 담석증이 발생할 확률이 비만하지 않는 사람에 비해서 훨씬 높아진다.

비만인의 내분비 이상은 대부분 비만 자체, 즉 지방 조직의 증가에 관련이 있다고 본다. 이는 음식물 섭취를 줄이면 거의 정상으로 회복되고 또 다시 지나치게 먹으면 내분비 이상이 재현되는 것으로 봐서 비만이 원인이라는 것을 확인할 수 있다. 최근 시구하부성 비만의 연구로 시구하부의 파괴가 식물 신경의 균형을 변화시켜서 비만의 원인으로 직접 대사 및 내분비 이상을 일으킨다는 것이 증명되었다. 이외에도 비만증은 신상선 계통, 성장 호르몬, 프로락틴, 남녀 성선 계통, 인슐린 등의 내분비에 이상을 일으킨다.

이와 같이 성인병의 대부분이 비만증에 의해서 발생한다고 해도 과언이 아니다. 그러므로 성인병을 치료하기 위해서는 비만 관리가 필수 요건이라 할 수 있으며, 비만 관리가 곧 성인병을 치료하고 건강하게 장수하는 지름길이라 할 수 있다. 결국 비만증을 치료하지 않고는 사망률이 가장 높은 중풍과 심장 마비 그리고 신부전증과 같은 불치병을 예방할 수 없다.

비만증인 경우에는 수시로 검사를 통해서 건강을 관리해야 한다. 체중과 키를 정확하게 측정하고 비만도를 계산해야 한다. 그리고 지방이 몸의 어느 부분에 주로 침착되어 있는지를 구별해야 한다. 몸통형, 상체형, 사지형, 전신형, 하복부형으로 구분하는 것이 진단에 도움이 된다. 또한 증후성 비만을 감별하기 위하여 고혈압의 유무, 다혈증의 유무, 갑상선종, 다모의 유무, 피부 상태, 정신 상태 등을 주의 깊게 관찰할 필요가 있다. 어린이 비만일 경우에는 특수한 유전성 비만을 감별하기 위해서 기형의 유무, 근육의 이상, 지능의 이상, 단신 등을 세밀하게 진찰하는 것이 중요하다.

비만의 원인 질병을 감별하는 외에 비만에 동반되는 합병증을 찾아 내는 것이 중요하다. 비만으로 인해서 발생하는 모든 질환을 의심하면서 검사를 실시해야 할 것이다. 이러한 합병증은 진찰 시에 어느 정도 시각적으로도 알 수 있다. 즉, 고혈압, 심장 비대, 황색종, 간종대의 유무, 관절종창, 피부의 병적 변화 등을 확인하는 것이 그 합병증을 확인하는 데에 도움이 된다.

비만으로 감별이 되었을 경우에 시행해야 할 여러 가지 필요한 검사가 있다. 먼저 비만을 일으키는 증후성 비만의 진단과 비만에 동반되는 합병증의 유무를 찾아 내는 것이 중요하다. 고혈압이 있고, 소변에서 당이 나오며, 체형으로 봐서 중심성 비만이 의심될 경우에는 혈중 코르티졸의 덱사메타존 억제 시험을 통하여 하루 사이의 변동을 측정하여 억제가 불충분하거나 변동이 없을 때는 쿠싱 증후군으로 진단할 수가 있다. 갑상선 기능 저하증을 의심할 때는 T3, T4, TSH를 측정하여 T4가 낮아져 있으면 갑상선 기능 저하증으로 진단할 수 있고, TSH 값이 높으면 원발성 점액수종, 낮으면 뇌하수체성 점액수종으로 진단할 수 있다.

소변에 당이 양성이거나 또는 증상으로 봐서 당뇨병이 의심되면 당 부하 시험을 통하여 당뇨병을 진단할 수가 있다. 두통, 시력 저하, 시여 결손, 신경 증상 등으로 시구하부성 비만이 의심될 때는 안저 검사, 두부 방사선 촬영, C-T 촬영, 뇌혈관 촬영을 해서 뇌하수체 시구하부성 병변을 확인한다. 유전성 비만일 때는 염색체 검사가 필요하다. 증후성 비만이 아니라는 것이 확진되면 단순성 비만을 진단할 수 있다.

합병증에 대한 검사를 실시할 경우 혈액 속에 지질을 측정하여 총콜레스테롤이 높아지고 고비중 콜레스테롤(HDL)이 낮아졌을 때는 협심증, 뇌동맥경화증 등의 유무를 검토한다. 안정시 또는 부하심전도에 의해서 협심증이나 심근경색이 발견되는 경우가 있다. 간 증대라든가 혈청 간 기능 검사에 의하여 GOT, GPT의 상승, 콜린 에스트라제, 알카린 포스파타제 값들이 높아지면 지방간을 의심하고, 초음파, C-T 촬영으로 확진해야 한다. 통풍이 의심될 때는 혈청 요산을 측정하여 통풍을 확진하고, 요단백이나 신장 기능 검사를 통하여 신장병의 유무를 검토하는 것이 필요하다.

비만은 식생활과 관계가 많기 때문에 비만을 예방하기 위해서는 장기간에 걸쳐서 과식을 피하고, 영양소에 대한 배분을 올바르게 해야 한다. 중요한 것은 비만증의 정도에 따라 탄수화물의 양을 150g 정도 줄이고, 섬유질이 풍부한 채소를 충분히 섭취해야 하며, 단백질은 60g 이내, 지방은 20g 이내를 섭취하는 것이 좋다. 과식으로 인한 인슐린 부족으로 비만이 올 때는 비타민 B$_6$을 주면 인슐린 분비가 잘 되어 비만증이 방지될 수 있다는 학설도 있다. 그리고 비타민 B$_6$에는 단백질의 체내 이용률을 높이게 하는 작용도 있어 비만인 사람의 당, 지방 대사 장애시 대사를 순조롭게 하여 비만을 방지할 수 있다는 보고도 있다.

비만은 운동 부족이 원인이기 때문에 운동을 충분히 해야 한다. 운동의 종류는 등산, 걷기, 자전거타기, 수영 등이 좋으며, 하루 1시간 이상 하는 것이 좋다. 노인들은 심장 맥관 계통이나 뼈, 근육 계통에 병적 변화가 있을 때는 운동을 해서는 안 된다. 어른들의 비만은 중풍 등 성인병의 예방, 치료 그리고 장수 문제와 관계가 깊다. 비만의 치료는 식이 요법, 운동 요법, 약물 요법을 병행함으로써 비만을 예방하고 치료할 수 있다.


## 7. 비만증

최근 우리 사회는 경제 성장에 따라 식생활이 풍족해지면서 무분별하게 음식물을 많이 섭취하는 사람들이 많다. 반면에 육체적인 활동량은 적어 비만증에 걸려 고민하는 사람이 늘어나고 있다.

비만증은 에너지의 소모보다 칼로리의 섭취가 많아 지방 조직의 양이 정상 이상으로 증가한 상태를 말하며 다육증이라고도 한다.

비만증의 측정은 일반적으로 키와 몸무게로 측정하는 방법을 사용하고 있다. 키에서 100cm를 뺀 수에 0.9를 곱하고 그 수치가 10% 이상, 20% 미만일 때는 비만 경향이라 하고, 20% 이상일 때를 비만증이라 한다.

비만증의 원인은 단순성 비만증과 뇌종양, 내분비 질환 등의 결과로 발생하는 증후성 비만증으로 구분된다. 그런데 비만증의 95%는 단순성 비만증에 해당된다고 한다.

단순성 비만증의 원인은 물론 과식이지만 과식의 개념은 추상적이다. 어느 정도부터가 과식인가 하는 문제는 체중의 변화를 보고 비로소 알 수 있으며, 사전에 정확히 예측할 수는 없다.

비만의 정도가 클수록 사망률이 높다는 사실은 통계적으로 나타나 있다. 그 원인은 중풍, 고혈압, 동맥경화증, 심장병, 신장병, 당뇨병, 통풍, 췌장염, 간질환, 담도 질환, 변형성 관절병증, 자궁암, 월경 이상, 불임증 등 여러 가지 질환들이 합병증으로 나타나기 때문이다.

어린이들에게도 비만증 환자가 늘어나고 있는데 어린이의 비만증은 유전이나 내분비 호르몬 장애로 나타나는 경우와 과식으로 나타나는 외인성 비만으로 구분이 된다.

갑상선과 부갑상선의 기능 저하증 등으로 오는 비만증은 얼굴이 붓고 졸음이 많이 오기도 하며, 변비 발생과 혈중의 칼슘이 감소하기도 한다.

많은 비만증 환자들이 식이 요법과 운동은 하지 않은 상태로 약에만 의존하여 치료하려고 하는 경향이 있는데 이는 그릇된 생각이다. 비만증을 치료하기 위해서는 끈질긴 인내와 노력으로 일상적으로 섭취하는 칼로리를 제한하는 식이 요법과 운동 요법을 함께 실시하는 것이 좋은 방법이다.

그러기 위해서는 먼저 자신이 하루 동안에 섭취하는 음식의 칼로리를 계산해야 한다. 다음으로 자신이 하루 동안 소모하는 에너지의 양을 계산해서 그 에너지의 양보다 섭취하는 칼로리의 양이 80%를 초과해서는 안 된다.

식이 요법은 무조건 금식하는 것이 아니라 고 칼로리 음식보다 저 칼로리이면서 높은 영양소의 음식을 섭취해야 한다. 채소처럼 양은 많으나 칼로리가 적은 것을 섭취해서 복부 팽만감을 느낄 수 있도록 하고, 이러한 식이 요법과 함께 운동을 해서 에너지 소모를 유도시켜야 한다.

운동은 자신이 좋아하는 어떠한 것이라도 좋지만 특별하게 좋아하는 운동이 없을 때는 보행량을 최대한으로 늘리는 방법을 택하도록 한다. 1일 1만 보 걷는 방법이 널리 이용되고 있는데 무릎 관절이 좋지 않은 환자는 수영을 택하는 것이 좋다. 그러나 수영을 하고 나서 배가 고파 음식을 많이 섭취하면 오히려 체중이 늘어나는 결과를 초래하게 된다.

한방 의서에 비만증의 원인은 고량진미 음식의 과다 섭취로 습과 담이 발생하여 수기와 기혈의 순환을 어렵게 하기 때문인 것으로 설명하고 있다.

한방 치료로써 최근 한방 물리 요법과 전자 침술 요법, 이침 요법 등이 좋은 효과를 나타내고 있다. 또 한약으로 번사엽, 택사, 초결명, 산사 등을 활용하여 6개월 이상 장기간에 걸쳐서 복용하면 70% 이상 효과를 나타내고 있다. 여기에 식이 요법과 운동 요법을 병행 치료하면 거의 100% 효과를 볼 수 있는 것은 틀림이 없다고 본다.

감비차를 계속 복용하는 것도 많은 도움이 된다.


## 8. 동맥경화증

인간은 동맥경화증에 의해서 서서히 늙어간다는 말이 있을 정도로 동맥경화증은 인간의 노화와 수명에 결정적인 영향을 끼치는 성인병이다. 동맥경화증에는 많거나 적거나 지방이 관계하고 있다. 이를 분류성 경화증 또는 아테롬성 경화증이라고도 하는데, 지질, 복합당질, 혈액과 그 대사 산물, 섬유 조직 등이 주된 원인이라고 본다.

동맥경화증이 발생하는 기전을 설명하기 위하여 학자들은 혈장 성분 침윤설, 여과설, 혈전설, 동맥벽의 대사 이상설, 동맥벽의 산소 결핍설, 내막 출혈설 등 여러 가지 학설을 제기하였다. 이와 같이 동맥경화증의 발병 요인은 여러 가지가 있으며, 그에 따라 동맥경화증의 예방과 치료법도 다양하게 연구돼야 할 것으로 본다.

고혈압은 일반적으로 동맥경화를 촉진시킨다고 보고 있으나, 동맥경화를 일으키는 다른 요인이 없을 때 고혈압만으로 동맥경화가 일어나는가 하는 것은 정확하지가 않다. 고혈압 환자에게서 나타나는 동맥의 특이한 병적 변화를 보면 동맥벽이 두꺼워지고 굳어지며, 동맥벽의 평활근 세포가 증식되고 비대해진다. 또한 동맥벽에 산성다당류, 교원 물질, 탄성 물질 등이 많아지고, 나트륨, 염소, 칼륨, 포타슘 등의 함량이 많아진다.

일부 학자는 동맥경화가 혈전 형성과 깊은 관계를 가지고 있다는 혈전설을 제기하기도 했다. 즉, 동맥 내벽의 겉면에 섬유소나 혈소판 등이 붙고 이것이 내피 세포로 덮이면 붙어 있던 물질들이 지방 변성을 일으켜 동맥경화로 된다는 것이다. 이는 혈액 응고학이 발전되고, 혈소판의 점착이나 응집에 관한 이론이 나오고, 섬유소 분해 산물을 측정할 수 있게 되면서부터 관심을 끌기 시작했다. 즉, 섬유성 융기 부위에는 혈소판의 침착 및 그 응집으로부터 혈소판 혈전이 생기기 쉽고, 이것이 더 진전되어 완전한 혈전이 된다. 그 결과 동맥 내강을 좁히고 폐쇄시켜서 그에 해당하는 질병을 유발시키고, 동맥에 혈전이 생겨 그 말초 부분에 산소 결핍을 일으키거나 혈소판, 백혈구 등으로부터 혈관에 작용하는 물질이 유리되어 동맥경화를 일으킨다는 것이다.

동맥경화와 지질과의 관계가 가장 큰 비중을 차지하고 있다고 보는 이유는 아테롬 경화를 일으키는 동맥 조직에는 정상 조직에 비하여 지질 특히 콜레스테롤 함유량이 많다는 것이다. 또한 고포화 지방산 음식을 많이 섭취하는 지역의 주민들에게서는 고 콜레스테롤 혈증을 중심으로 하는 고지혈증과 관상동맥경화성 심장병의 발생 비율과 사망률이 높고, 부검 결과 대동맥경화와 관상동맥경화 등이 많이 발견된다는 조사에 의한 것이다.

그래서 동맥경화증은 대부분 고지혈증에 의해서 발병한다고 주장한다. 일반적으로 고지혈증이라고 진단하면 환자들은 이해하기 어렵지만, 콜레스테롤이 많다고 설명하면 쉽게 이해를 한다. 그러나 콜레스테롤만 많은 것이 아니고 중성 지방이 많은 것도 고지혈증이라고 한다. 콜레스테롤, 중성 지방 등 모든 지질은 지단백의 형태로 있기 때문에 모든 고지혈증은 고지단백혈증이라고도 한다.

동맥경화증은 인체의 모든 동맥 혈관 벽에서 발생할 수 있으며, 지질 침착, 섬유성 융기, 지방성 융기로 발전하고, 더욱 진전되면 궤양과 석회화 및 혈전 형성, 출혈 등을 일으킨다. 이러한 현상은 인체 순환계의 여러 부위에 영향을 미치고 어느 부위에 영향을 미치느냐에 따라서 뚜렷한 질병으로 나타난다. 즉, 심장 관상동맥의 동맥경화는 심근경색증과 협심증을 일으키고, 뇌신경에 혈액을 공급하는 뇌동맥의 동맥경화는 뇌졸중이나 일과성 허혈 발작을 일으킨다. 또한 사지동맥의 동맥경화는 간헐성 파행과 괴저를 일으키거나 사지 활동에 장애를 주며, 장 순환 동맥의 동맥경화는 장간막동맥 허혈을 일으키기도 한다. 그리고 동맥경화는 신장에 직접 영향을 주어 신동맥경화에 의하여 신부전증을 유발하기도 한다.

어느 학자는 혈청 콜레스테롤 농도의 수치에 따른 심장 관상동맥경화로 인한 심근경색증과 협심증 발생 빈도를 조사해 본 결과 다소 높은 수치일 경우는 협심증 발생 빈도가 높고, 수치가 아주 높은 경우에는 심근경색증이 많다는 것을 발견하였다. 이로써 심근경색증의 원인은 고 콜레스테롤이라는 사실을 입증하게 되었다. 그러나 뇌동맥경화증과 콜레스테롤 수치와의 관계에 대해서는 뇌혈전증 환자와 건강한 사람과의 비교에서 뇌혈전증 환자에게서 다소 콜레스테롤 수치가 높은 것으로 나타났다.

일반적으로 동맥경화증은 나이가 많아지면 생기는 현상으로 간주하였으나, 최근에는 지질 대사 이상으로 생기는 질병으로 지질 대사 이상을 치료하면 동맥경화증이 치료될 수 있다고 보고 있다. 동맥경화증은 분류성 경화증, 중막 석회화, 세동맥경화증 등의 세 종류가 있다. 이 중에서 지질 대사 이상으로 생기는 질병은 분류성 경화증인데, 이 지질 대사 이상을 치료하면 분류성 경화증이 치료될 수 있다고 보는 것이다.

나이가 50세 이상이 되면 혈중에 중성 지방(Triglyceride)의 수치가 높아지는데 특히 관상동맥경화 환자에게서는 매우 높게 나타나는 것을 발견하였다. 그래서 동맥경화를 검사하기 위해서는 콜레스테롤 수치와 함께 중성 지방의 수치를 검사하는 것이 중요하게 되었다.

중성 지방은 인체 에너지의 저장과 이동에 가장 큰 역할을 한다. 식사를 통하여 섭취되는 지방은 거의 전부가 중성 지방인데 어른은 하루에 보통 40~50g을 섭취한다. 이것이 주로 소장에서 소화, 흡수되어 유미구 상태로 림프관에서 흉관을 거쳐서 혈액 속으로 들어간다. 혈액 속으로 들어간 중성 지방은 간에도 침착되지만 주로 지방 조직으로 들어간다. 즉, 모세관 벽에 있는 지단백 분해 효소의 작용을 받아 글리세롤과 유리 지방산으로 물 분해되어서 지방 조직에 들어간다.

지방 조직에 들어간 유리 지방산은 포도당에서 만들어진 알파인산글리세롤과 반응하여 중성 지방으로 된다. 체내에 에너지 원천이 부족한 경우 호르몬 감수성 리파제의 작용으로 중성 지방은 유리 지방산과 글리세롤로 분해되어 혈액 속으로 나간다. 혈액 속으로 나온 유리 지방산은 대부분이 알부민과 결합하여 혈액과 함께 돌며 각 장기에 운반되어서 에너지의 원천으로 이용된다. 나머지 유리 지방산은 간에 가서 여기서 합성된 유리 지방산과 함께 알파인산글리세롤과 반응하여 중성 지방이 되고, 단백질과 결합하여 지단백으로 되어서 혈액 속으로 나온다. 이것이 내인성 중성 지방인데 프레 베타 지단백 또는 초비중 지단백이라고도 한다. 이것은 유미구에 비하면 작아서 혈관 벽에 침착되기 쉬우므로 동맥경화증을 잘 일으킨다.

설탕을 많이 먹으면 자주 내당 능력이 낮아지고, 인슐린 같은 물질이 혈장 속에 많아지게 된다. 이 때문에 중성 지방 등 혈액 속의 지질 성분이 증가하고, 혈관벽 안에 지질이 축적되며, 체중이 늘고 혈소판 응집력이 높아지는 등 동맥경화증을 진전시키는 결과를 낳게 한다. 또한 당대사와 동맥경화와의 관계를 살펴보면 당질은 직접 동맥벽을 손상시킬 뿐만 아니라 지방 대사에도 영향을 주어 동맥경화를 악화시킨다. 그래서 당뇨병 환자에게서 동맥경화증이 합병되는 경우가 많고, 또한 그 정도가 심한 경우도 적지 않다.

당뇨병 환자들에게 나타나는 동맥경화 병변의 특이성은 모세혈관이 침해되는 이른바 당뇨병성 세소 혈관증이라고 불리는 병변으로 신장 토리체, 안저, 심장, 뇌, 근육, 살갗, 소화관, 간 등에서 나타난다. 당뇨병 환자에게 있어서 동맥경화 촉진 인자로서 혈청 콜레스테롤과 중성 지방이 많아지고, 혈소판 응집력이 높아지며, 혈전이 생기는 것 등이 동맥경화를 촉진하는 방향으로 변화되어 당뇨병 환자의 절반 이상이 동맥경화성 질병으로 고생하기도 한다.

고혈압 환자의 동맥경화는 고혈압성 동맥 병변, 동맥의 중막경화, 낭종성 중막 괴사, 분류성 경화 등이 있고, 뇌혈관 병변으로 뇌 세소동맥의 섬유소양 괴사로 뇌출혈이 많이 발생한다. 뇌경색이나 심근경색은 뇌동맥이나 관상동맥의 분류성 경화증 병조 또는 혈전에 의해서 발생한다. 고혈압 환자의 동맥경화증에 의한 관상동맥경화와 뇌동맥경화의 발생 빈도를 비교해 본 결과 관상동맥경화는 젊은이에게서 많이 발견되고, 뇌동맥경화는 노인에게서 많이 발견되었다. 뇌경색의 발생 빈도는 고혈압이 심해짐에 따라 높아지는 것을 발견할 수 있다.

사람은 늙으면 대동맥의 탄력성이 낮아져서 심장 수축 기압이 높아진다. 그래서 이른바 노인의 수축기 고혈압을 일으킨다. 이러한 고혈압이 계속되면 대동맥의 분류성 경화증을 촉진시킨다. 또한 분류성 경화의 진전은 수축기 고혈압을 더욱 악화시킨다. 이러한 악순환에 의하여 고혈압과 대동맥의 분류성 경화증은 상호 원인이 되고 촉진 인자가 된다.

고혈압 환자에게서 뇌경색, 심근경색 등 혈전성 또는 분류성 경화성 질병의 발생 빈도가 높고, 고혈압이 뇌동맥경화와 관상동맥경화를 촉진시키는 증거는 확실하다. 분류성 경화증의 원인은 고지혈증, 혈관내 응고의 항진, 혈관내피 세포의 투과성 항진, 혈관벽 안의 기질의 변화, 혈관벽 안의 지질 등을 합성하는 능력이 세진 것, 혈관 내 물질의 분해, 유지, 유출 기전의 장애 등이다. 이러한 요인들 중에 어느 하나가 주된 역할을 하고, 한 가지 요인이 다른 요인을 낳고 또 다른 요인에 영향을 주거나 몇 가지 요인이 합쳐서 분류성 경화증을 일으킨다.

동맥경화증을 예방 또는 치료하기 위해서는 동맥경화증을 촉진시키는 위험 인자를 제거해야 한다. 위험 인자는 유전적 소인, 노화, 고지혈증, 당뇨병, 비만, 고혈압, 흡연, 음주, 운동 부족 등이다. 혹시 동맥경화증 위험 인자들을 가지고 있는지 여부를 정기적으로 검사하고 이에 따라 대응하는 것이 뇌졸중과 심근경색증을 예방하고 오래 살 수 있는 지름길이 될 것이다.


## 9. 심장병

온몸 구석구석에 분포되어 있는 혈관에 혈액 순환의 중추적인 기능을 담당하고 있는 심장은 자신의 주먹 크기 정도에 불과하다. 그렇지만 산소를 공급하고 탄산가스를 배출하여 생명을 유지, 성장시키는 중요한 역할을 하고 있다.

심장의 관상동맥 폐색으로 인하여 심장 내에 혈액의 순환이 원활하지 못할 때에는 응고된 혈액 덩어리가 만들어져 혈관 속을 떠돌아다니는데 이를 색전이라고 한다. 이 색전이 혈액과 함께 순환하다가 자신보다 더 좁은 혈관을 통과할 때는 혈관을 막아 혈액의 순환을 방해하게 된다. 이 때 만일 뇌의 혈관을 막았을 때는 뇌 조직에 혈액의 공급이 중단되어 뇌경색이 일어나 중풍이 발생하게 된다.

심장병은 심장병 자체만으로도 고통과 사망의 원인이 되는 무서운 질병으로 그 종류는 여러 가지가 있다. 그 중에서도 특히 중풍을 일으키는 데 크게 작용하는 심장병에는 심장관상동맥경화증으로 인하여 발생하는 허혈성 심장병으로 협심증, 심근경색증, 부정맥 등이 있다.

## 1) 허혈성 심장병

허혈성 심장병이란 심근(心筋)에 산소 공급의 부족과 수요의 증대 또는 이 두 가지 요소의 배합 비율이 적합하지 못하여 생긴 병적 상태를 말한다.

산소 공급의 부족은 관상동맥에 혈류량의 감소, 모세혈관과 심근 사이에 확산 거리의 연장, 혈액 자체의 산소 포화도 감소 등이 원인이다.

관상동맥 혈류량의 감소는 관상동맥 내강의 협착 혹은 폐색과 관상동맥 압의 저하에서 기인하며, 심장 확장기의 단축으로 인한 관상동맥 혈류의 확산 기능 저하로 생긴다. 확산 거리의 연장은 심근간질의 부종과 염증 및 섬유화와 심장의 비대로 인한 심근의 비대로 인해서 생긴다. 혈액 자체의 산소 포화도 감소는 빈혈과 만성 폐질환 그리고 선천성 심장 질환에 의해서 생긴다.

심근에서 수요의 증대는 고혈압, 저혈압증, 대동맥 판막협착 또는 폐쇄부전, 선천성 심장 질환, 여러 가지 물질 대사 질환, 지나친 운동 등에 의해서 발생한다. 이 중에서 관상동맥 혈류량의 감소에 의한 허혈성 심장병이 80%로 거의 모두를 차지한다.

허혈성 심장병은 협심증으로 운동성 협심증, 안정 협심증이 있고, 심근경색증으로는 급성 심근경색증, 진구성 심근경색증이 있으며, 심장부전과 부정맥 등으로 분류한다.

## 2) 협심증

협심증이란 심장에서 생기는 통증을 의미하는 증후명으로 이는 심근에 대한 산소의 수요와 공급의 불균형에서 오는 심장의 허혈 상태를 말한다. 그 원인의 90%가 관상동맥경화증이며, 동맥경화성 심장병이라고도 한다.

그 밖의 질병으로는 대동맥판막폐쇄부전증, 매독성대동맥염, 특발성심근증, 특발성비대성동맥판하협착증, 빈혈, 갑상선기능항진증, 승모판협착증, 관상동맥 자체의 염증, 기형 등이 있다.

### (1) 협심증의 증상

협심증의 증상은 아프지 않고 갑자기 가슴이 조이는 듯한 느낌과 인두부가 막혀 답답한 정도의 경우도 있다. 그러나 이 증상은 가슴을 조이는 아픔과 가슴이 타는 것 같은 아픔이 흉골 중앙부의 뒤에서 나타나 왼쪽 가슴 또는 후두부로 방산한다. 아픔이 팔에는 방산되지 않으며 조금 안정하면 점차 진정되는 것이 특징이다.

이러한 증상은 계단을 오르내릴 때, 찬바람을 맞받아 걸을 때, 식후에 무거운 짐을 지고 걸을 때, 운동할 때, 산에 오를 때 등 운동할 때에 주로 나타난다. 또한 배변, 배뇨, 성교, 목욕할 때에 나타나는 경우도 있다. 그리고 정신적인 흥분, 공포시에 나타나는 경우도 있다.

그러나 안정 협심증의 경우는 흉곽 아래에서 통증이 나타나는 경우가 많고, 상복부에서부터 턱밑까지 그리고 양손이 함께 아프고 이빨이 아프고 식은땀이 난다. 그래서 담석증을 의심하기도 하고, 통증의 지속 시간은 30초에서 15분까지 하루에 여러 차례 발작하는 경우도 있다.

### (2) 협심증의 검사 방법

먼저 관상동맥경화증을 일으킬 수 있는 위험 인자가 있는지의 여부를 조사한다. 즉, 고혈압, 고지혈증, 당뇨병 등의 3가지가 위험 인자로 중요하며, 비만, 과음, 흡연 여부, 가족력이 있는지를 확인한다. 특히 40세 이상의 나이에 사업상 경쟁심이 많은 성격 등이 협심증의 요인으로 작용할 수 있다.

관상동맥 협착이 75% 이상이면 관상동맥 수술 대상이 되며, 심전도 검사, 심장 운동 부하 검사, 심장 초음파 검사, 휴대용 심전도 검사, 심장 혈관 C-T 검사 등을 통해서 심혈관의 협착 또는 폐쇄 여부를 검사할 수 있다.

### (3) 협심증의 치료

일반적으로 관상동맥경화증의 위험 인자인 고혈압, 고지혈증, 당뇨병 등을 조절하고, 비만, 흡연, 음주, 심한 정신적 충동을 제거한다.

약물 요법으로 허혈된 심근에 혈류량을 증가시키고, 심근 산소 소비량의 감소 혹은 증가를 억제한다. 또한 심근의 산소 수요와 공급의 평형을 좋게 하며, 될 수 있는 한 발작을 방지하고 운동량을 증가시킨다. 그리고 혈전이 생기는 것을 막고 동맥경화의 진전을 방지하는 것이다.

협심증 치료약으로는 아질산제(니트로글리세린), 칼슘 길항제(니페디핀), 베타 차단제(아테놀롤), 관상동맥 확장제(디피리다몰) 등이 있다.

아질산제의 작용은 첫째, 동맥과 정맥의 평활근을 이완시켜 정맥계에서 혈액 흐름의 저류를 증대시킨다. 그러므로 정맥에서 심장으로 환류를 감소시킨다. 말초 혈관을 확장시켜 혈압을 낮추므로 심근의 산소 소비량을 감소시킬 수 있다. 둘째, 관상동맥 특히 굵은 관상동맥 및 측부의 혈관을 확장시킨다. 셋째, 심실 확장기에 혈압 저하에 따르는 심내막측의 심근에 혈류 분포의 증대 작용이 있다. 넷째, 관상동맥의 연축을 해제하는 작용이 있다.

이 약은 속효성으로 모든 형의 협심증 발작시에 사용할 수 있으며, 짧은 시간 작용한다. 노인에게 사용할 때는 혈압이 떨어지는 경향이 있기 때문에 주의를 요하고, 식욕상실이라든가 불쾌감이 계속되면서 탈수 상태에 빠질 수도 있다.

협심증 발작시에는 우선 니트로글리세린 0.3mg을 혀 밑에 넣어 주어서 효과가 없으면 또 한알 추가하는 방법으로 3회까지 사용한다. 이 약은 지속적으로 사용할 시는 부작용이 심해지고 그 효과가 적어지며, 두통과 얼굴 붉어지는 증상이 나타난다. 또 녹내장이 생기거나 오래 사용하다가 갑자기 중단하면 중단

후 증후군이 나타나기도 한다.

베타 차단제의 작용은 심장의 베타 접수체를 차단하면 교감 신경의 긴장성 항진으로 생기는 심장 박동수의 증가, 심장 수축력의 증강, 자극 전도계의 촉진 작용 등이 나타나는데 이를 억제한다. 그래서 이 약을 사용하면 심장 박동수와 1회 박출량 및 심박출량이 적어지고, 혈압도 약간 떨어지므로 심근의 산소 소비량이 감소된다. 이 약은 심근의 산소 소비가 많아서 생기는 노인들의 운동성 협심증 때에 사용한다.

노인들은 운동량이 적기 때문에 전형적인 운동성 협심증은 적다. 그리고 고혈압 환자에게도 협심증이 생기는 것을 방지할 목적으로 장기간 사용하는 경우가 적지 않다.

## 3) 심근경색증

심장 동맥경화증이 있는 환자는 심장의 관상동맥 폐색으로 인하여 심장 내에 혈액 순환이 원활하지 못할 때에는 응고된 혈액 덩어리가 생성되어 혈관 속을 떠돌아다니는데 이를 색전이라고 한다.

이 색전보다 좁은 혈관을 색전이 통과할 때에 혈관을 막아 혈액의 순환을 방해하여 뇌에 혈액의 공급이 중단되어 중풍이 발생한다.

## 4) 부정맥

심장의 확장과 수축 운동이 일정하지 못함으로 인하여 혈전이 발생하여 뇌혈관으로 이동하여 뇌혈관을 폐쇄시킨다.


# 10. 중풍 등 혈관 질환 예방에 획기적인 EDTA 킬레이션 치료법

인체 내부에 동맥과 정맥으로 구분된 혈관은 혈액 순환과 함께 신진 대사 작용에 중요한 역할을 하고 있다. 노화로 인해서 발생하는 거의 모든 성인병은 동맥혈관에 생성된 동맥경화성 플라그로 인한 혈관의 폐색이 원인이 되고, 그에 따라 노화가 촉진된다. 고혈압, 당뇨병, 동맥경화증, 노화, 치매, 파킨슨씨병, 퇴행성 관절병, 중풍, 협심증, 심근경색증, 신부전증, 괴저, 하지혈관 폐색, 당뇨합병증, 피부경화증, 황반변성 등 생명에 치명적인 질환들이 혈관의 폐색으로 인해서 발생한다. 그래서 과학자들은 노화와 동맥경화증과의 관계를 끊임없이 연구해 왔다.

그 동안 의학계에서 이러한 퇴행성 질환으로 인해서 발생되는 혈관 폐색증들에 대한 치료는 부분적인 수술 요법에만 의존하고 있고, 그 이외의 질환에는 속수무책으로 일관하고 있다. 괴저나 하지혈관 폐색증은 부분적인 절단 수술을, 심혈관 폐색증은 경피풍선혈관성형술 PTCA(Percutaneous coronary balloon angioplasty)로 스텐트를 사용하는 수술 또는 관상동맥 우회 수술이나 이식술(CABG : Coronary Artery Bypass Surgery) 등에 의존하고 있는 실정이다. 그러나 이러한 수술들은 완벽한 치료라고 볼 수 없다. 사고율과 재발률이 높고 수술비도 만만치 않기 때문이다. 미국에서 심장 우회로 수술 비용은 연간 250억 달러에 달하고, 풍선혈관술과 스텐트 비용은 연간 500억 달러를 초과하고 있어 그 시장 장악력은 막강하다.

2차 세계 대전 이후 기초 과학자들과 임상 전문가들은 인체가 건강할 때나 병들었을 때 여러 가지 금속이 체내에서 작용하는 기전에 대해 더 많은 지식을 얻기 위하여 끊임없이 노력해 왔다. 그러나 교차 결합이나 자유 래디컬의 생물학적 중요성에 대해 인식을 하게 된 것은 최근 들어서부터다. 과학계의 유행어가 되어버린 '자유 래디컬 병리학' 이 바로 그것인데 동맥경화증을 비롯한 모든 퇴행성 질병에 공통 분모가 바로 '자유 래디컬 병리학' 이라고 하는 기제이다.

미국의 E.M 크랜톤 박사는 그의 저서 〈킬레이션(Chelation) 치료법〉을 통하여 심장 발작에서 암에 이르기까지 모든 퇴행성 질환의 근저에는 바로 과도한 자유 래디컬이 존재한다는 것을 밝혀냈다. 그는 자유 래디컬이 20세기 이후 인류의 보건을 위협하는 주요 인자라고 주장했다.

E.M 크랜톤 박사는 동맥경화를 앓고 있는 사람들에게는 킬레이션 치료를 통해 병의 진행을 뒤로 돌려놓을 수 있고, 동물 실험과 혈류 연구를 통하여 동맥벽에 쌓

인 침전물을 없앨 수 있다는 것을 밝히고 있다. 혈관 질병이 국소적인 질병이라고 생각하는 수술적 또는 침습적 접근 방식과 달리 킬레이션 치료법에서는 심장 주변 관상동맥과 같은 동맥뿐 아니라 우리 신체 내부의 여러 가지 다른 기관에 있는 동맥에도 영향을 미치고, 가장 작은 세동맥과 발가락, 손가락, 뇌에 있는 모세혈관까지도 치료가 포함된다고 주장한다. 킬레이션 치료법은 비수술적인 의학 치료법으로 몸 안에서 금속 이온의 균형을 다시 잡아 주고 제거함으로써 여러 가지 방법으로 대사 기능과 순환 기능을 개선해 주는 치료법이다.

킬레이션은 독성이 있는 납과 카드뮴과 같은 금속과, 영양 요소이지만 비정상적인 곳에 있는 철과 같은 금속 이온들을 인체에서 제거함으로써 대사의 기능과 혈류를 향상시키는 의학적인 치료법이다. 킬레이션은 인체 내에서 필수적인 요소들은 제거하지 않고 좀 더 기능적인 곳으로 재분배하는 역할도 한다. 혈관이 깨끗해짐으로써 혈류량이 늘어나고 혈류량이 늘어남으로써 뇌졸중과 치매, 고혈압, 협심증, 심근경색증, 다리로 가는 동맥이 차단되어 나타나는 말초혈관 차단 증상, 괴저, 여러 종류의 관절염과 유관한 질환들이 좋아진다. 그러므로 창백한 안색이 건강한 모습으로 바뀌기 시작하고, 얼음과 같던 발가락과 손가락도 따뜻해진다.

킬레이션 치료는 하지혈관 폐색, 파킨슨씨병, 알츠하이머, 피부경화 등 혈관 폐색으로 인해서 발생하는 거의 모든 희귀성 질환에도 놀라울 만한 예방 효과를 나타내고 노화를 지연시킨다. 그래서 킬레이션 치료법은 기적의 치료법이라고도 한다. 약리 작용은 혈관 속으로 들어간 합성 아미노산인 EDTA 약제가 혈관에 붙어 있는 납 등 중금속과 결합하여 신장을 통하여 소변으로 배출시킨다. 중금속이 제거되면 동맥경화, 암, 관절염 등의 원인인 유해 산소가 줄어 노화 진행이 늦춰지고 혈액 순환이 잘 되어 심장마비, 뇌졸중, 관절통증 등이 줄어든다. 킬레이션 치료는 처음 30회를 매주 2회 계속 투여하는데, 1회에 3~4시간 동안 정맥 주사를 통하여 주입한다. 그 이후 매월 1회씩 계속 정맥 주사로 투여한다. 처음 치료를 시작하기 전에 신장 기능 검사는 필수 조건이다. 신장 기능이 좋지 않은 환자는 부작용이 발생할 수 있기 때문이다.

사실 킬레이션 치료법의 역사는 오래되었지만 새로운 치료법이기도 하다. 킬레이션 요법의 역사는 1893년으로 거슬러 올라갈 수 있다. 스위스의 노벨상 수상자인 알프레드 베르너의 선구적인 연구에서 그 유래를 찾아볼 수 있다. 그는 나중에 현재의 킬레이션 화학의 기초가 되는 이론들을 개발한 사람이다. 1920년대 초반이 되어서야 '킬레이션'은 페인트, 고무 및 석유 제품 제조 산업에서 사용되는 응용 범위가 넓은 도구로서 도입되었다. 킬레이션이 특정 금속들을 분리하는데 유용하게 사용될 수 있다는 사실도 발견되었고, 전기 도금이나 염료 과정에서도 중요한 역할을 하게 되었다.

독일은 1930년대 중반부터 독자적으로 킬레이팅제를 개발하려고 많은 노력을 하게 되었다. 섬유 제품 염색 과정에서 발생하는 얼룩을 방지하는데 사용되는 킬레이팅제인 시트르산은 독일 업체의 개발 순위 품목에서 우선 순위가 높았다. 1935년 독일은 시트르산(구연산)을 대체하는 에틸렌 다이아민 테트라 아세테이트(Ethylene Diamine Tetra Acetate)를 개발하여 특허를 받았으며, 이 물질이 EDTA로 흔히 알려져 있다. 이 물질은 효능도 좋고 저렴하고 여러 가지 면에서 시트르산보다 뛰어난 물질이란 사실이 증명되었다.

몇 년 후 EDTA의 합성 방법은 독일과 미국에서 좀 더 발전을 이루게 되었다. 연구를 거듭하여 생체나 화학적인 시스템에서 납처럼 독성을 가지는 중금속들을 제거하는 능력을 완벽하게 구현함으로서 EDTA의 상업적인 용도는 더 확대되었고, 여러 가지 상품명으로 판매되기에 이르렀다. 오늘날 EDTA와 여러 킬레이팅제들은 가정이나 공장에서 사용하는 많은 제품에 들어간다. 만일 가정에서 사용하는 세제에 킬레이팅 효과가 없다면 세탁을 하고 난 후에 물이 찌꺼기를 깨끗하게 씻어내지 못할 것이다.

이렇게 산업적으로는 일찍 성공을 거둔 반면 킬레이션에 의한 치료 효과를 인식하게 된 것은 2차 세계 대전 때였다. 나라마다 적국이 독가스를 사용할 수도 있다는 염려를 하게 되어 적절한 해독제를 찾는 연구가 정부 주도로 시작되었다. 옥스퍼드에 있는 R.A 피터스 교수가 이끄는 영국의 연구팀이 킬레이팅 원리에 토대를 둔 BAL 킬레이팅제를 사용하여 독가스에서 나오는 비소의 독성을 줄이는데 성공하였다.

전쟁이 끝나갈 무렵 킬레이션 요법은 의학 분야에 도입되었다. 1940년대에 이 요법은 비소 또는 금속에 의한 중독을 치료하는 일상적인 치료법으로 자리를 잡았다. 1950년대 초반까지는 미국에서 킬레이션을 의학적으로 사용하는 것이 광범위하게 연구되지는 않았다. 하지만 이 무렵 미시간 주 건전지 공장에서 발생한 납중독으로 고통을 받았던 작업자들을 킬레이션 요법을 통해 성공적으로 해독할 수 있게 되었다. 그 때 사용했던 킬레이팅제는 미국의 과학자들이 영국의 제품보다 더 효과적이고 부작용이 훨씬 적다는 것을 발견한 EDTA였다.

모든 납중독 환자들을 킬레이션 요법으로 치료하던 중 이 킬레이션 요법이 심장병에 효과가 있다는 것을 발견하게 되었다는 소문이 퍼지게 되었다. 그러나 이는 사실이 아니다. EDTA 킬레이션 요법은 미시간 주 디트로이트 소재 프로비던스 병원의 유명한 심장학자이면서 연구 주임으로 있던 의사 클라크(Norman E Clark) 박사가 심장 질환 치료를 위하여 최초로 사용했다. 그는 이 요법을 개척하고 주창한 사람으로서 20년 동안 이 개념의 치료를 활성화하고 연구를 계속하였다.

1950년대 초 클라크 박사는 EDTA는 칼슘과 결합하기 때문에(칼슘은 동맥경화판에 쌓이는 물질이기 때문에) EDTA는 동맥경화증으로부터 비롯되는 동맥이 막히는 현상을 반대 방향으로 진행되도록 만들 수 있을 것이라는 가설을 세웠다. 클라크 박사와 그의 동료들은 처음으로 심장 질환을 앓고 있는 환자들을 대상으로 이 가설을 검증하기 위하여 임상적인 연구를 진행하게 되었다. 그리고 그 가설은 들어맞았다. 최근에 학자들은 킬레이션에 의한 칼슘 제거 효과보다 조직에 손상을 주고, 산소의 자유 래디컬을 증폭시키는 다른 금속과의 결합 효과가 더 중요한 것으로 믿고 있다. 거의 반세기 전에 클라크 박사는 이와 비슷한 결론에 도달했던 것이다.

클라크 박사는 화학자인 로버트 모셔 박사와 함께 처음으로 EDTA를 혈관내로 투여하여 안전한 용량과 치료 방법을 찾아 내기 위한 광범위한 연구를 진행했다. 마침내 클라크 박사는 EDTA가 여러 종류의 금속에 작용하여 세포가 정상적인 기능을 회복할 수 있도록 만들어 주는 효과가 있다고 믿게 되었다.

1950년대 중반부터 미국에서 동맥경화증 등의 혈관 폐색성 질환에 킬레이션 치료 효과를 연구하는 보고가 시작되었다. 클라크 박사와 함께 디트로이트 소재 웨인 주립 대학의 화학 교수인 알버트 보일 박사와 같은 대학의 의대 교수인 고든 마이어스 박사가 프로비던스 병원에서 함께 킬레이션 치료법으로 치료하기 시작하였다. 치료 결과 환자들의 증상이 호전되었고, 심장 기능이 놀라울 정도로 회복되고 여러 증상들이 사라지는 것을 확인할 수 있었다.

킬레이션 치료법은 지난 50여 년 동안 미국의 일부 병원에서 실시하여 많은 환자들에게 놀라운 치료 효과를 보여 주었다. 그러나 대부분의 의사들에게 무시되고 심지어 비웃음을 당하고 있는 실정이며, 여전히 의학적으로 확립되는 것이 의도적으로 외면당하고 있다. 이유는 의학이라는 전문 영역에는 고유의 보수주의가 있어서 의학적으로 새로운 발견을 받아들이는 것이 수십 년씩이나 지연되는 경우가 허다하기 때문이다.

우리나라에는 EDTA 킬레이션 요법이 2005년도에 들어와 지금 전국적으로 150여 의료 기관에서 환자를 치료 중이다. 1회 치료비가 10만 원~15만 원으로 환자에게는 다소 부담스러울 수도 있다. 그러나 중풍, 치매, 협심증, 심근경색증, 하지동맥 폐색증 등 치명적인 혈관 질환을 예방할 수 있기 때문에 입소문을 통해 많은 환자들이 EDTA 킬레이션 치료를 받기 위해서 전문 병원을 찾고 있는 실정이고, 중풍의 예방에 놀라운 효과를 나타내고 있다.

# 제4장 중풍 예방을 위한 생활 습관

## 1. 과음을 삼가자

### 1) 술! 삶의 활력소인가 독약인가?

인류의 역사와 함께 술의 역사도 시작되었다고 한다. 그래서 술을 만드는 방법도 여러 가지가 있고, 지역에 따라 제조 방식도 각기 다르다. 술을 적당히 먹으면 건강에 도움이 되지만, 과음하게 되면 질병을 일으키는 요인으로 작용하게 된다. 적당한 음주량의 정도는 타고난 체질과 개개인에 따라서 그리고 지역의 기후에 따라서 많은 차이가 있다.

술이 우리들의 일상 생활에 미치는 영향과 술이 우리 인체의 수명에 미치는 영향은 어떠한가?

술이 있는 곳에는 낭만과 환희가 있으며, 술은 친구들과의 우정을 더욱 끈끈하게 해 주기도 한다. 때로는 고독과 슬픔을 달래주기도 한다. 기쁠 때나 괴로울 때 술 한 잔, 화풀이로 술 한 잔, 반가운 친구를 만나서도 술 한 잔. 술은 인간 관계를 누그러뜨리거나 감정을 상승시키는 작용을 하기도 한다.

누구보다도 술과 가장 가까이했던 중국의 시인 이태백은 일생을 시와 술을 함께 하다가 54세의 나이로 오른쪽 갈비뼈 밑이 썩는 병을 앓고 죽었다고 기록되어 있다. 오늘날 이 병을 간경변증 또는 간경화증이라고도 한다. 결국 술 때문에 짧은 인생을 마무리했다고 볼 수 있다.

이와 같이 술은 우리들의 기분을 즐겁게 해 주기도 하며, 인간 관계를 부드럽게 해 주기도 하지만, 질병을 일으켜 생명을 앗아가기도 한다. 역사적으로 술에 얽힌 이야기들도 많다. 그러나 분명 술은 인간의 생활을 즐겁게 해 주는 면이 있는 반면 과음할 경우 인간의 건강을 해치는 무서운 존재가 아닐 수 없다.

## (1) 술의 성분과 약리 작용

술은 발효한 술, 증류한 술, 혼합한 술 등 여러 가지가 있으나 주성분은 에타놀이다. 에타놀은 위장에서 70~80%, 담낭에서 20~30%가 흡수되며, 혈액 속으로 들어가 전신으로 퍼진다. 혈액 속의 알코올 농도가 높아지면 뇌척수 액에까지도 들어간다.

알코올을 분해하는 효소는 간 속에 있는 알코올 탈수소 효소이다. 그러므로 간 이외의 조직에 퍼져나갔던 알코올은 다시 혈액 속으로 들어가 간에서 분해되어 아세트알데하이드(Acetaldehyde)로 된다. 이 물질은 독성이 강해 메스꺼움, 구토, 두통 등을 일으킨다. 간 기능이 약한 사람은 이런 증상이 더 강하게 나타난다.

술을 많이 마셨을 때에는 혈액 속의 아세트알데하이드의 농도가 높아진다. 그렇지만 이것이 생기는 속도보다 분해되는 속도가 더 빠르므로 혈액 속의 농도는 마신 알코올 농도보다 훨씬 낮다. 그러나 농도는 비록 낮아도 독성은 그대로 나타난다.

알코올 탈수소 효소가 알코올을 분해하려면 조효소(助酵素)로서 니코틴 아마이드 아데닌(nicotine amide adenine)이 있어야 하는데, 이것은 필수 아미노산의 하나인 트립토 판(triptopane)이 간에서 대사되는 과정에서 생기는 니코틴산을 모체로 하여 생성된다. 동물성 단백질에는 트립토판이 많으므로 동물성 단백질을 많이 먹으면 니코틴 아마이드 아데닌이 많이 생성된다.

아세트알데하이드는 알데하이드 탈수소 효소에 의해서 초산으로 되고, 초산은 ATP 조효소 A에 의하여 아세틸 조효소 A가 된다. 이 아세틸 조효소 A는 대부분이 레몬산 회로에 들어가 최종적으로 탄산가스와 물이 된다. 알코올이 산화되어 대부분 열량을 발생시키고, 일부는 지방산, 콜레스테롤, 케톤체로 된다.

## (2) 술이 일으키는 성인병

장년기 이후에 술을 과음으로 인해서 발병하는 질환은 고혈압, 비만, 동맥경화증, 당뇨병과 중풍, 뇌출혈, 뇌경색, 심장병, 신부전증, 통풍, 간염, 간경화증, 각종 암 등으로 여러 가지 질병들이 있다.

### (3) 술과 고혈압

술과 혈압과의 관계는 혈관 운동 중추에 대한 작용으로 생각하고 있다. 적은 양의 술은 모세혈관을 확장시키고, 반대로 내장 혈관을 수축시키므로 혈압에는 큰 변화가 없다. 그러나 술을 많이 마시면 내장 혈관까지도 확장되고 말초 저항이 약해져 혈압이 떨어진다.

술을 마셨을 때 몸이 더워지는 것은 모세혈관이 확장되었기 때문이다. 또 맥박수가 빨라지고 가슴이 울렁거리는 것은 심장 박동수가 많아지고 확장된 모세혈관에 혈액을 제대로 흐르게 하기 위하여 심장 박동량이 증가하기 때문이다. 장기적으로 술을 계속해서 마시는 사람은 흔히 확장기 혈압이 높아지며, 높은 도수의 술을 잘 마시는 사람은 수축기 혈압이 높아진다.

### (4) 술과 비만

술은 밥맛을 자극하고 배부른 감각을 마비시켜 과식하게 한다. 그러므로 술을 자주 마시는 사람 중에는 비만인 사람이 많다. 알코올은 뇌 시상하부에 있는 여러 가지 조절 중추의 작용을 마비시켜 이상하게도 입맛이 나게 하여 지나치게 많이 먹게 된다.

알코올은 대뇌피질 기능을 마비시켜 그 억제 기능으로부터 벗어난 피질 하 중추들의 작용으로 입맛이 나게 하여 과식하게 한다. 그래서 술을 많이 마시면 비만증이 된다.

### (5) 술과 동맥경화

동맥경화는 나이, 비만, 고혈압과 관계가 깊다. 이 세 인자들이 각각 단독으로 동맥경화의 발생에 관계하지만, 이 세 인자가 모두 있을 때에는 심한 동맥경화증이 쉽게 발생한다.

동맥경화증이 발생하는 데는 혈액의 지질이 깊은 관계가 있으며, 동맥경화성 질병에 의하여 당뇨병, 심근경색, 협심증, 고혈압, 중풍 등이 발생하거나 더 심해진다.

술을 마신 후에는 혈청 속에 중성 지방의 수치가 높아진다. 술을 자주 많이 마시는 사람을 조사해 본 결과 콜레스테롤(cholesterol)과 트리그리세라이드

(triglyceride)의 수치가 술을 마시지 않은 사람에 비하여 훨씬 더 높았다.

심근경색 환자의 혈청 트리글리세라이드의 수치는 건강한 사람에 비하여 몹시 높은 결과가 나온다. 이것은 혈청 트리그리세라이드가 높은 값을 유지하면 관상 동맥의 경화가 촉진되고, 협심증이나 심근경색증이 생기기 쉽기 때문이다.

그러므로 술을 많이 마시면 허혈성 심장병이나 동맥경화증을 일으키기 쉽다. 그렇기 때문에 술을 적게 마시고, 정기적으로 트리그리세라이드 수치를 검사해 볼 필요가 있다.

### (6) 술과 당뇨병

술에는 당분의 함유가 적고 알코올 함유량이 많지만, 술을 먹으면 입맛을 자극하여 많은 양의 음식을 먹게 되어 당뇨병을 유발하거나 기존의 당뇨병을 악화시킨다.

### (7) 술과 중풍

중풍은 뇌혈관 질환으로 뇌출혈 또는 뇌경색으로 인한 뇌신경 장애를 일컫는다. 뇌 출혈이나 뇌경색은 고혈압, 당뇨병, 동맥경화증, 비만이 주된 원인이다. 과다한 음주는 고혈압, 당뇨병, 동맥경화증, 비만을 악화시키는 요인으로 작용하기 때문에 술에 의해서 중풍이 발생하는 경우가 많다.

### (8) 술과 심장병

협심증 환자에게 협심증 발작이 있을 때에 인삼주나 포도주를 30~60ml 정도 마시게 하면 다소 효과가 있다. 이는 중추 신경 억제 작용으로 통각 신경의 감수성이 저하되기 때문이다. 그러나 협심증 발작이 있는 사람에게 많은 양의 술이나 맥주를 마시게 하는 것은 금해야 한다.

고혈압과 심장병이 있는 환자가 술을 많이 마시는 것은 좋지 않다. 특히 심부전이나 심근경색증이 있는 환자는 술을 절대 금지해야 한다.

### (9) 술과 간

술을 많이 마시는 사람들 중에 간경화증 환자가 많다. 전 세계적으로 각 국의 술 소비량과 간경화증에 의한 사망률을 조사한 결과 연간 1인당 술 소비량이 10리터 이상인 프랑스, 포르투갈, 이탈리아와 같은 나라에서는 간경화증에 의한 사망률이 높고, 술 소비량이 낮은 스리랑카, 이집트 같은 나라에서는 사망률이 아주 낮다.

일본에서 조사한 결과 15년 동안 매일 160cc 이상 술을 마신 사람들의 75%에서 심한 간 장애가 발견되었고, 160cc 이하를 마신 사람들 중에는 17%에서 간 장애가 발견되었다. 또 술을 15년 동안 마신 사람의 간 장애는 5년 간 마신 사람보다 8배나 더 많았다. 술을 취하지 않을 정도로 마셔도 지방간이 발생한다는 보고 자료가 있다.

### (10) 술과 통풍

통풍의 유발 인자로서 술이 원인이 된다. 통풍을 유발시키는데는 증류한 술보다 발효한 술이 더 관계가 깊다. 고기를 많이 먹고 포도주를 마시는 것도 통풍을 유발시키는데 밀접한 관계가 있다는 보고가 있다.

### (11) 술과 수명

각국의 술 소비량과 남자의 평균 수명을 조사한 결과 술 소비량이 많은 나라일수록 남자의 평균 수명이 짧아져 남자와 여자의 평균 수명의 격차가 많이 벌어진다. 술에 의하여 여러 가지 질병을 유발시키기 때문에 술은 인간의 수명을 단축시키는 주범으로 밝혀졌다.

## 2) 약주와 곡주에 대해서

술의 성질은 몹시 열(熱)하고, 맛이 쓰면서 달고 매우며 독이 있다. 약 기운이 잘 퍼지게 하며, 온갖 나쁜 기운과 독한 기운을 없앤다. 혈맥을 통하게 하고 위장을 든든하게 하며 피부를 윤택하게 한다. 근심을 없애고 성내게 하며 말을 잘하게 하고 기분을 좋게 한다. 오랫동안 먹으면 정신을 상하게 하고 수명에 지장이 있다.

몹시 추워서 바다가 얼어붙는다 해도 술은 얼지 않는다. 이를 보아도 술의 열이 얼마나 센지를 알 수 있다. 술을 마시면 갑자기 몸을 잘 쓰지 못하고 정신이 얼떨떨해지는데, 그것은 술에 독이 있기 때문이다. 술은 모든 경락을 잘 통하게 한다. 술의 매운맛은 헤치는 작용이 있고, 쓴맛은 내려가게 하는 작용이 있다. 단맛은 속에 가만히 있기도 하고 끌고 가기도 하는데, 온몸의 표면에까지 다 돌아가며 제일 높은 곳에도 간다. 맛이 심심한 것은 오줌을 잘 나가게 하며 빨리 내려가게 한다. 술에는 여러 가지가 있으나 오직 쌀로 만든 술만 약으로 쓴다. 찹쌀에 맑은 물과 흰 밀가루 누룩을 넣어서 만든 술이 좋다.

## (1) 여러 가지 약술의 종류

### ① 두림주
- 풍으로 경련이 일어나 몸이 뒤로 젖혀지는 병을 치료한다.
- 중풍으로 이를 악물고 말을 하지 못하며 번열이 나는 것을 치료한다.
- 검은콩을 볶아서 뜨거운 채로 술병에 넣고 꼭 덮어 두었다가 그 술을 하루 세 번 복용한다.

### ② 포도주
- 얼굴빛이 좋아지게 한다.
- 잘 익은 포도로 즙을 내서 찹쌀밥과 흰누룩을 버무려서 술을 빚는다.

### ③ 상심주
- 오장(五臟)을 보하고, 눈과 귀를 밝게 한다.
- 오디즙을 내서 만든다.

### ④ 구기주
- 허한 것을 보하고, 살을 찌게 하고, 건강해지게 한다.
- 구기자 5되를 청주 두말에 넣고 7일 동안 담가 두었다가 찌꺼기는 버리고 먹는다.

### ⑤ 지황주
- 혈액을 고르게 하고, 얼굴이 젊어지게 한다.
- 찹쌀 1말에 생지황 3근을 잘게 썰어서 함께 넣고 푹 무르게 쪄서 흰누룩을 넣고 술을 빚는다.

### ⑥ 무술주
- 양기를 좋게 한다.
- 찹쌀 3말에 누렁개 1마리를 잡아 가죽과 내장을 버리고 24시간 동안 푹 무르게 고아서 풀어지도록 짓찧어 여기에 찐 찹쌀밥과 흰누룩을 넣고 버

무려서 술을 빚는다.

⑦ **송엽주**

- 각기와 풍비를 치료하고, 중풍으로 입이 비뚤어진 것을 치료한다.
- 푸른 솔잎 1근을 짓찧어 즙을 내어 청주 1병에 넣어 하룻밤 더운 곳에 두 었다가 처음에는 반근 정도 먹고 점차 양을 늘려 1되까지 먹는다. 그 다음 땀을 내면 비뚤어졌던 것이 바로 선다.

⑧ **송절주**

- 역절풍을 치료한다. 편풍으로 입과 눈이 비뚤어진 것과 독풍으로 힘줄이 켕기고 뼈가 아픈 것을 치료한다.
- 황소나무 마디를 술에 우려낸다.

⑨ **창포주**

- 풍비증을 치료하고, 정신이 좋아지고 오래 살 수 있게 한다.
- 석창포 뿌리를 짓찧어 낸 즙 5말과 찹쌀 5말로 지은 밥, 보드랍게 가루 내 어 만든 신국(神麴) 5근을 함께 고루 섞어서 반죽한 다음 보통 술을 빚는 것처럼 담근다.

⑩ **녹두주**

- 기혈을 보한다.
- 사슴의 대가리를 고아 낸 물로 술을 빚는다.

⑪ **고아주**

- 살이 찌게 하고, 건강하게 한다.
- 새끼 양을 잡아 고아 낸 물로 술을 빚는다.

⑫ **밀주**

- 보익하며 풍진을 치료한다.
- 좋은 꿀 2근, 물 1사발, 흰누룩 1되 5홉, 좋은 술지게미 말린 것 3량을 재 료로 해서 먼저 꿀과 물을 넣고 끓여서 거품을 걷어 버리고 아주 차게 한 다. 다음 여기에 누룩과 술 찌게미를 넣고 날마다 3번씩 저으면 3일 만에 술이 된다.

⑬ **천문동주**

- 몸을 보한다.

- 한약재인 천문동즙을 2말 정도 낸 다음 여기에 누룩가루 2되를 넣는다. 다음 발효되기 시작하면 찹쌀 2말을 보통 술 빚는 방법대로 만든다.

⑭ **국화주**

- 몸이 가뿐해지고 늙지 않고 오래 살게 하며, 풍으로 어지러운 것을 치료한다.

- 뼈와 힘줄이 든든해지고 골수를 보하며 오래 살게 된다.

- 단국화, 또는 흰 국화, 생지황, 구기자 뿌리 껍질 각각 5되에 물 10말을 넣고 5말이 되도록 달인 것과 찹쌀 5말로 지은 밥과 보드랍게 가루 내어 만든 누룩과 함께 버무려 항아리에 넣는다. 술이 익은 다음 청주만을 떠서 먹는다.

⑮ **신선고본주**

- 머리털이 희어진 것을 검어지게 하고, 늙은이를 소년처럼 되게 한다.

- 우슬 반근, 하수오 거친 분말 6량, 구기자 부서뜨린 것 4량, 천문동, 맥문동, 생지황, 숙지황, 당귀, 인삼 각각 2량, 육계 1량

- 먼저 찹쌀 2말과 흰누룩 2되를 쪄서 위의 약가루와 함께 넣고 버무려 보통 방법대로 술을 빚어 먹는다.

⑯ **고본주**

- 허로 병을 치료하는데 허한 것을 보하고 오래 살게 하며, 머리털을 검게 하고 얼굴빛을 좋게 한다.

- 생건지황, 숙지황, 천문동, 맥문동(둘 다 심을 버린다.), 백복령 각 2량, 인삼 1량

- 이상의 약들을 썰어서 좋은 술 10병을 둔 사기 단지에 넣는다. 3일 동안 담가 두었다가 약하지도 세지도 않은 불에 2~4시간 달인다.

- 술 빛이 거멓게 되면 빈 속에 3~5잔씩 마신다.

⑰ 오수주
- 허로병을 치료하는데 허한 것을 보하고 오래 살게 하며, 머리털을 검게 하고 얼굴빛을 좋게 한다.
- 황미(밥을 짓는다.) 3말, 맥문동 8량, 생지황, 하수오 각 4량, 천문동, 숙지황, 구기자, 우슬, 당귀 각각 2량, 인삼 1량
- 위의 약들을 가루 내어 좋은 누룩과 함께 찰기장쌀밥에 섞어 보통 술을 빚는 것처럼 넣어 두었다가 술이 된 후에 청주만 떠서 매일 1~2잔씩 조금 취할 정도로 이른 새벽에 마신다. 소주, 무, 파, 마늘, 쇠고기를 먹지 말아야 한다.
- 황미는 찰기장쌀이며 빛이 누른 것을 말한다.

⑱ 계명주
- 찹쌀 3되를 깨끗하게 씻어서 맑은 물 6되와 함께 가마에 넣고 죽을 쑤어서 여름에는 서늘하게 식히고, 봄과 가을에는 따뜻하게 하고, 겨울에는 약간 뜨겁게 해서 쓴다. 이것을 누룩, 술지게미, 보리 길금을 함께 보드랍게 가루 내어 넣고 고루 섞어서 술을 해 넣으면 겨울에는 5일, 봄·가을·여름에는 2일 만에 술이 된다.

〈계명주 노래〉
여섯 사발 단 샘물에 멥쌀 서되 죽을 쑤어
식기 전에 가루누룩 반 근 되게 달아 넣고
묽은 엿은 3냥 두고 술지게미 2냥 두며
보리 길금 한 줌 넣어 고루 섞어 빚으니
어제 저녁 빚은 술이 오늘 아침 다 익었네.
한 잔 두 잔 먹고 나니 봄바람이 불어오네.

⑲ 백화춘
- 찹쌀 1말을 물로 깨끗하게 씻어서 물 1동이에 사흘 동안 담가 두었다가 찐다.
- 여기에 흰 누룩가루를 넣어서 찹쌀을 담갔던 물로 보통 방법대로 술을 만

들어 넣으면 3일이 지나서 좋은 술이 된다.

- 흰개미 같은 것이 위에 뜨면 더 좋다.

## (2) 밑술을 만드는 법

흰쌀 1되를 잘 씻어서 겨울에는 10일 동안, 봄과 가을에는 5일 동안, 여름에는 3일 동안 물에 담가 두면 쌀 속까지 불어난다. 그런 다음 건져서 누른빛이 나게 푹 찐다. 여기에 누룩을 조금 넣고 손으로 잘 비벼서 고루 섞은 다음 항아리에 담고 아가리를 막아서 겨울에는 따뜻한 곳에 두고, 여름에는 서늘한 곳에 놓아 둔다. 그러면 삭아서 술이 되는데 맛이 약간 시고 떫으면서 미끄러워야 한다.


# 2. 금연의 필요성

20세기 말 담배의 유해성이 알려지기 시작한 이후로 금연 운동은 전 세계적으로 확산되고 있다. 선진국일수록 국민의 건강을 보호하기 위해서 국가 정책으로 금연 운동을 전개하고 있는 것이다.

세계 정신과의학 학회에서는 담배를 습관적으로 피우는 사람을 니코틴 중독 환자로 분류하고 있다. 담배 연기의 성분 속에는 니코틴이라는 마약 성분이 함유되어 있어 한번 인이 박히면 마약 중독자와 마찬가지로 헤어나기가 힘들기 때문이다. 이러한 사실을 모르고 담배를 피우기 시작한 사람들 중에는 담배가 건강에 해롭다는 사실을 알게 되어 금연을 하고 싶어도 중독 증상에 따라 담배를 끊지 못하고 고민하는 사람들이 많다.

더욱 안타까운 사실은 요즘 청소년들 중에는 흡연으로 인한 담배에 중독이 되어 있는 청소년들이 점점 늘어나고 있다는 사실에 놀라지 않을 수 없다. 아직 담배를 피우지 않는 청소년들은 천만다행으로 생각하고 담배를 절대로 가까이 하지 말아야 한다. 지금 담배를 피우고 있는 청소년일지라도 인이 더 깊게 박히기 전에 금연을 위해서 노력해야 할 것이다.

## 1) 담배의 기원

사람이 담배를 피우기 시작한 것은 기원전부터 아메리카 대륙의 메이꼬 지방에 살던 마야족이라고 한다. 마야족은 종교적 의식으로 담배 연기를 피워 신을 부르는 풍습을 가지고 있었는데 이것이 점차 지배 계급에서 일반 계급으로 확산 보급되었다고 한다. 아메리카 대륙에 국한되었던 이 담배는 1492년 콜럼버스가 아메리카 대륙을 발견했을 때 그 곳 원주민인 인디언들로부터 선물로 말린 잎담배를 받은 것이 처음이었다고 한다.

그 당시 그 곳 인디언들의 담배를 피우는 방법은 담뱃잎으로 만든 골연으로 피우는 법 그리고 담뱃대로 피우는 법과 씹는 법 등 여러 가지였다고 한다. 1550년 경 이 곳으로부터 스페인, 영국, 브라질, 프랑스, 포르투갈 등지로 담배 모종이 전파되어 그 후 50~60년 사이에 전 세계적으로 담배가 퍼지게 되었다. 이처럼 낡은 사회의 유물인 담배는 1600년경 병자호란 때 중국으로부터 우리나라에 들어와 보급되기 시작했다.

## 2) 담배의 유해 성분

담배 연기의 60%는 가스이고, 나머지는 타르와 니코틴이다. 가스 중에는 질소 73%, 산소 10%, 일산화탄소 9.5%, 탄산가스 4.2%, 수소 1%, 그 밖에 아르곤 가스와 메탄가스가 있다.

타르 중에는 다음과 같이 7종류의 암을 유발시키는 탄화수소가 들어 있다.

- 벤즈 피렌(Benz pyren)
- 디벤즈 피렌(Dibenz pyren)
- 디벤즈 안트라센(Dibenz anthracene)
- 벤즈 페난트렌(Benz phenanthrene)
- 벤즈 아크리딘(Benz acridine)
- 디벤즈 아크리딘(Dibenz acridine)
- 디벤즈 카르바졸(Dibenz carbazole)

이 중에서 벤즈 피렌과 디벤즈 안트라센이 인체에 대한 암을 유발시키는 가장 강력한 성질을 가지고 있다. 그 외에도 암을 유발시키는 성분으로 벤즈 안트라센(Benz anthracene), 벤즈 페릴렌(Benz phelylene), 벤즈 플루오란텐(Benz flueoranthene) 등이 있다.

이와 같이 담배 연기 속에는 각종 암을 유발시키는 타르 성분과 습관성 중독을 일으키는 니코틴과 같은 마약 성분이 함유되어 있다. 타르와 니코틴 성분은 체내에 들어가 폐와 혈관에 축적되어 심장과 순환기 질환을 유발시키고, 폐와 호흡기 질환 등을 유발시킨다.

### 3) 흡연과 사망률

흡연하는 사람은 흡연하지 않는 사람에 비하여 사망률이 높고 그 사망률은 흡연량과 기간에 비례한다.

여러 조사 결과를 보면 다음과 같다.

• 흡연 남자의 사망률은 흡연하지 않는 남자보다 70% 높다.

• 흡연자 중 폐암으로 죽은 비율은 피우지 않는 사람보다 10배 높다.

• 만성 기관지염이나 폐기종으로 죽은 비율은 나이와 담배 피우는 양에 따라 5배가 높다.

• 흡연자는 관상동맥 질환으로 죽는 비율이 70%가 높다.

• 흡연량과 죽는 비율 사이에는 비례 관계가 있다.

하루 담배를 10개 피우는 사람은 피우지 않는 사람에 비하여 사망률이 40% 높다. 또 하루 11개~20개 피우는 사람은 70%, 21~39개 피우는 사람은 90%, 40개 피우는 사람은 120% 높다.

흡연자와 비흡연자의 사망률 비를 원인별로 보면 폐암 11배, 기관지 및 폐기종 6배, 후두암 5~6배, 구강암 4배, 식도암 4~5배, 관상동맥성 심장병 1.7배, 신장암 1.5배, 기타 순환기 2~3배로 조사되었다.

흡연으로 허혈성 심 질환, 특히 1일 20개 이상 흡연자에게서 심근경색증에 의한 사망이 증가된다는 것이 보고된 바 있다.

## 4) 담배는 심장 질환을 일으킨다.

심장 질환에 미치는 영향으로서 담배의 성분 중에 특히 니코틴의 영향이 크다. 담배 1개는 보통 1g의 담뱃잎으로 만들어졌고, 약 20mg의 니코틴이 포함되어 있다. 한번 깊이 들이쉬면 1mg의 니코틴이 흡수된다. 니코틴은 낮은 농도 조건에서는 교감 신경절 세포를 흥분시키며, 높은 농도 조건에서는 이를 마비시킨다.

어떤 학자는 습관성 흡연자가 담배를 피울 때 혈액 응고 시간이 빨라진다는 보고를 하였다. 이 사실로 미루어 볼 때 흡연은 심근경색을 일으킬 수 있는 원인이 될 수도 있다. 또 어떤 학자는 흡연자의 남자 부검 예에서 분류성 동맥경화의 빈도가 많다고 했다. 또 다른 사람은 분류성 동맥경화는 나이와 더불어 증가하는데 담배를 피우지 않는 사람은 15%, 하루 20개 피우는 사람은 37%, 40개 이상 피우는 사람은 40%에서 관상동맥의 분류성 동맥경화를 발견하였다고 보고하였다.

흡연과 심장병 사이의 역학적 관계를 검토한 자료에 의하면 1965년 미국에서 심장 혈관병으로 죽은 사람이 100만 명이라고 한다. 이 중에 심장 관상동맥의 심한 분류성 동맥경화에 의한 사망이 60만 명을 차지하고, 그 다음으로 많은 사망 원인이 폐심증인데 이것 역시 흡연과 밀접한 관계를 가지고 있다.

1920년 이래 심장 관상동맥 질환에 의한 사망률과 담배 소비량 사이에 평행 관계가 이루어지고 있다는 조사가 보고되었다. 또한 8년 동안 조사한 어느 조사자의 보고에 따르면 35~44세와 45~54세 군에서 하루 20~40개의 담배를 피우는 사람은 피우지 않는 사람보다 사망률이 각각 5배, 10배 많았고, 55~64세와 65~74세 군에서도 각각 2배나 높았다. 또 심장 관상동맥 질병으로 급사한 빈도는 피우지 않는 사람보다 보통 정도로 피우는 사람은 3배, 많이 피우는 사람은 5배나 많았다.

## 5) 담배는 호흡기 질병을 일으킨다.

전 세계적으로 폐암은 날로 증가하는 추세에 있고, 우리나라도 사망률에 적지 않은 비중을 차지하고 있다.

어느 나라에서 폐암 환자에 대하여 3000건 이상의 조사 성적을 종합한 결과를 보면 다음과 같다.

- 담배를 피우는 사람은 확실히 폐암에 잘 걸린다.
- 폐암에 걸리는 위험도는 가치담배를 피우는 기간과 하루에 피우는 양과 비례한다. 그러나 담배를 끊으면 줄어든다.
- 파이프를 쓰거나 잎담배를 피우는 사람은 피우지 않는 사람에 비하여 폐암에 걸리는 위험도는 높지만, 가치담배를 피우는 사람보다 적다.

또 다른 학자는 100만 명 이상의 남녀를 4년 동안 조사한 결과에 의하면 가치담배를 피우는 사람이 폐기종 또는 기관지염과 폐기종으로 사망하는 비율이 높았다. 그리고 42,000세대 134,000명에 대하여 만성기관지염, 폐기종에 걸린 상태를 조사한 자료에 의하면 담배 피우는 양이 많을수록 이들 질환에 걸리는 비율이 증가되는 것을 발견하였다.

흡연자는 유행성 감기나 폐렴으로 사망하는 비율이 높고, 호흡기 감염률이 많아 기침이나 가래가 많고 폐 기능 장애를 일으키기 쉽다.

## 6) 담배는 소화기 질병을 일으킨다.

담배를 많이 피웠을 때 위가 나빠져서 메스껍기도 하고, 대변을 보고 싶기도 하며, 식욕이 떨어지는 것을 누구나 체험할 수가 있다. 그 원인은 니코틴의 작용에 의한 것인데 니코틴은 말초 신경절에 작용하여 처음에는 신경을 자극하지만, 나중에는 마비 작용을 일으킨다. 또 소화기를 자극하여 불필요하게 위산을 분비시키고, 위장 근육의 수축을 억제하여 소화 장애를 일으킨다.

또한 중추 신경 작용으로 급성 중독 증상이 일어나 메스꺼움과 설사가 발작적으로 생기기도 한다. 만성 중독 증상으로 식욕이 떨어지고 체중이 떨어진다. 어느 조사 결과에 의하면 흡연자는 비흡연자에 비하여 위암, 간암, 췌장암, 간경변증, 위궤양 등으로 사망하는 비율이 남녀 모두에게서 높게 나타났다.

## 7) 담배는 뇌신경 장애를 일으킨다.

만성적인 담배 중독자에게는 시신경염이 많이 발생하기 때문에 점차 시력이 나빠지고 밤눈 어두움증, 조절 쇠약, 색신 장애 등이 온다. 또한 흡연으로 척수 소뇌성 운동 실조증이 더 나빠졌다는 조사 결과가 있다. 즉, 50세 이상 되는 남자에게 걸음과 일상 동작에서 운동 실조와 언어 장애가 있었는데, 담배를 피움으로 이 증상들이 더 나빠진 것을 발견하였다.

이와 같이 담배는 무의미한 취미와 습관으로부터 온 것으로 여러 가지 질병을 일으키거나 악화시키는 중요한 인자라는 것이 명백한 결과이다. 이렇게 볼 때 금연은 각종 질병을 예방하고 수명을 연장시키는 방법으로 가장 중요하다고 본다. 그러므로 흡연을 최소화하거나 완전히 금연하기 위하여 노력해야 할 것이다.

## 8) 담배를 끊는 방법

담배를 끊는 방법에는 5가지가 있는데, 이 중 본인이 좋다고 생각되는 방법을 선택한다.

(1) 절연법
　① 담배를 가지고 다니지 말고 찾기 힘든 곳에 두고 재떨이, 라이터, 성냥 등을 없앤다.
　② 담배 대신 무가당 껌이나 은단 등으로 대치한다.
　③ 하루 중 첫 담배를 늦춰서 피우고 마지막 담배를 앞당겨 피우며 잠자리에 일찍 든다.
　④ 공공 장소나 교통 수단 내에서는 되도록 금연 구역을 택한다.
　⑤ 식사 후에는 즉시 양치질을 하고 물을 한 컵 마신다.
　⑥ 담배 생각이 날 때마다 심호흡을 하고 물을 한 컵 마신다.
　⑦ 가족들과 친지들에게 금연 결심을 알려서 도움을 받는다.
　⑧ 담배 피우는 사람이나 장소를 멀리 한다.
　⑨ 새로운 분위기와 새로운 환경을 만들고, 적당한 레크레이션이나 운동을 즐

긴다.

이러한 방법들은 쉽게 시도해 볼 수 있는 방법 같지만 성공률은 그리 높지 않다.

### (2) 단연법

가장 담배 맛이 없어졌을 때, 심신이 가장 한가로울 때 혹은 직장이 연휴로 휴무일 때 등 특정한 시기를 선택해서 단번에 금연을 시도하는 것인데 금연 중에는 특별한 생활 계획이 필요하다. 담배를 끊기로 결심했다가 실패할 때 허탈감을 느끼게 되므로 결심보다는 '결심하기로 선택했다.' 는 편안한 마음으로 실천하기로 한다.

### (3) 약물 요법

니코틴 껌이나 니코틴 패치가 있으나 약물만으로는 완전한 금연을 유도하지 못한다. 흡연자가 금연을 실행할 때 금단 현상을 방지해 줄 수 있는 장점이 있지만, 의존성이 생기게 되므로 장기간 이용이 어렵다.

### (4) 자기 심리 요법

금연하는 방법 중에 가장 확실한 방법이며 꾸준히 노력함으로서 이루어진다.

**① 금연이란 더 높은 보수의 새로운 이익을 얻는다는 것을 생각한다.**

담배를 사는 돈으로 특별한 친구의 선물이나 자신이 좋아하는 것을 무엇이든지 살 수 있다. 예를 들면 하루 한 갑의 담배를 피우는 사람이 금연한다면 1년에 약30만 원 정도를 저축할 수 있다. 또한 어려운 일을 완수했다는 성취감을 느끼게 될 것이다. 그리고 자신의 인생을 더욱 잘 꾸밀 수 있을 것이다. 금연을 함으로써 다른 어려운 일에 대해서도 자신감을 가지게 될 것이다.

**② 금연으로 얻어지는 보상을 생각한다.**

금연에 성공한 자신은 스스로 생각해도 아마 매우 자랑스러울 것이다. 당연히 그럴 만하다. 흡연과의 싸움에서 승리하기란 여간 어려운 일이 아니므로 이제 자신은 다음과 같은 보상을 받았다고 생각한다.

• 첫째, 흡연의 불결함과 악취로부터 완전히 해방되었다.

• 둘째, 계단이나 언덕을 더욱 쉽게 오르내릴 수 있게 되었다.

- 셋째, 상쾌한 호흡과 건강한 잇몸을 유지할 수 있게 되었다.
- 넷째, 폐암, 구강암, 후두암, 그리고 심장병과 폐질환 등에 걸릴 확률이 훨씬 낮아졌다.
- 다섯째, 주머니에는 전보다 훨씬 더 많은 돈이 남아 있게 되었다.
- 여섯째, 무엇보다 자신은 이제 훨씬 더 건강해지고 자신감이 생기게 되었다.

  이러한 생각을 가지고 꾸준히 노력한다면 반드시 금연에 성공할 수 있을 것이다.

### (5) 금연침 치료법

귀의 금연침 경혈에 침을 놓으면 점점 담배 맛이 떨어져 담배 연기가 역겨워진다. 일주일에 한번씩 금연침을 맞는데 흡연량에 따라서 치료 기간의 차이가 있다. 대개 1개월이면 효과를 얻을 수 있다.


## 3. 충분한 수면(睡眠)

사람을 비롯해서 모든 온혈 동물은 낮에 일하고 밤에 잠을 잔다. 사람은 가장 능률적으로 일하고, 가장 능률적으로 휴식하는 생활 양식을 가지고 있다. 건강한 사람일수록 충분히 잠을 잔다. 잠을 자는 것은 뇌신경 계통의 중요한 휴식 방법이다. 그래서 잠 잘 때에 뇌신경 계통은 휴식 상태에 있게 된다.

잠을 잘 때는 감각기로부터의 자극 전달 기능도 낮아져 있으며 뇌의 흥분성도 진정된다. 온몸의 골격근은 이완되고 호흡 운동에 참여하는 근육만이 약간의 수축 활동을 계속한다. 자율 신경 활동도 저하되어 심장의 박동과 호흡이 느려진다. 소화기 계통의 활동도 낮아진다. 비록 잠자기 직전에 식사를 해도 소화 작용은 낮아진다.

물질 대사는 저하되고 체온도 낮아진다. 여름에 체온이 낮아지면서 땀이 나는 경우가 있지만, 정신적·육체적 소모는 최소한 적다. 자고 나면 전날의 피로는 없어지거나 뚜렷하게 줄어들며 상쾌해진다. 잠을 자고 나면 졸음이 없어지고, 피로로부터 회복되어 몸이 거뜬해진다. 잠은 내분비 기능을 활발하게 해 준다.

잠을 잘 때에는 성장 호르몬, 단백동화 호르몬, 유즙 분비 호르몬 등 성장과 영양에 관여하는 호르몬이 많이 분비된다. 젖을 먹는 어린아이는 하루 중에 여러 차례 잠을 자며, 혈중 성장 호르몬의 농도 정점은 큰 변동이 없이 항상 일정한 정도의 수준을 유지하고 있다. 젖먹이 엄마의 젖을 많이 나오게 하려면 엄마도 잠을 많이 자도록 해야 한다.

잠자는 시간은 개개인의 소질과 생활 습관에 따라 개인차가 심하므로 일률적으로 규정할 수는 없으나 일반적으로 어른인 경우에는 하루 7~8시간이 필요하다. 잠자는 습관은 매일 잠드는 시간과 일어나는 시간이 일정해야 한다. 이는 고혈압과 동맥경화증을 예방하며, 신경 계통 외에 소화기병, 심장병, 만성 신장염, 신장 증후군, 만성 간염, 간경변증, 갑상선 기능 항진증 등의 치료 효과를 높이는데 도움이 된다. 수면을 통한 심신의 휴식 효과를 얻기 위해서는 이른 밤에 잠드는 것이 건강에 도움이 된다.

잠자는 자세에 따라서 질병 치료와 예방에도 도움이 될 수 있다. 일반적으로 반듯한 자세로 잠자는 경우가 많지만, 개인의 습관에 따라 우측와위 또는 좌측와위 그리고 복와위 등이 있으나 어느 자세가 좋다고 단정할 수는 없다.

반듯하게 자는 경우에는 한쪽 다리를 반쯤 굽혀 세우고 다른 한쪽 다리는 그대로 맥을 놓고 펴는 것이 좋다. 왜냐 하면 반듯하게 눕는 것이 순환기와 호흡기 계통의 부담을 덜어 주기 때문이다. 그러므로 고혈압, 관상동맥경화증, 또는 신장 질환이나 폐질환 등을 치료하는 데도 이 자세가 좋다고 본다. 또 이런 자세로는 비록 잠을 자지 않고 누워 있어도 생리적으로나 역학적으로 가장 안정한 상태이므로 좋은 것이다.

심장병 환자로서 심부전의 경향이 있는 사람에게는 심장부에 해당되는 몸통 부위를 낮추고 머리와 발을 높이고 누우면 심장의 부담과 다리부종을 덜어 준다. 이부자리는 가벼우면서도 상쾌하고 방 온도에 따라 두께가 맞아야 한다. 베개는 낮고 부드럽고 베개 속에서 소리가 나지 않게 만드는 것이 좋다.

침실은 소음이 없고 잠자는데 방해가 되는 것들이 없게 간편하게 꾸며져야 좋다. 침실의 온도는 차가운 겨울에는 20°C 정도로, 여름에는 25°C 아래로 조절하는 것이 이상적이다. 특히 겨울에 방의 온도 조절을 잘 하지 못할 경우 전력을 이용하여 만든 방석이나 모포, 가열기 등은 노인들의 피부를 건조하게 하여 가려움증을 발생시킬 수 있기 때문에 좋지 않다. 또 여름에 선풍기나 냉방 장치를 지나치게 가동하고 자면 방 온도가 떨어지면서 여름 감기 또는 폐렴에 걸리기 쉽다.

수면 장애는 습관성 불면증, 일시적 불면증, 질병에 의한 불면증 등으로 분류할 수 있다. 습관성 불면증은 잠을 못 잔다고 걱정을 하는데 신경증적인 요인이 주요 원인이며 건강에는 별다른 영향이 없는 것이 많다. 그러므로 운동 등 적당한 근육 활동으로 신경증적인 요인을 제거해야 한다. 쾌적한 숙면, 오래 잠자는 것을 바라는 심리 상태를 없애도록 지도해 줄 필요가 있다. 이런 현상은 교감 신경성 체질을 가진 어른들에게 많다. 만일 당뇨병, 신동맥경화로 진단되면 원인 질환을 치료해야 한다. 불면증에 수면제를 습관적으로 복용하는 것을 피해야 한다.

일시적 수면 장애는 갑자기 바쁜 일이 생기거나 여행 등으로 침실 환경이 바뀜에 따라서 일어날 수 있다. 이럴 때는 잠시 동안에 한해서 정신 안정제와 수면제를 써야 한다. 수면 장애가 일어나면 혈압이 오르고 관상동맥경화가 진전되며 협심증 발작이 발생할 수 있으므로 이에 대한 약을 복용할 필요가 있다. 또한 침 치료와 한약 복용으로 혈압을 내리고 진정시키며 수면 장애를 해소시킬 수가 있다.

질병에 의한 불면증은 수술 후에 통증, 외상 후의 통증, 또는 당뇨병, 신장 기능 저하, 그 밖의 내과적 질환으로 심신이 허약할 때 올 수 있다. 이 때는 고통을 덜어 주기 위한 약을 복용시키고, 원인 질병에 대한 치료를 해야 한다.

노인들에게는 잠을 잘 못자고 아침에 일찍 일어나는 것이 노화 현상으로 나타난다. 이를 젊은이와 비교해 보면 자리에 누워 잠들기까지의 시간이 젊은이(21세)는 11분, 노인(82세)은 40분으로 거의 4배나 길다. 또 자다 깨어나는 횟수는 젊은이는 5~8회, 노인은 21회로서 약 4배가 된다.

노인은 젊은이보다 잠들기까지의 시간이 길고 깨어나는 횟수가 많다. 또 깊은 잠을 오래 자지 못해서 항상 잠이 모자라는 감을 느끼게 된다. 그러나 사람에 따라서는 노인이라도 젊은이와 다름없이 잠이 많은 노인들도 있지만, 일반적으로 잠이 적어지는 경향이 있다.

뇌의 생리학적인 측면에서 볼 때는 나이가 많아짐에 따라 더 많은 수면이 요구된다. 80대에는 하루 9시간, 90대에는 하루 11시간의 수면이 필요하다. 그러나 실제로는 오히려 수면 시간이 짧다. 이것은 낮에 정신적, 육체적인 운동량이 적고, 뇌동맥경화로 인한 뇌 혈류량의 감소와 밤에 소변이 잦아지는 이유로 잠을 설치는 경우가 많다고 생각한다.

## 1) 수면 장애를 일으키는 요인

수면 장애는 뇌의 각성 기구와 억제 기구의 평형 조절이 파탄된 상태라고 말할 수 있는데, 이러한 파탄이 불면증 또는 지나친 수면의 형태로 나타난다. 뇌의 기질적, 기능적 장애를 일으키는 질병은 수면 장애를 일으킬 가능성이 크다.

그래서 치료는 원인이 되는 질병을 치료해야 한다. 이것이 어려울 때에는 진정제 또는 수면제를 투여할 수밖에 없다. 그러나 이러한 환자 중에 특히 경증인 경우에는 심리적, 환경적 요인에 관여하고 있는 것이 많으므로 약물 치료와 함께 전시 요법과 생활 관리를 함께 해야 한다.

(1) 뇌의 어떤 장애로 인해서 수면 장애가 오는 경우

　① **기질적 장애로 오는 경우**
　　• 뇌 순환 장애 : 뇌동맥경화증 또는 고혈압증
　　• 뇌 위축 : 노인성 치매
　　• 뇌 손상 : 염증 또는 외상 후유증

　② **기능적 장애로 오는 경우**
　　• 내인성 정신병 : 조울병, 정신 분열병, 약물이나 술에 의한 질병
　　• 내과적 질병에 의한 대사 장애 : 갑상선 질병, 신부전 등

(2) 뇌의 장애와 관계없는 것

　① 환경적 요인 : 소음, 관선, 고온, 저온 등
　② 신체적 요인 : 기침, 숨가쁨, 아픔, 가려움, 적절하지 않은 수면 조절,
　③ 심리적 요인 : 흥분, 긴장, 불안, 잠을 자려고 애를 쓰는 것 등

## 2) 잠을 청하는 방법

충분한 수면을 취하기 위해서는 뇌에 대한 몸 안 밖의 자극이 적어야 하며, 시구부로부터 구심성 흥분이 차단되어야 한다. 이 구심성 흥분이 차단되지 않으면 잠이 오지 않는다.

### (1) 구심성 흥분이 차단되지 않아 잠이 오지 않는 이유

#### ① 외계의 자극에 의한 것

몸에 적당하지 못한 방의 온도와 습도, 환기 불량, 소음, 광선, 냄새, 좋지 못한 잠자리, 깨무는 것

#### ② 몸에 질병이 있을 때

몸에 열이 남, 소화기 장애, 순환기 장애, 호흡기 장애, 비뇨기 장애, 피부 장애, 근육 장애

#### ③ 뇌의 흥분성이 항진되었을 때

정신적 흥분, 여러 가지 약물에 의한 불면증, 중독, 뇌 순환 장애, 뇌 및 뇌막 질병에 의한 것

### (2) 노인이 잠을 잘 자기 위해서 취해야 할 조건

① 저녁 식사 후에 카페인이 들어있는 약을 피하고, 음료수를 적게 마시도록 한다.

② 낮잠을 자지 않도록 한다.

③ 적당한 정신적, 육체적 노동은 육체와 정신 활동의 평형을 유지하게 하여 밤잠을 잘 이루게 한다.

④ 침실에는 소음이 없도록 한다. 조율성을 띠는 고요한 소리는 잠이 잘 오게 한다.

⑤ 방 온도는 개인별로 적당하게 하는 것이 좋다.

⑥ 조명은 아주 끄는 것이 좋다.

⑦ 이부자리는 개인별로 기호에 맞게 하는 것이 좋다.

⑧ 잠은 어느 정도 조건반사적으로 오기 때문에 규칙적인 생활을 하고, 적당한 피로를 조성하는 것이 필요하다.

⑨ 원인이 없이 잠이 오지 않을 때에는 잠자리에 누워서 책을 읽거나 잡생각을 하지 말고, 몸을 뒤척이지 말며, 습관이 된 자세로 가만히 잠을 청해야 한다.

⑩ 위 및 십이지장 궤양으로 밤에 속이 쓰려서 잠을 못 이룰 때에는 잠자기 전에 미리 제산제나 우유 같은 것을 한 컵 마시는 것이 좋다.

⑪ 심부전증으로 앉아서 숨을 쉬는 환자에게는 윗몸을 30~60° 되게 비스듬히 고인 것에 기대게 하고 디기탈리스 등 강심제를 복용한다.

⑫ 호흡기 질환으로 기침과 가래가 많이 나오면 잠자기 전에 흡입 요법을 해야 한다. 그러나 아드레날린이나 에페드린 흡입을 하는 것보다는 코데날(코데인12%, 바르비 탈 88%) 흡입을 하는 것이 좋다.

⑬ 질병으로 몸이 약해져서 잠을 자지 못하는 경우에는 안전한 수면제로 잠을 충분히 자도록 해야 한다.

⑭ 두드러기 같은 피부 소양증으로 잠을 자지 못할 경우에는 항히스타민이면서 최면 작용이 있는 메티프릴론(methyprylon)을 쓰도록 한다.

⑮ 잠자기 전에 약 10분 동안 40°C 이내의 온수로 목욕을 하면 피로가 회복되고, 말초 순환이 좋아지며, 밤 소변량을 줄여 주며, 잠을 잘 이루게 한다. 그러나 목욕물의 온도가 높으면 흥분으로 잠을 들지 못하게 한다.

⑯ 이상의 모든 조치로도 밤잠을 이룰 수가 없을 때는 부득이 적당한 수면제와 진정제를 사용해야 한다. 그러나 이러한 약들이 습관성이 되지 않도록 주의해야 하며, 특히 축적 작용이 있는 수면제와 진정제는 사용하지 말아야 한다. 노인들은 배설 기능이 약해져 있기 때문에 약을 사용할 때 일반적으로 사용하는 양 또는 그 아래로 사용해도 계속 쓰면 중독 증상이 나타날 수 있다. 따라서 이 점을 항상 염두에 두어야 할 것이다.

## 3) 수면제가 정신 활동 기능에 미치는 영향

수면제를 복용했을 때 자기 자신은 기분이 좋고, 정신 활동에 아무 지장이 없는 것처럼 느껴질 수도 있을 것이다. 그러나 첨단 기술로 세밀히 검사를 하면 모두 정신 활동 기능이 일정한 부분 나빠진다는 것이 많은 연구자들에 의해서 보고되었다. 그리고 정신 활동이 수면제를 복용하지 않을 때와 같았다는 검사 성적은 보고되지 않았다.

이처럼 수면제를 계속 사용하게 되면 잠에 대한 정신적, 육체적 의존성이 생기게 된다. 정신적 의존성은 수면제를 사용해야만 자신의 건강 상태를 유지하는데 좋다고 생각하는 것으로 나타난다. 이러한 정신적 의존성은 수면제를 조금 사용하고 싶은 가벼운 정도로부터 매우 갈망하는 상태, 더 나아가서는 수면제를 사용하지 않고서는 못 견디는 상태로 진전된다. 이렇게 되면 동작이 느려지고 사물을 기억하지 못하며, 이해력이 떨어지고 판단력이 나빠지며, 주의 집중력과 작업 능력이 낮아진다.

그러므로 수면제를 되도록 사용하지 말아야 하며, 부득이한 경우 한번은 사용하되 그것도 수면제를 이것저것 바꾸어가면서 사용해야만 내성이 생기는 것을 예방할 수 있다. 그렇다고 오랫동안 사용하던 수면제를 갑자기 중단하면 여러 가지 금단 증상이 나타날 수도 있다. 이 때에는 수면제와 정신 안정제를 잘 배합하여 그 양을 점차적으로 줄여야 한다.

## 4. 일곱 가지 감정을 조절하자.

인간은 7정(七情), 즉 일곱 가지 감정을 나타내면서 살아가고 있다. 7정은 희(喜), 노(怒), 우(憂), 사(思), 비(悲), 공(恐), 경(驚)으로 기쁨, 화냄, 근심, 생각, 슬픔, 두려움, 놀램 등의 감정을 나타내는 것이다.

일반적으로 많은 사람들이 이런 감정을 조절하지 않고 쉽게 나타낸다. 그리고 이런 감정들이 우리 인체에 어떠한 영향을 미치게 된다는 생각을 전혀 하지도 않고 살아가고 있다. 그러나 이런 감정들이 우리 인체에 미치는 영향은 확실하고, 여러 가지 질병을 유발하며, 수명에도 지대한 영향으로 작용하고 있다.

최근에 웃음 치료법으로 아토피 피부병과 중풍을 치료한다는 연구 보고가 있었다. 실제로 웃음 치료법의 효과가 인정되어 환자들이 웃음 치료법으로 질병을 치료하여 건강한 삶을 살아가는 사람들도 많이 있다는 보도가 있었다. 그래서 요가라든가 기체조, 단전 호흡 등을 통해서 감정을 조절함으로써 건강을 되찾는 사람들이 많아졌다.

일곱 가지 감정은 혼(魂), 신(神), 의(意), 백(魄), 지(志)의 다섯 가지 신(神)이 주관하고, 이들 다섯 가지 신(神)은 심장의 신(神)이 관장하고 있다. 신(神)은 심장(心臟) 속에 간직하고 온몸을 다스리는 군주(君主)와 같은 역할을 한다. 심장의 신을 마음이라고 칭하기도 한다. 그래서 마음을 다스리는 것이 중요하고, 마음은 한의학적으로 심장(心臟)의 기능이라고 말하기도 한다. 마음 속으로 두려워하고 걱정하며 생각을 지나치게 하면, 신(神)이 상하여 무서워하고 저절로 정신을 잃게 된다. 그리고 살이 빠지고 머리털이 까칠까칠하며 얼굴빛이 나빠지고 겨울철에 사망하게 된다.

지나치게 겁을 내고 사색과 걱정을 많이 하면 걷잡을 수 없이 무서워하게 되며, 비애(悲哀)가 마음을 동요시켜 기(氣)가 끊어지게 되어 사망하게 된다. 그런가하면 지나치게 기뻐하고 즐거워하는 사람은 신(神)이 흩어져서 간직하지 못하게 된다. 그리고 근심을 풀지 못하는 사람은 기가 막혀서 돌지 못한다. 지나치게 성내는 사람은 갑자기 기절하고, 몹시 무서워하는 사람은 신(神)이 흩어져서 정신을 차리지 못한다.

일곱 가지 감정은 정도에 따라서 오장(五臟)과 신체에 영향을 미쳐 여러 가지 질병을 일으키게 된다.

기쁨과 즐거움은 심장(心臟)과 폐장(肺臟)이 관련이 있고, 지나치면 백(魄)이 손상된다. 이럴 때는 미치고 사람을 알아보지 못하며 살갗이 마르고, 머리털이 까칠까칠해지고 얼굴색이 나빠지며 여름에 사망한다. 기쁨은 심(心)과 관련이 있다. 웃음은 기쁨의 표현이다. 기쁨은 심(心)에서 생겨서 폐에서 만들어진다. 그래서 기쁨이 지나치면 심과 폐 두 장기가 상하게 된다. 갑자기 너무 기뻐하면 양기를 손상시킨다. 그러나 적당히 기뻐하는 것은 기가 고르게 되고, 영위(營衛)가 잘 돌기 때문에 기가 완화된다. 너무 기뻐하여 심(心)을 상하게 되면 빨리 걷지 못하고 오래 서 있지 못한다.

노여움은 간장(肝臟)과 관련이 있다. 노여움이 풀리지 않으면 지(志)가 손상되고, 그러면 전날에 했던 말을 잘 잊어버린다. 또 허리를 굽혔다 폈다 하지 못하고, 머리털이 까칠까칠하고 얼굴빛이 나빠지며 늦여름에 사망한다. 몹시 성내면 음(陰)을 손상시키고, 기가 끊어지고, 혈액이 상초에 몰리게 되어 기절한다. 혈액이 상초(上焦)에서 흩어지고 하초(下焦)에 몰리면 가슴이 답답해지고 놀라면서 성질을 잘 낸다. 몹시 성을 내서 간(肝)을 상하게 되면 기(氣)가 위로 치밀어서 견디기 어렵고, 열기로 가슴이 울리고 숨결이 끊어질 듯하여 숨쉬기가 어려워진다. 심해지면 피를 토하고 설사를 한다.

근심은 비장(脾臟)과 관련이 있다. 그래서 근심이 풀리지 않으면 의(意)를 상하게 되고, 의가 상하면 속이 어지럽고 팔다리를 잘 쓰지 못하게 된다. 또 머리털이 까칠까칠하고 얼굴색이 나빠지며 봄철에 사망하게 된다. 비장(脾臟)에는 지(志)가 있어서 근심을 하게 된다. 근심을 많이 하면 기(氣)가 가라앉는다. 근심이 풀리지 않으면 비(脾)의 신(神)인 의(意)를 손상시킨다. 근심을 많이 하면 기(氣)가 막혀서 잘 돌지 못한다. 대개 근심하면 기가 가슴에 막혀서 가슴이 답답하고 기와 맥이 끊어져서 위아래가 잘 통하지 못한다. 기가 속에서 심하게 막히면 대소변이 나가는 길이 막혀서 잘 나가지 못한다.

사색하는 것은 비장(脾臟)이 관계가 있다. 너무 지나치게 생각을 많이 해서 비(脾)를 상하게 되면 기가 멎어서 돌지 않기 때문에 중완(中脘)에 덩어리가 생겨서 음식을 먹지 못하고, 배가 불러 오르고, 그득하고 팔다리가 나른해진다. 몹시 슬퍼하여 심포락(心包絡)을 상하게 되면 건망증이 심해지고 사람을 잘 알아보지 못하며, 잘 간직해 두었던 물건을 잊어버려서 그것을 찾지 못한다. 그리고 힘줄이 당기고 팔다리가 붓는다.

슬픔은 폐장(肺臟)과 관련이 있다. 슬픔이 마음을 움직이게 하면 정신을 손상시켜 미치고 잊어버리기를 잘하며, 세밀하지 못하여 정신을 바로잡지 못한다. 이런 사람은 음낭이 줄어들고, 힘줄이 당기며 갈빗대를 잘 놀릴 수가 없고, 머리털이 까칠까칠하고 얼굴색이 나빠지며 가을철에 사망한다.

무서움은 신장(腎臟)에 속한다. 무서운 일을 당했던 것이 풀리지 않으면 정기(精氣)가 손상된다. 그러면 뼈가 시큰거리고 위궐(痿厥)이 되어 정액이 가끔 저절로 나온다. 이는 5장(五臟)이 주로 정액을 간직한다는 것을 의미하므로 정기를 손상시키지 말아야 한다. 정기를 손상시키면 정액을 간직하지 못하고 음이 허해지며, 음이 허해지면 기가 없어지고, 기가 없어지게 되면 결국 사망하게 된다. 두려움증이 심하면 신장(腎臟)을 상하게 되고, 그러면 상초(上焦)의 기가 막혀서 돌지 못하고 하초(下焦)의 기만 돌아가게 된다. 이 때 기가 흩어지지 못하면 제 마음대로 결단하지 못하고 구역이 나며 메스꺼워진다. 너무 지나치게 놀라서 담(膽)을 상하게 되면, 신(神)이 머무를 곳이 없어서 마음이 편안하지 못하여 뜻하지 않은 헛소리를 하고 덤비게 된다.

옛날 사람들은 이러한 일곱 가지 감정들을 적당하게 잘 조절하는 법을 일찍부터 실행하도록 배우고 가르침으로써 질병을 예방할 수 있도록 하였다. 또한 감정의 조절과 함께 천지(天地), 즉 우주의 변화에 순응하는 법을 배우고 실천하는 삶을 사는 것이 질병을 예방하고 장수하는 법으로 알고 있었다.

그러기 위해서는 자연의 법칙을 잘 알고, 음양(陰陽)과 호흡 그리고 정기(精氣)를 잘 파악함으로써 그에 맞는 삶을 살아가야 한다. 이렇게 양생(養生)하는 법칙에 맞추어 살아간다면 신기(神氣)와 근육이 온전하게 되어 천지와 마찬가지로 나이를 셀 수 없도록 장수할 수가 있다고 하였다. 이러한 사람을 진인(眞人)이라고 하였고, 상고 시대(上古時代)에 있었다고 한다.

일상 생활을 하면서도 도덕을 잘 지키고, 음양에 적응하며, 사시사철의 기후에 잘 맞게 생활하고, 세상 풍속을 떠나서 정(靜)을 잘 간직하고 신(神)을 온전히 하면 천지 사이를 왕래할 수 있다고 하였다. 또한 먼 곳까지도 보고 들을 수 있으며, 진인처럼 장수할 수가 있다고 하였다. 이러한 사람을 지인(至人)이라고 하였고, 중고 시대(中古時代)에 있었다고 한다.

장수하는 또 다른 삶의 방법은 천지조화에 따라 살면서 8풍(八風)에 잘 적응하며, 보통 사람들처럼 욕심도 부리지 않고 성내는 일이 없으며, 풍속에 벗어나는 행동을 하지 않고, 세상에 없는 일을 하려고 하지 말아야 한다. 몸을 과로하지 말고,

근심걱정을 하지 말고, 항상 마음을 즐겁게 하고 만족스러운 삶을 살면 육신이 상하지 않고 정신이 산만해지지 않기 때문에 100살은 살 수 있었다. 이러한 사람을 성인(聖人)이라고 했다.

그 다음으로 자연의 법칙에 따라 해와 달, 별이 운행하는 것과 음양의 변화에 순응하고, 사시사철을 분별할 줄 알며, 상고 시대 진인처럼 양생하는 법칙에 부합되는 삶을 살려고 노력하는 사람을 현인(賢人)이라고 했다. 역시 수명을 오래 연장시키고 장수할 수 있었다.

옛날 사람들은 이렇게 모든 사물의 이치에 아주 밝고 양생을 잘 해서 오래 사는 사람들을 4부류로 구분하였다. 일반적으로 수양이 제일 높아 모든 진리를 완전히 깨닫고 양생을 잘하여 늙지 않고 오래 장수하는 사람을 진인(眞人)이라 하였고, 그 다음 단계의 사람을 지인(至仁)이라고 하였다. 그리고 사물의 이치에 밝고 양생법에 맞게 자기의 몸을 잘 수양하는 사람을 성인(聖人)이라고 하였으며, 그 다음으로 현인(賢人)이라고 하였다.

여기에서 8풍(八風)이라고 하는 것은 바람을 가리키며, 남풍, 서남풍, 서풍, 서북풍, 북풍, 동북풍, 동풍, 동남풍을 칭한다. 이러한 8풍은 질병의 원인으로 작용할 때 8가지 악풍(惡風)이 되어 대약풍, 모풍, 강풍, 절풍, 대강풍, 흉풍, 영아풍, 약풍이 된다.


## 5. 양생법(養生法)의 생활

옛날 사람들에게는 질병을 예방하고 장수하기 위하여 여러 가지 생활 규칙을 지키고 몸을 다스리는 법이 있었는데 이를 양생법이라고 하였다. 사람의 본래 수명은 120살이다. 사람은 누구나 타고난 원기(元氣)를 소유하는데, 원기를 모두 잃으면 6양(六陽)이 없어진다. 나이가 64세가 되면 양기(陽氣)가 없어지고, 음기(陰氣)도 허약해져서 오래 살 수 없다. 이 때부터라도 양생법을 알고 양생법에 따라서 생활하면 누구나 장수할 수 있다.

## 1) 4계절의 기후에 맞게 정신을 수양하는 양생법

봄철 3개월은 만물이 묵은 것에서 새것으로 생기는 계절이므로 천지간에 생기가 모두 다 발동하여 만물이 소생하고 번영하는 계절이다. 밤에 일찍 자고, 아침에 일찍 일어나서 산책을 하면서 머리를 풀고 몸을 편안하게 해 준다. 마음을 밝게 하고, 만물의 생장을 도와 주고 죽이지는 말아야 한다. 또 주기는 하되 빼앗지는 말며, 상은 주되 벌은 주지 말아야 한다. 이것이 봄철의 양생법이다.

여름 3개월은 만물이 번식하고 아름답게 자라는 계절이다. 이 때는 천지의 기가 서로 합쳐져서 만물에는 꽃이 피고 열매가 열린다. 밤에 일찍 자고, 아침에 일찍 일어나며, 햇빛을 싫어하지 말고 성내는 일이 없게 해야 한다. 꽃이 피어나는 것처럼 사람의 양기(陽氣)가 밖의 기운과 잘 소통하게 해야 한다. 이것이 여름철에 몸을 수양하는 방법이다.

가을철 3개월은 만물이 거두어들이고 성장을 멈추는 계절이다. 이 때에 천기(天氣)는 쌀쌀해지고 지기(地氣)는 깨끗해진다. 밤에 일찍 자고, 아침에 일찍 일어나야 한다. 닭이 울면 일어나서 마음을 안정하고, 쌀쌀한 가을의 기분이 없게 한다. 신기(神氣)를 거두어 들여 가을 기운에 적응하도록 하고, 마음 속에 다른 생각이 없게 함으로써 폐기(肺氣)를 맑게 한다. 이렇게 하는 것이 가을의 기운에 맞게 거두어들이는 도(道)이다.

겨울철 3개월은 음기(陰氣)가 왕성하여 양기(陽氣)가 아래로 내려가기 때문에 만물의 기운이 땅 속으로 들어가는 계절이다. 이 때는 물이 얼어 땅이 얼기 때문에 양기(陽氣)가 요동치지 못한다. 이 때는 일찍 자고 늦게 일어나는데 반드시 해가 뜬 뒤에 일어나야 한다. 마음은 남에게 보이지 못할 물건을 가지고 있는 것처럼 깊숙이 간직하며, 추운 곳을 피하고, 따뜻한 곳에 있으면서도 피부에 땀이 나서 기운이 빠지지 않게 해야 한다. 이것이 겨울철에 맞게 순응하는 방법이다.

4계절의 음양 변화는 만물의 근본이다. 그러므로 성인은 봄과 여름에 양기를 보양하고, 가을과 겨울에는 음기를 보양하여 그 근본에 순응하면서 만물과 같이 탄생하고 자라나는 속에서 지내는 것이 중요하다. 만일 근본에 어긋나면 생명의 근원을 손상시켜서 진기(眞氣)를 어지럽게 한다. 그러므로 사계절의 음양 변화는 만물의 시초인 동시에 종말이며 죽고 사는 근본이다. 이를 거역할 때는 해를 입으며, 이에 순종하면 질병이 생기지 않는다. 이것이 양생법의 기본이다.

## 2) 사철에 맞게 몸을 조섭하는 법

잠잘 때 겨울에는 머리를 차게 하고, 봄, 여름, 가을에는 머리와 발을 모두 차게 한다. 그믐에는 목욕을 하고, 초하룻날에는 머리를 감는 것이 좋다. 배고플 때는 목욕을 하지 말고, 배부를 때에는 머리를 감지 말아야 한다.

봄과 여름에는 동쪽, 가을과 겨울에는 서쪽을 향해서 누워야 하며, 머리는 북쪽을 향해서 눕지 말아야 한다. 대체로 큰 바람과 큰 비, 짙은 안개와 심한 더위, 심한 추위, 모진 눈을 조심해야 한다. 갑자기 폭풍우나 우레와 같은 번개 또는 몹시 어두운 때를 만나게 되면 방에 들어가서 문을 닫고 향을 피우고 단정히 앉아 있어야 한다.

4계절 중에서 여름철이 조섭하기가 가장 어렵다. 심장 기운은 왕성하고, 신장 기운은 쇠약하여 정기를 아끼는 것이 첫째 가는 조섭이다. 문을 닫고 누워서 자며 정신을 너무 쓰면 안 된다. 또 얼음물과 찬 과일을 지나치게 먹어도 해롭다. 가을철에 학질이나 이질에 걸리기 쉽다.

여름 한 계절은 사람의 정신이 피로해지는 시기이다. 그리고 심장은 왕성해지고, 신장은 쇠약해진다. 신장이 쇠약함에 의해서 물이 생기고, 그것이 가을에 이르러 응결되고 겨울에 가서는 굳어진다. 그러므로 여름에는 더욱 신장을 보양하고 아껴야 한다. 여름에 노인과 젊은이 할 것 없이 모두 더운 음식을 먹는다면 가을에 곽란으로 토하거나 설사하지 않는다. 뱃속이 늘 따뜻하면 모든 병이 생기지 않고 혈기가 왕성해진다.

## 3) 마음을 다스려서 질병을 예방하고 치료하는 양생법

질병을 예방하고 치료하기 위해서는 먼저 마음을 다스려야 한다. 마음을 바로 잡으면 수양하는 방법에 도움이 된다. 그러기 위해서는 마음 속에 있는 의심과 염려스러운 생각 그리고 일체의 헛된 잡념과 불평, 욕심 등을 다 없애버리고 지난날

지은 죄를 뉘우쳐야 한다. 그리하여 몸과 마음을 편안하게 해서 자기 자신의 생활 방식이 자연의 이치에 부합되게 해야 한다.

오랫동안 그렇게 하면 결국 정신이 통일되어서 저절로 마음이 편안해지고 성품이 화평해진다. 이렇게 되면 세상 모든 일이 다 공허한 것이고, 온종일 하는 일이 모두 헛된 것이라는 것을 알게 된다. 또한 내 몸이 있다는 것도 다 환상이며, 화와 복도 없는 것이며, 죽고 사는 것이 한갓 꿈과 같다는 것을 알게 된다. 그러면 모든 것을 깨닫게 되고, 모든 문제가 다 풀리게 되며, 마음이 자연히 깨끗해지고 질병이 저절로 낫게 된다. 이렇게 되면 약을 먹지 않아도 질병이 치료된다.

몸을 단련하는 요령은 정신을 통일시키는 데 있다. 정신이 통일되면 기(氣)가 모이고, 기가 모이면 단(丹)을 이루며, 단이 이루어지면 형체가 든든해지고, 형체가 든든해지면 정신이 건전해진다. 형체를 잊어버려 기를 수양하고, 기를 잊어버려 정신을 수양하고, 정신을 잊어버려 잡념을 없애도록 수양한다. 본래 "아무것도 없는데 어느 곳에 티끌인들 붙겠는가?"라는 말은 이것을 뜻한 것이다.

사람의 마음은 우주의 법칙과 일치한다. 도(道)는 마음으로 닦고, 마음을 닦을 줄 아는 사람은 도로써 마음을 본다. 마음으로써 도를 통하게 되므로 도가 곧 마음이다. 여기에서 말하는 마음이라는 것은 사람의 마음을 말하는 것이 아니고 하늘의 마음을 일컬은 것이다. 즉, 해가 지면 달이 뜨고, 달이 지면 해가 뜨는 것과 같이 해와 달이 뜨고 지는 것이 저절로 도는 것이 아니다. 북두칠성 도는 대로 도는 것이 사람의 마음이며, 하늘의 마음이다. 이것이 한 뜻으로 합치되면 눈 한번 깜박일 때 음양이 돌아가는 것과 같다. 하늘에서는 북두칠성이 중심이 되고, 사람에게서는 마음이 중심이 된다. 마음이 몸에서 운행하는 것은 북두칠성이 하늘에서 운행하는 것과 같은 것이다.

하늘의 축이 돈다는 것은 한밤중에 양기가 처음 발동하는 때이다. 하늘의 축이 움직이려 할 때에 사람의 마음도 움직여 그에 순응하게 하면 하늘과 사람이 합치되어 발동하고, 안팎이 서로 맞아서 금단(金丹)이 성공하게 된다. 사람의 진기가 단전(丹田)으로 내려오면 양기가 회복되기 시작한다. 양기가 처음 돌아오는 증후는 따뜻한 기운으로 알게 된다.

## 4) 아침에 적당한 운동과 호흡으로 하는 양생법

몸을 수양하고 섭생하는 방법은 여러 가지가 있고, 그 방법을 선택하는 것도 사람에 따라 다르다. 그러나 정(精)을 상하거나 기(氣)를 소모하거나 신(神)을 상하는 일이 없도록 해야 한다. 이 3가지는 도가(道家)들이 주장하는 정(精)을 보전하고 기(氣)를 보전하며 신(神)을 보전한다는 것을 말하는 것이다.

매일 아침 첫닭이 올 때(5시)에 곧 일어나서 이불을 감고 앉아서 호흡을 조절하면서 이빨을 쪼고 정신을 집중해서 오래 있으면 신기(神氣)가 안정되면서 화기(火氣)가 돈다. 이 때 온몸의 기혈을 잘 돌게 하기 위하여 적당한 운동을 몇십 번 하면 온몸이 편안해지고 혈맥이 저절로 잘 통하는 것을 느끼게 된다. 그리고 침이 나오고 신기(神氣)가 온몸에 충만하게 된다. 이 때 침을 삼켜 단전(丹田)으로 내려 보내 원양(元陽)을 보해 준다.

그런 다음 평소에 복용하던 보양하는 약을 먹고 두 손을 비벼서 뜨겁게 한다. 그것이 끝나면 머리를 빗고 양치질을 하고 세수를 하며 향불을 피우고 정신을 집중시킨다. 그 다음 천천히 뜰을 100걸음 정도 거닐다가 해가 떠서 3~5발 올라오기를 기다렸다가 죽을 먹는다. 다음에는 손으로 배를 문지르고 다시 200~300걸음을 거닌다.

## 5) 침을 삼키고 안마(按摩)하는 양생법

사람은 누구나 늘 침을 삼키면 오래 살고 얼굴에 윤기가 난다. 닭이 올 때, 이른 새벽, 해가 뜰 무렵, 10시~11시, 12시, 오후 4~5시, 해질 때, 땅거미가 들 때, 밤 12시, 이렇게 하루 아홉 번 자기의 침으로 양치질해서 삼키면 장수할 수 있다.

밤잠에서 깨어나 이를 아홉 번 쪼고 침을 아홉 번 삼킨 다음 손으로 코의 양쪽을 아래위로 수십 번씩 문지른다. 또한 매일 아침 일찍 일어나서 이를 쪼고 침으로 양치하며 입안에 가득 차게 한다. 이것을 삼킨 다음 숨을 멈추고 오른손을 위로 넘겨 왼쪽 귀를 14번 잡아당기고, 또 왼손을 머리 위로 넘겨서 오른쪽 귀를 14번 잡아당긴다. 이렇게 하면 귀가 밝아지고 오래 살 수 있다.

그리고 손바닥을 비벼서 뜨겁게 한 다음 양쪽 눈을 비벼주기를 매일 14번씩 하면 눈에 예막(臀膜)이 자연히 생기지 않고 눈이 밝아지며 풍을 없앤다. 이마를 자주 문질러 주는 것은 천정(天庭)을 수양하는 것인데, 머리털이 난 곳에서 뒤로 쓰다듬기를 14번씩 하면 얼굴이 자연히 윤기가 난다. 또한 가운데 손가락으로 코의 양쪽을 20~30번씩 문질러서 겉과 속이 다 뜨거워지게 한다. 이것은 소위 코에 물을 대서 폐를 축여 준다는 것과 같다. 손으로 귓바퀴를 문질러 주기를 횟수에 관계없이 여러 번 하는 것은 귓바퀴를 수양해서 신기(腎氣)를 보하여 귀가 먹는 것을 미리 예방하는데 있다.

## 6) 옛날 사람들의 좋은 양생법

(1) 눈을 감고 발을 괴고 편히 앉는다.

(2) 엄지손가락이 속으로 들어가도록 주먹을 쥔다.

(3) 정신을 모아 36번 이빨을 쪼고, 두 손으로 깍지를 끼고 목 뒤를 안아 귀까지 막고 아홉 번 숨 쉴 때까지 기다린다.

(4) 손가락으로 좌우 귀 뒤 뼈를 24번 퉁긴다.

(5) 두 손바닥으로 두 귀를 덮고 둘째 손가락으로 가운데 손가락을 눌러 뒤통수를 24번 튕긴다.

(6) 좌우로 목을 돌려 어깨를 돌아보아 켕기도록 하여 24번 한다.

(7) 입 안에서 혀를 돌려 36번 꿀떡거려 침이 가득 차면 3번 갈라 넘긴다.

(8) 코로 맑은 공기를 마신 후 숨을 죽이고 조금 있다가 손을 비벼 뜨거워진 뒤 천천히 숨을 내쉰다.

(9) 두 손을 뒤로 돌려 허리를 문질러 더워지게 한 후 꼭 누른다.

(10) 다시 한번 숨을 모은 뒤에 불기운을 생각하며 배꼽 밑의 단전을 불로 태우는 생각을 하여 몹시 뜨거운 감이 생기도록 한다.

(11) 고개를 숙이고 팔다리를 쭉 펴서 팔을 하나 올리면 하나 내리기를 36번 반복한다.

(12) 단전에서 뜨거운 기운이 정수리로 올라가게 하고, 맑은 공기를 코로 들이쉰 다음 잠깐 숨을 죽이고 또 두 다리를 앞으로 쭉 편다.

(13) 양쪽 손가락을 깍지 끼고 두 팔을 쳐들어 올렸다가 고개를 숙이고 팔을 편 채로 앞으로 내려 두 발을 13번 잡아당긴 다음 발을 고이고 앉는다.

(14) 입에 침이 생기거든 혀를 굴려 모은다. 꿀꺽거려 삼키기를 한입을 세 번 갈라 세 입에 아홉 번 꿀꺽꿀꺽 삼키고는 온갖 맥이 고르게 신체 운동을 한다.

(15) 어깨와 몸통 돌리기를 24번 하고, 한 팔을 내리면서 다른 한 팔을 올리기를 24번 한다.


이렇게 하면 단전의 뜨거운 기운이 아래로부터 타올라와 온몸을 다 태우는 듯한 감이 나타난다. 이 때에는 입을 다물고 숨을 죽이며 잠시 있도록 한다. 이와 같이 꾸준히 양생법을 실행하면 마귀도 접근할 수가 없고, 꿈자리도 편안하고, 추위도 안타며, 더운 줄도 모른다.

첫 새벽에 때를 맞춰 하고 나면 기혈 순환이 잘 되고 팔괘(八卦)가 잘 돈다.


## 7) 양생법의 비결

(1) 말을 적게 하면서 속에 있는 기운을 보양할 것

(2) 성생활을 조절하면서 정기를 보양할 것

(3) 기름기 없는 음식을 먹어 혈기를 보양할 것

(4) 침을 삼켜서 5장(五臟)의 기운을 보양할 것

(5) 성을 내지 않아서 간기를 보양할 것

(6) 맛있는 음식으로 위기를 보양할 것

(7) 사색과 걱정을 적게 하여 심기를 보양할 것

(8) 머리를 수양할 것. 머리를 자주 빗고 얼굴을 자주 씻으며 이를 자주 쪼고 침을 늘 삼키고 기를 정밀하게 단련시키는 것이 좋다.

(9) 욕심을 버릴 것. 그러면 마음이 안정되고 정신이 맑아진다.


## 8) 양생하는 데 어려운 다섯 가지

(1) 공명주의와 이기주의를 버리지 못하는 점

(2) 기뻐하고 성내는 것을 억제하지 못하는 점

(3) 음악과 미색을 버리지 못하는 점

(4) 기름진 음식을 조절해서 먹지 못하는 점

(5) 정신이 허약하고 정기가 흩어지는 것

이 다섯 가지가 마음 속에 없다면 마음이 편안해지고 도덕이 날로 높아져서 좋은 일을 하려고 애쓰지 않아도 복이 오고, 오래 살 것을 바라지 않아도 자연히 오래 살게 된다. 이것이 양생의 기본이다.

## 9) 양생법을 행하는 데 금기 사항

(1) 매일 금해야 할 것은 저녁에 너무 배불리 먹지 말아야 한다.

(2) 매월 금해야 할 것은 그믐에 몹시 취하지 말아야 한다.

(3) 매년 금해야 할 것은 겨울에 멀리 여행을 하지 말아야 한다.

(4) 일생 동안 금해야 할 것은 밤에 불을 켜고 성관계를 하지 말아야 한다.

(5) 감정을 지나치게 발동하지 말아야 한다.
- 너무 기뻐하는 것
- 너무 성을 내어 의지를 상하는 것
- 너무 슬퍼하여 정신을 상하는 것
- 너무 부귀영화를 탐내 도덕을 문란하게 하는 것
- 너무 지나치게 성생활을 해서 정액을 고갈시키는 것
- 너무 많이 보고 듣는 것

눈은 몸의 거울이고 귀는 마음의 창문과 같다. 보는 것이 많으면 거울이 희미해지고, 듣는 것이 많으면 창문이 닫힌다. 얼굴은 정신이 노는 곳이며, 머리털은 뇌수의 표현이다.

근심하면 얼굴이 수척해지고, 뇌수가 줄면 머리털이 희어진다. 정기는 사람의 신령이며, 명랑한 기분은 몸의 보배이다. 지나친 과로는 정기가 흩어지고, 하는 일이 복잡하면 명랑한 기분이 사라진다.

## 10) 다음의 12가지를 적게 해야 한다.

(1) 생각하는 것

(2) 걱정하는 것

(3) 욕심을 내는 것

(4) 일을 하는 것

(5) 말을 하는 것

(6) 웃는 것

(7) 근심하는 것

(8) 좋아하는 것

(9) 싫어하는 것

(10) 화를 내는 것

(11) 보는 것

(12) 듣는 것

## 11) 전해 오는 장수자의 생활 습관

(1) 사람이 몸을 단련하면 모든 병이 생기지 않는다.

(2) 술을 마실지라도 지나치게 취하지 않게 마신다면 모든 병이 자연히 생기지 않는다.

(3) 음식을 먹은 뒤에 1백보 정도 거닐고 나서 자주 손으로 배를 문지른다.

(4) 인일(寅日)과 축일(丑日)에 손톱과 발톱을 깎는다.

(5) 머리를 1백번 빗질한다.

(6) 배부를 때에는 서서 소변을 보고, 배고플 때에는 앉아서 소변을 본다.

(7) 밖에 다닐 때에는 찬바람을 쏘이지 말고, 방에 있을 때에는 작은 틈이라도 없게 한다.

(8) 매일 밤 발을 씻고 잔다.

(9) 너무 배불리 먹는 것은 결국 이로울 것이 없다.

(10) 생각하고 걱정하는 것은 정신을 상하게 한다.

(11) 너무 좋아하고 성내는 것은 기를 상하게 한다.

(12) 언제나 코털을 뽑지 않으며 가래침을 땅에 뱉지 않도록 한다.

(13) 아침에 일어날 때 침대에서 왼발을 내디디고 내려오면 종일 재해가 없고, 사기를 막아내고 악귀를 피할 수 있다.

(14) 칠성보(칠성걸음)를 하면 오래 살고 편안하다.

(15) 신맛을 좋아하면 힘줄이 상하고, 쓴맛을 좋아하면 뼈를 상하고, 단맛을 좋아하면 몸에 이롭지 않으며, 매운 것을 많이 먹으면 정기가 소모되고, 짠 것을 많이 먹으면 수명을 단축한다. 한 가지만 치우쳐서 먹지 말아야 한다.

(16) 봄과 여름에는 성교를 적게 하고, 가을과 겨울에는 양기를 튼튼하게 하기에 힘쓴다.

(17) 혼자 자는 것은 진기를 보존하는 것으로 정숙하게 지낸다.

(18) 돈과 재물을 가지고 있는 것은 본래부터 분수가 있다는 것을 알고, 지금 가진 것에 만족을 느끼는 것이 몸에 이로운 것이다.

(19) 너무 알려고 하는 것은 큰 화근이며, 욕심을 적게 하면 일평생 근심이 없어진다.

(20) 정신이 안정되면 언제나 편안하고, 도덕을 지키면 일생에 좋으니 집안의 벽에 써 두어 뜻있는 사람에게 전한다.

## 12) 기(氣)를 살리려면 말을 적게 하라.

기(氣)는 곧 신의 아버지 격이며, 정(精)은 기의 아들 격이다. 기는 정신의 근본이다. 기가 쌓여서 정을 이루고, 정이 쌓여서 정신을 건전하게 한다. 반드시 정신을 맑게 하고 정숙하게 하면서 그것을 잘 활용하면 자연에 잘 적응된 사람이 될 것이다. 이 이치를 아는 사람이라야 할 수 있는 일인데 사람이 말을 적게 해야 할 이유이다.

## 13) 건강 장수에 음식 조절이 중요하다.

사람의 몸이 중요한 것은 부모에게서 물려받은 몸이기 때문이다. 음식 때문에 몸을 상하는 사람들이 세상에 그득하다. 사람은 목이 마르고 배고플 때 음식을 먹음으로써 생을 이어나간다. 아둔한 사람은 입에서 당기는 대로 음식을 지나치게 먹는데서 질병이 계속 생기게 된다.

병이 처음 생길 때는 그 증상이 정확하지 않아서 음식을 먹고 싶은 대로 먹어서 병이 생기는 것을 소홀히 하다가 병이 심하게 되면 음식을 전혀 먹지 못한다. 그리하여 부모에게 걱정을 끼치고 의사를 찾으며 기도를 드리는 등 온갖 짓을 다한다.

일하는 사람은 기름기 없는 음식을 먹고 산이나 들에서 살면서 부지런히 일하기 때문에 몸이 편하다. '다 같은 기운과 체격을 타고나서 나 혼자서 왜 병이 많은가?' 하고 한번 뉘우칠 때에 정신이 번쩍 들게 된다.

그러므로 주역에 '음식을 조절하라.' 하였고, 맹자는 '조그마한 음식을 탐내 먹고 큰 것을 잃지 말라.'고 하였다. 그리고 '입은 병을 생기게 할 뿐만 아니라 사람의 위상까지도 손상시킨다. 입을 조심하여 음식을 함부로 먹지 말라.'고 하였다.


## 14) 성욕이 건강을 해친다.

사람은 태어날 때에 자연의 기운을 타고 태어난다. 남녀가 배합되어 부부가 되면 아이가 생기게 된다. 남녀가 성숙되어서 혈기가 왕성할 때 결혼을 하여 때맞춰 성교를 하면 아이가 태어나게 된다. 그 요점이 여기에 있는 것이다.

그런데 아둔한 사람은 정욕이 통하는 대로 성생활을 하고서도 욕심을 더 채워보려고 성질이 급하고 독이 있는 약을 보약으로 자주 먹는다. 기(氣)는 양(陽)이고, 혈(血)은 음(陰)이다. 이것들은 몸의 신기(神機)이다. 음이 고르고 양이 든든해야 몸이 언제나 건강할 수 있다. 혈기가 얼마나 되기에 아끼지 않을 수 있겠는가?

음양 관계에서 생긴 몸이 음양 관계에 의해서 해를 보게 된다. 여자가 성욕에 치우치게 되면 욕심을 막을 길이 없는 것이다. 남녀 관계가 엄격하면 집안이 화합할 것이다. 남자가 정색을 탐낸다면 그 집은 자연히 망하게 되고, 위신을 잃을 뿐 아니라 몸도 역시 야위게 된다. 여자를 멀리하면 음탕한 마음이 없어지고, 음식을 맛있고 알맞게 먹으면 몸도 편안해지며 병도 낫는다.

# 제5장 중풍을 이기는 식생활

## 1. 소금

예로부터 우리 민족은 다른 어느 민족보다도 음식 요리에 소금을 많이 사용해 왔다. 음식물에 첨가되는 소금은 음식 맛을 감칠 나게 하기 때문에 소금의 양에 따라서 음식 맛이 달라질 수 있다. 또한 음식물을 오랫동안 발효시키기 위해서 간장, 된장, 고추장, 김치, 젓갈 등 오래 저장해야 하는 여러 가지 음식물에는 반드시 소금이 첨가되어야 한다. 이런 이유로 보아 소금은 우리 민족이 매우 소중하게 여겨 온 조미료임이 틀림없다.

그러나 많은 학자들이 고혈압과 뇌졸중의 원인을 찾아 내는 과정에서 소금의 섭취량에 따라 고혈압과 뇌졸중의 발병 빈도가 다르다는 것을 발견하게 되었다. 통계 자료에 의하면 어느 나라의 어느 지방 주민들이 타지방에 비해서 뇌졸중 빈도가 높은 것을 발견하고 그 원인을 찾아본 결과 소금을 지나치게 많이 섭취한다는 사실을 찾아 내게 되었다. 반대로 고혈압 환자가 적은 지방의 주민들은 소금을 적게 섭취한다는 사실도 알게 되었다.

소금 섭취를 억제하는 것이 경증 고혈압에서 중등도의 혈압 강하 효과가 있다는 것이 보고되었다. WHO 세계 보건 기구는 경증 고혈압인 경우에 1일 4~6g 정도로 소금의 섭취를 억제해야 할 필요가 있다고 권고하고 있다. 경계형 고혈압 환자에게 5~8g 정도의 소금 섭취량을 약간 줄이도록 지도하고, 혈압 강하 요법으로서 유효성을 검토하기 위해서 고정된 고혈압과 비교한 결과 약 6%의 혈압 강하 효과가 있었다. 이런 결과로 경계형 고혈압에 대하여 소금 섭취를 약간 제한하는 것이 혈압 강하 요법으로서 효과가 있다는 것이 증명되었다.

이와 같이 소금의 섭취량에 대해서는 다소 다른 견해가 있다. 즉, 경증 고혈압에 대해서는 혈압 강하 효과가 있음을 인정하고 있으나, 소금을 제한하는 양에 대해서는 의견을 달리하고 있다. 약간의 소금 제한으로도 혈압이 내린다는 견해도 있고, 4~6g 정도로 비교적 엄격한 WHO의 권고도 있어서 정확한 의견일치를 보지는 못하고 있다. 그러나 소금 억제는 될수록 오래 계속할 필요가 있고, 특히 고혈압과 중풍의 유전적인 가족력이 있는 환자는 이를 엄격하게 준수할 필요가 있다.

고혈압과 뇌졸중의 원인은 유전에 의해서 발병된다. 그러나 쥐의 실험 결과 뇌졸중으로 죽는 50% 그룹과 4% 그룹, 정상 그룹에 똑같이 1%의 소금물을 음료수로 먹일 경우에 50% 그룹은 80%, 4% 그룹은 18%가 뇌졸중으로 죽었으나, 정상 혈압인 그룹에서는 전혀 뇌졸중을 일으키지 않았다. 이러한 사실들은 뇌졸중의 유전적인 소인이 많을수록 소금의 섭취가 뇌졸중에 위험하다는 것을 보여 주는 것이다.

쥐를 실험한 결과에 따르면 고혈압을 일으키는 쥐와 뇌졸중을 일으키는 쥐는 소금을 과다하게 섭취할 경우에는 혈압을 더 상승시키고, 뇌졸중의 발생을 더욱 촉진시킨다. 이들에게는 유전적인 소인이 크기 때문에 소금 섭취를 억제한다 해도 고혈압과 중풍은 발생한다.

순환기 질병 예방을 위해서 동물 먹이 실험을 한 결과에 따르면 고혈압을 일으키는 쥐, 뇌졸중을 일으키는 쥐, 동맥에 급성 지방 침착을 일으키는 쥐, 고혈압성 동맥경화를 일으키는 쥐, 정상 혈압성 동맥경화를 일으키는 쥐들은 동맥경화가 발생하는데 유전이 아주 중요하다는 것을 보여 주었다.

이 중에서 고혈압을 일으키는 쥐에게 소금을 많이 넣은 먹이를 주면서 기르는 경우에 뇌혈관 장애와 신장경화증이 발생하는 빈도가 높아졌다. 또 뇌졸중을 일으키는 쥐에게 소금을 많이 섞은 먹이를 주었을 때 1~2개월이라는 짧은 기간에 뇌졸중이 발생하였다.

고혈압성 동맥경화를 일으키는 쥐는 유전적으로 고혈압과 지질 대사 이상이 원인이기 때문에 동맥경화를 빨리 일으키려면 고지방식 먹이를 주는 것이 필요하다. 정상 혈압인 쥐에게는 아무리 오랫동안 고지방식 먹이를 주어도 동맥경화가 발생하지 않는다. 그러나 고혈압성 동맥경화를 일으키는 쥐에게는 혈압이 정상이라도 고지방식 먹이를 주면 뇌혈관을 비롯하여 동맥에 지방이 침착되는 유전적인 소인이 있음을 발견하였다.

또 다른 동물 실험 결과를 보면 쥐 중에서 약 50%가 뇌졸중으로 죽는 계열 A그룹과 4%만 뇌졸중으로 죽는 계열 B그룹, 정상 혈압인 계열 C그룹에게 모두 1%의 소금물을 음료수로 먹일 경우에 A그룹은 80%, B그룹은 18%가 뇌졸중으로 죽었으나, C그룹에서는 전혀 뇌졸중을 일으키지 않았다. 그래서 뇌졸중의 유전적인 소인이 농후한 계열일수록 소금의 섭취를 제한하는 것이 중요하다는 사실을 보여 주었다.

고혈압을 일으키는 쥐와 뇌졸중을 잘 일으키는 쥐에게 소금을 너무 많이 먹이면 혈압 상승을 촉진하고 뇌졸중을 증가시킨다. 이러한 실험 동물들은 유전적인 소인도 강하기 때문에 소금 섭취를 억제시켜도 고혈압과 뇌졸중이 발생한다. 특히 소금을 많이 먹이면 고혈압과 뇌졸중이 빠르게 발생한다는 것이다.

이러한 사실들은 합병증을 일으키는데서 유전과 함께 환경 인자 특히 식이 요법이 중요하다는 것을 보여 준다. 또 동물 실험이 인간의 순환기 질병에서 식사 인자를 분석하는데 의의가 크다는 것을 증명할 수 있었다.

나이가 많아지면 신장 기능이 서서히 떨어지며, 이와 함께 소금의 성분인 나트륨과 칼륨을 조절하는 여러 가지 호르몬에도 영향을 끼친다. 그러므로 노인은 나이가 많아짐에 따라 나트륨과 칼륨의 조절 폭이 좁아져서 배설량이나 섭취량의 적은 변화로도 혈액 속의 나트륨과 칼륨 값에 변화를 일으키기 쉽다.

노인에게서는 나트륨과 칼륨을 조절하는 여러 가지 요인, 즉 심장 기능과 신장 기능 그리고 내분비 계통에 노화의 영향이 나타나서 혈청 내 나트륨과 칼륨에 이상이 생기기 쉽다.

나트륨과 칼륨의 조절에 관계하는 여러 가지 요인들이 노화에 동반되는 변화를 보면 심 박출량의 변화, 신장 기능의 부족, 신장 혈류량의 부족, 톨리체 여과율 부족, 농축 희석 기능의 부족, 나트륨 칼륨 조절에 관계하는 내분비 인자의 변화, 레닌과 앤지오텐신계 부족, 알도스테론 부족, 항 이뇨 호르몬 부족 등이 있다.

이러한 나트륨과 칼륨 조절기전장애는 건강한 젊은 사람에게는 별로 문제가 되지 않지만, 병적 상태에 있는 노인에게 발생하면 젊은이와 달리 쉽게 이상이 발생한다. 우선 혈청 내 나트륨, 칼륨, 염소의 나이별 정상치를 검토해 보면 혈장 나트륨은 남녀 모두 나이에 따라 높아지는 경향이 있으며, 50세가 지나면 그 경향이 더 뚜렷해진다. 혈청 칼륨도 나이와 함께 높아지는 경향이 있으며, 혈청 나트륨과 비교하면 나이가 더 많아져야 그 경향이 뚜렷해진다. 그러나 혈청 내 염소는 나이의 변화에 아무런 영향을 찾아볼 수 없다.

이와 같이 나이가 많아짐에 따라 나트륨이 많아지는 것은 신장 기능 저하에 따른 신장에서의 나트륨 배설 저하도 어느 정도 관계되지만, 그보다도 소변 농축 기능의 장애로 수분 배설이 항진된 것이 중요한 역할을 하고 있다고 본다. 그래서 노인에게서 혈청 칼륨이 많아지는 것은 노화에 동반되는 신장 기능의 저하와 알도스테론이나 인슐린 분비 저하 및 소변 농축 기능 장애로 인한 수분 배설 항진이 그 어떤 역할을 하고 있는 것으로 본다.

건강한 노인이 나이가 많아지면 혈청 나트륨이 많아지는 경향이 있으나, 여러 가지 질병이 있는 노인은 혈청 나트륨이 많아지는 것보다 부족한 경우가 더 많다. 저나트륨 혈증의 빈도는 고나트륨 혈증의 4~5배나 된다.

저나트륨 혈증을 일으키는 원인 질환은 악성 종양, 신부전, 폐렴, 흉막염, 심부전, 간경변, 뇌졸중, 신장염, 패혈증, 원인불명열 등이다. 고나트륨 혈증을 일으키는 원인 질환에는 뇌졸중, 신부전, 원발성 알도스테론증, 쿠신 증후군, 원인불명열 등이다.

노인에게서 보는 거의 모든 나트륨 이상은 혈청 나트륨 저하로서 악성 종양, 폐렴, 신부전 등에 동반되는 경우가 많다. 또 나트륨 섭취 부족, 신장 기능 저하, 수분 배설 장애, 항 이뇨 호르몬의 과잉 분비, 이뇨제의 남용, 수액 공급 과잉 등이 원인이 된다. 이를 치료하기 위해서는 우선 원인 질환을 치료해야 하지만, 악성 종양, 신부전 등 치료하기 어려운 질환들이 많기 때문에 증상 치료를 하지 않을 수 없다.

노인에게 혈청 나트륨이 기준치 이하로 떨어지게 되면 의식 장애를 일으키는 경우가 많기 때문에 정상 이상으로 유지시켜 주는 것이 중요하다. 그러기 위해서 우선 중요한 것은 저나트륨 혈증의 원인을 될 수 있는 한 빨리 제거해 주어야 한다. 수분 공급을 지나치게 많이 한다거나 과다한 이뇨제 투여를 중지하고 생리 식염수를 주사하여 조절해 주도록 해야 한다. 노인에게는 나트륨과 물을 한번에 많이 주입하면 심부전을 일으킬 수 있으므로 주의해야 한다.

노인에게서 고나트륨 혈증이 발생하는 것도 좋지 않다. 이 증상의 원인은 뇌졸중이나 탈수에 의한 경우가 많으므로 수분 공급량에 주의해야 한다. 고나트륨 혈증의 경우에는 포도당액의 수액과 이뇨제를 함께 투여하거나 항이뇨 호르몬 주사나 투석 요법이 필요한 경우도 있다.

건강한 노인의 경우와는 달리 병적 상태에 있는 노인은 저칼륨 혈증도 잘 생기고 고칼륨 혈증도 잘 생기는데, 칼륨 이상은 노인에게서 가장 잘 발생하는 전해질 이상이다.

저칼륨 혈증을 일으키는 원인 질환은 악성 종양, 뇌졸중, 뇌동맥경화증, 폐렴, 심부전, 장염, 고혈압, 간경변, 신증후군, 원발성 알도스테론증, 신부전, 쿠싱 증후군, 특발성 부종 등이 있다. 고칼륨 혈증을 일으키는 원인 질환은 신부전, 악성 종양, 당뇨병, 뇌졸중, 심부전, 간염, 담석증 등이 있다.

저칼륨 혈증의 치료는 나트륨 함량이 적고 칼륨 함량이 많은 식품을 섭취하도록 한다. 그런 식품으로는 채소와 과일 생즙 등이다. 이런 식품만으로 보충이 되지 않을 경우에는 약물로서 칼륨제를 투여해야 한다. 그러나 약물들을 많이 투여하면 소화성 궤양이 발생하기도 하고, 위궤양이 발생하기도 하는 결함도 있기 때문에 소량밖에 투여할 수 없다. 이 경우 칼륨 축적성 이뇨제를 함께 투여하는 것이 좋다.

고칼륨 혈증의 치료는 칼륨이 많이 함유된 식품을 피하고, 칼륨 교환 수지를 투여하는 것이 필요하다. 당뇨병에 동반되는 고칼륨 혈증 때에는 인슐린이 적어지는 관계로 세포 밖에서 세포 안으로 칼륨이 들어가는 것이 장애를 받는 경우가 많기 때문에 인슐린으로 혈당을 조절하는 것이 중요하다. 또한 당뇨병 환자에게서 자주 보는 저레닌성 저알도스테론증에 의한 고칼륨 혈증에는 소금을 어느 정도 많이 주어서 원위 세뇨관의 나트륨 양을 많게 해서 알도스테론 분비를 촉진시키는 것이 필요하다.

노인들은 항상 나트륨과 칼륨 섭취와 검사에 관심을 갖도록 해야 한다. 우리 인체에서 나트륨과 칼륨은 적은 양이지만 적당량은 필수적으로 필요한 전해질이기 때문에 그 수치를 잘 관리해야 한다. 특히 고혈압, 동맥경화증, 악성 종양이 생기는 것을 조금이라도 줄이려면 나트륨 섭취량을 많이 줄이고, 칼륨 섭취량을 좀더 높이는 것이 좋다.


## 2. 설탕

설탕은 사탕수수에서 추출한 당즙을 걸러 내서 수분을 증발시키고 농축시켜 만든 당분의 결정체이다. 우리 민족은 전통적으로 쌀이나 고구마 속에 들어 있는 당분을 추출하기 위해 엿기름을 섞어서 물을 부어 삭힌 뒤에 오랫동안 고아서 수분을 증발시키고 엿을 만들어 갖가지 과자를 만들어 먹었다.

설탕과 엿의 제조 과정에서 보듯 이들은 고밀도의 당분을 함유하고 있는 결정체인 것이다. 그래서 설탕이 인체에 과다하게 섭취되면 설탕을 분해하여 인체 에너지로 전환시키는 인슐린의 능력 한계에 부딪치게 된다. 그래서 과다하게 섭취된 설탕은 완전히 분해되지 않은 상태로 혈액 속에 보관하게 된다.

과다하게 섭취된 설탕은 에너지로 전환되지 않고 간과 혈액 속에 중성 지질의 형태로 잔류하게 된다. 혈액 속에 중성 지질이 많아지면 체내 모든 혈관에 순환 장애를 일으키게 되고, 지방간, 당뇨병, 고지혈증, 고혈압, 동맥경화증 등의 성인병을 유발시킨다. 또 뇌경색으로 인한 중풍으로 반신불수가 아니면 사망에 이르게 된다.

설탕을 많이 섭취하면 췌장에서 분비되는 인슐린이 고갈되어 동맥벽에 포함된 인슐린까지 동원되기 때문에 동맥벽 세포내에 지방 변성이 일어난다. 그러면 동맥벽이 손상되어 혈소판이 침착하게 되고, 이로 인해 심장 혈관이 좁아지면 심근경색의 원인이 되어 돌연사 또는 협심증과 같은 질병으로 고생하게 된다.

광복 이후 미군의 한국 주둔으로 미군 부대에서 흘러나온 설탕과 초콜릿 등 각종 설탕 제품들이 우리 국민들의 입맛을 달콤하게 만들었다. 그 이후 1960년대부터 본격적으로 설탕이 국내에 대량으로 수입되었고, 우리 국민들의 설탕 사용량이 현저하게 증가되어 비만과 성인병 환자들이 급속하게 늘어나기 시작했다.

요즘 우리나라 주부들은 음식에 설탕을 많이 사용하는 경향이 있고, 음료수와 간식거리의 대부분에 설탕이 과다하게 함유된 제품들이 많아 무의식적으로 이러한 것들을 아무런 생각 없이 섭취하는 사람들이 많다. 그래서 자신도 모르게 각종 성인병에 걸리게 되고, 치명적인 질병으로 고생하는 사람들이 많아졌다.

특히 어린아이일수록 단 것을 좋아하기 때문에 콜라, 사이다 등 각종 음료수나 초콜릿, 사탕, 비스킷, 스낵 등 과자류 등으로 인해 어린이들의 건강이 갈수록 나빠지고 있다. 그래서 어린이 비만환자들이 늘어나고 청소년들에게까지도 당뇨병과 고혈압이 조기에 발생하는 경우가 많아졌다. 예전에는 중풍은 50대 이후에 주로 발생했다. 그러나 요즘에는 20대 중풍 환자들이 늘어나는 추세에 있어 어린이의 식생활 지도가 시급한 상황이다.

어린이 비만을 극복하기 위해서는 설탕과 설탕 제품의 섭취를 억제시켜야 한다. 어린이 비만은 성인병의 조기 발생을 초래한다. 이는 전적으로 어른들의 책임이며, 지속적인 지도와 강제적인 억제를 요하고 있다. 어른들의 무관심으로 어른들 자신의 비만과 성인병은 물론 어린이들의 건강까지도 심각한 상황에까지 이르게 된 것이다.

모든 성인병은 곧 중풍, 심근경색 등 치명적인 질병으로 이어지게 된다. 이러한 질병을 예방하기 위해서는 어릴 때부터 설탕과 각종 설탕 제품의 섭취를 삼가는 것이 가장 중요한 건강 관리법이라고 생각해야 할 것이다.


## 3. 중풍과 식생활과의 관계

인간이 삶을 영위하기 위해서 그리고 살아가는 데는 여러 가지 즐거움이 있다.

그 중에서도 먹는 즐거움은 빼 놓을 수 없는 삶의 중요한 부분을 차지하고 있다. 우리가 섭취할 수 있는 식품의 종류는 헤아릴 수 없이 많지만, 함유하고 있는 영양소와 칼로리의 양은 제각기 다르다. 영양소를 골고루 섭취하고 적당한 양의 칼로리를 섭취하는 것은 건강에 좋다. 그렇지 않을 경우에는 여러 가지 성인병에 걸리고 수명을 단축시킬 수 있다.

거의 모든 성인병은 선천적인 유전 인자와 후천적인 식생활 습관에 의해서 발생한다고 봐야 할 것이다. 그래서 식생활은 성인병의 예방과 치료 그리고 수명을 연장하는 데 중요한 요인으로 대두되고 있다. 중풍 발생의 위험 인자로는 노쇠와 고혈압, 당뇨병, 동맥경화증, 비만, 고지혈증 등의 성인병 그리고 유전적인 요인을 들 수 있다. 이러한 성인병들은 모두가 식생활 습관에 따라서 얼마든지 극복할 수가 있다.

영양학적인 관점에서 건강 관리를 위한 식생활은 기본적으로 식생활 전체를 올바르게 하는데 있다. 식생활은 인간의 성장기, 청년기, 노년기 등 나이별 단계와 성별, 직업, 거주하고 있는 지역의 기후, 풍토 등에 따라서 다르다. 그러나 어떤 단계나 환경에서든지 식생활을 옳게 하는가 그렇지 못하는가의 차이가 건강과 장수의 기본적인 기준이 된다.

식생활을 어떻게 하는 것이 건강과 장수의 기본적인 도움이 되는가 하는 문제를 알기는 쉽지가 않다. 생체를 노화시키지 않고 건강을 유지하면서 장수할 수 있는 영양소는 아직까지도 발견되지 않았으나, 노화 과정을 촉진시키는 식품은 널리 알려져 있다. 그러므로 이러한 인자들을 없애는 것만이 건강을 지키고 수명을 연장시킬 수 있는 지름길이라 할 수 있다.

단백질은 우리 인체 내의 주요 세포 구성원이며, 세포의 생활 기능에 절대적으로 필요한 것이다. 성장기에는 단백질의 동화, 즉 단백 합성이 분해보다 우세하지만, 노년기에는 이와 반대의 경향으로 바뀐다. 그래서 노년기에는 단백질이 적어지는 경향을 띄게 된다. 혈액 속에 단백질 이외의 질소는 나이가 많아짐에 따라 많아지는 경향이 있는데, 이는 단백 동화 작용이 약해지기 때문에 발생하는 것이다.

설탕을 많이 섭취하는 사람에게 비만증이 발생한다. 비만증은 당뇨병, 고혈압,

허혈성 심장병, 고지혈증, 동맥경화증 등을 일으키게 된다. 이러한 질병들은 또다시 뇌혈관 장애를 일으켜 중풍의 주범이 되고 있다. 비만은 중풍뿐만 아니라 심장병과 각종 혈관 질환을 유발시켜 수명을 단축시키는 요인으로 작용하기도 한다. 그래서 암을 정복한다면 인류의 평균 수명을 2년 연장시킬 수 있으나, 비만을 해결한다면 인류의 평균 수명을 4년까지도 연장시킬 수 있을 것이라고 주장하는 학자도 있다.

비만증은 그 원인에 따라 몇 가지로 나누는데 직접적인 원인은 인체가 소비하는 열량보다 섭취하는 열량이 너무 많기 때문에 발생하는 것이다. 그러므로 비만이 꼭 당질 섭취에 관계되는 것만은 아니다. 쌀을 많이 먹는 경우는 총 열량이 당질에만 의존하기 때문에 비만의 원인이 당질의 지나친 섭취가 중요한 요인이라고 할 수 있다. 비만증을 치료하기 위해서는 일반적으로 하루에 1,000kcal~1,400kcal 정도로 식사를 제한하고, 당질과 지방의 섭취를 금하지 않으면 안 된다.

지방은 우리 인체에 들어가면 쉽게 에너지로 전환되지만, 지방을 지나치게 많이 섭취하면 체내에 과다하게 저장되어 비만해진다. 또 순환기 계통에 대한 부담이 커지며, 동맥벽에 지방이 침착되면 동맥경화가 생겨 각 조직에 대한 혈액의 공급이 적어지고 무산소혈증을 일으킨다. 그리고 조직 및 장기의 기능이 낮아지므로 노화가 촉진되고, 이에 따라 중풍 등 여러 가지 질병이 발생하게 된다.

지방을 지나치게 많이 섭취하면 동맥경화증이 촉진된다는 것은 여러 가지 조사 결과에서 나온 것이다. 즉, 분류성 동맥경화로부터는 콜레스테롤과 그 밖의 지질이 검출되며, 이러한 환자의 혈청에도 콜레스테롤과 그 밖의 지질이 많이 검출되고 있다. 이러한 환자의 식생활 습관은 지질이 많고 열량이 높은 음식을 섭취하는 경향이 많다.

지역적인 역학 조사나 국제적인 조사에 따르면 고지방, 고열량의 식사를 즐기는 나라에서는 분류성 동맥경화증이 많이 발생하는 것으로 되어 있다. 유럽에서는 이러한 식생활 습관에 따라 분류성 동맥경화증, 특히 관상동맥경화증과 심근경색증, 뇌동맥경화증이 많이 발생한다. 최근 들어 우리나라에서도 서구화된 식생활에 따라 이러한 질환으로 인해서 고생하는 환자들이 많아졌다. 남자에게서는 30대에서도 발생하기 때문에 조심하지 않으면 안 된다.

지질 중에서도 특히 콜레스테롤이 동맥경화를 일으키는데 중요한 역할을 한다는 것은 널리 알려져 있지만, 최근에는 중성 지질(triglyceride)의 역할이 더 크다고 본다. 쌀을 주식으로 하고 있는 사람들은 많은 양의 당분을 섭취하기 때문에 고지혈증이 생길 수 있다. 콜레스테롤은 고 비중 콜레스테롤과 저 비중 콜레스테롤로 분류하는데, 그 중에서도 고 비중 콜레스테롤은 오히려 동맥경화증을 억제하는 역할을 한다. 고 비중 콜레스테롤은 여러 가지 채소와 식물성 지방에서 섭취할 수 있다.

미국과 유럽 등지에서는 허혈성 심장병 환자가 많고, 쌀을 주식으로 하는 동남아 지역에서는 뇌혈관 질환, 즉 중풍이 많다. 그 이유는 당질이 많은 쌀을 섭취하기 위해서 소금을 많이 사용한 반찬을 함께 섭취하기 때문으로 분석하고 있다. 따라서 단백질과 지방을 적게 섭취하고 소금의 사용을 줄이는 것이 중풍을 예방하는 식생활이라 할 수 있다.

일본의 어느 학자가 45년 동안 일본의 1,000여 지방을 조사하여 얻은 결과를 발표한 적이 있다. 이 연구 보고서에 의하면 질병의 발생과 장수의 관계는 밀접한 관계가 있고, 질병과 수명은 식생활 습관에 의해서 결정된다는 사실로 결론을 지었다. 그 조사에 따르면 쌀을 편식하고 많이 섭취하는 지방에서는 수명이 짧고, 특히 뇌졸중으로 젊어서 죽는 사람들이 많았다. 또한 채소가 부족하고 물고기만 많이 먹는 지방 사람들도 수명이 짧았다. 그리고 장수하는 지방에서는 채소와 물고기, 콩 등 식물성 지방을 많이 먹고, 동물성 지방은 많이 섭취하지 않았다.

노인과 산모에게도 칼슘의 섭취는 건강을 위해서 빼 놓을 수 없는 중요한 요소이다. 칼슘의 섭취는 김, 미역, 다시마, 굴, 멸치 등 주로 바다 식물에서 섭취하는 것이 좋다. 바다 식물을 많이 섭취하면 뼈를 튼튼히 할 수 있어서 좋다. 건강한 뼈는 골다공증을 예방하고 면역을 증강시켜 질병을 예방하고 장수하는 요소가 된다.

이와 같이 우리의 삶에서 빼놓을 수 없는 즐거움으로 식생활은 중요한 몫을 차지하고 있다. 그러나 잘못된 식생활 습관에 따라 치명적인 질병으로 고생할 수도 있다. 그렇기 때문에 자신의 식생활 습관을 면밀하게 검토해서 올바른 식생활 습관을 유지하고, 이를 통해 건강을 관리하는 것이 건강 장수를 위한 현명한 삶이라 할 수 있다.

〈올바른 식사 요법의 원칙〉

**(1) 표준 체중을 유지하기 위하여 균형 식사를 해야 한다.**

너무 비만하지 않게 그리고 너무 마르지 않도록 적정한 체중을 유지하는 것이 각종 성인병을 예방하는 지름길이다. 비만인이 체중을 조절하면 고지혈증, 당뇨병, 고혈압 등의 질환을 쉽게 조절할 수 있다.

비만은 체지방이 과다하게 축적된 경우로 반드시 식사 조절에 의한 체중 감량이 필요하다. 체지방은 피하 조직이나 내장에 축적되는데 특히 내장에 축적되는 복부 비만의 경우 성인병 발병률이 높아 세심한 주의가 필요하다. 특히 무심코 간식을 먹거나 골고루 먹지 않고 편식하는 습관, 항상 급하게 먹거나 불규칙한 식생활 습관은 비만을 일으켜 건강을 해치게 된다.

사람은 한 가지 음식만으로 모든 영양소를 얻을 수는 없다. 건강을 유지하기 위해서 수분을 비롯한 당질, 단백질, 지방, 각종 비타민과 무기질 등 다양한 영양소가 필요하다. 그러기 위해서는 여러 가지 음식을 골고루 섭취해야만 이를 공급받을 수 있다.

모든 음식물은 그것들이 함유하고 있는 주된 영양소에 따라 여섯 가지 군으로 나뉜다. 매일 식사를 통해서 이것들로부터 다양한 영양소를 섭취하게 되는데 무엇보다 각기 다른 6가지 군에서 골고루 선택하는 것이 중요한 식사 방법이다.

- 곡류군(밥, 죽, 떡, 면류, 빵, 감자, 고구마 등) : 당질, 주요 열량원
- 어육류군(육류, 생선, 알, 콩류, 두부 등) : 단백질, 신체 조직 구성
- 채소군(각종 신선한 채소류) : 비타민과 무기질
- 우유군(우유, 두유, 탈지분유 등) : 단백질과 무기질
- 과일군(각종 신선한 과일류) : 비타민과 무기질
- 지방군(식물성 기름, 건과류, 마요네즈 등) : 지방과 열량

**(2) 지방의 섭취를 제한해야 한다.**

지방은 주 열량원으로써 지나치게 많이 섭취하게 되면 자신에게 필요한 열량을 제외한 나머지의 열량은 체내에 지방으로 쌓이게 된다.

지방은 다 불포화 지방산, 단일 불포화 지방산, 포화 지방산의 세 가지 성분으로 구성되어 있으며, 대부분의 지방은 이들 세 가지 성분을 모두 가지고 있다. 이들 각각의 지방 형태가 혈중 콜레스테롤 수준에 다르게 영향을 미치게 된다.

포화 지방산은 갈비, 햄 등 동물성 식품과 치즈, 버터, 분말 크림 등 우유 및 유제품으로 보통 상온에서 고체의 형태로 존재하며, 혈중 총 콜레스테롤을 높이는 주범이 되고 있다. 불포화 지방산은 식용유, 참기름, 땅콩, 잣, 호두 등 각종 식물성 기름과 고등어, 꽁치 등 등 푸른 생선으로 보통 상온에서 액체의 형태로 존재하고 혈중 총 콜레스테롤을 낮추는 성질을 가진다.

포화 지방산은 혈중 콜레스테롤을 높이는 주범이 되기 때문에 고지혈증 예방을 위한 식사를 할 때 가장 먼저 제한해야 한다. 포화 지방산 대신 불포화 지방산을 섭취하면 혈중 콜레스테롤을 낮추는 효과가 있으므로, 지방 섭취 허용 한도 내에서 불포화 지방산을 포화 지방산보다 배 이상 섭취하는 것이 좋다.

지방의 섭취는 총 열량의 20~25% 이하가 되도록 하는 것이 적당하며, 특히 지방 중에서 콜레스테롤을 높이는 주범인 포화 지방산의 섭취는 총 열량의 6% 이하로 제한하는 것이 좋다.

(3) 콜레스테롤을 제한해야 한다.

(4) 중성 지방을 조절해야 한다.

(5) 설탕과 알코올을 제한해야 한다.

(6) 소금의 섭취를 제한해야 한다.

(7) 섬유소를 충분히 섭취하도록 해야 한다.


## 4. 합리적인 식생활

오늘날처럼 구조적으로 복잡한 식품의 유통 과정에서 식생활을 합리적으로 하려면 기후, 풍토, 거주 기간, 시간, 개인의 식성, 습관, 유전, 나이, 성별, 질병의 기왕력, 운동의 정도, 생활상의 모든 충동 등을 고려해야 한다. 또한 먹는 식료품 중의 모든 영양소의 평형, 식료품의 재배법, 보존법, 가공법, 조리법, 식료품에 첨가하는 양념감, 농약, 세척제, 오염 물질에 의한 독성, 발암성, 병인원성, 기형아를 낳는 것, 영양 생리의 영향, 정신 심리적 상태, 사회적 생산성, 유통성 등 여러 가지도 고려해야 한다.

이러한 문제를 고려한 구체적인 식생활 조건으로 다음과 같은 사항에 유의해야 한다.

1) 합성 양념감을 될 수 있는 한 첨가하지 않도록 해야 한다. 설사 들어간다 할지라도 안전성이 높은 양념만을 써야 하며, 극히 적은 양을 쓰도록 한다.

2) 식료품에 침투되는 성질이 있고, 효력이 오래 남아 있는 농약을 쓰지 않은 신선한 식료품을 골라서 조리를 해야 한다.

3) 합성 세척제를 사용하지 않도록 해야 한다.

4) 지나치게 하얗게 탈곡한 알곡, 사탕 등 정제도가 높은 식료품은 될 수 있는 한 쓰지 않도록 해야 한다. 부득이하게 쓸 때에는 많이 먹지 말고, 배아를 따로 먹도록 하고, 칼슘을 보충하도록 해야 한다.

5) 가축 고기나 새고기의 단백질성을 선호하지 않도록 해야 한다.

6) 채소 특히 황 녹색 채소를 많이 먹도록 해야 한다.

7) 될 수 있는 한 해조류(미역, 다시마, 김 등)를 정상적으로 먹도록 한다.

8) 섭취하는 지방의 열량과 전체 먹는 열량의 비례는 보통 가벼운 노동을 할 때에는 25%(하루 지방 섭취량 45~50g) 정도로 하고, 그 가운데서 포화 지방은 전체 지방량의 1/3 이하로 한다.

9) 여러 가지 비타민 무기질을 포함하여 평형이 잡힌 영양, 즉 하루에 적어도 30종 이상의 식품을 골고루 먹도록 하는 것이 좋다.

10) 될수록 계절에 맞추어 신선한 상태의 식품을 먹도록 한다.

11) 원칙적으로는 채소의 껍질을 벗기지 말고, 뿌리나 잎도 버리지 말고 먹는다. 그리고 물고기의 껍질이나 뼈 내장도 될 수 있는 한 먹는다. 단 오염된 것은

먹지 않도록 한다.

12) 될수록 음식은 너무 끓이거나 타지 않도록 하며, 알곡도 지나치게 끓이지 말아야 한다.

13) 언제, 어디서나 그리고 어떤 식품이든지 생식을 하거나 얼마나 오래 끓이는가에 관심을 둘 필요가 없다. 과일도 먹을 것인가 안 먹을 것인가에는 너무 관심을 둘 필요는 없다.

14) 소금의 섭취량은 하루 평균 8~10g 이하가 좋다.

15) 모든 식품은 본래의 맛을 살리도록 조리한다. 설탕이나 조미료 등 여러 가지 합성 조미료를 많이 쓰지 말아야 한다.

16) 너무 뜨거운 것, 너무 찬 것, 향신료, 자극성(술 포함) 있는 것을 많이 쓰지 말아야 한다.

17) 청량 음료, 통조림 등을 많이 사용하지 말아야 한다.

18) 배가 고프지 않은데 자주 식사하거나, 간식을 너무 자주 먹지 말아야 한다. 그러나 배가 고픈 것도 좋은 것은 아니다. 밤에 잠자기 전 2시간 이내는 아무 것도 먹지 않도록 해야 한다.

19) 음식물을 잘 씹어서 침을 잘 섞어서 삼키도록 하고, 배고프지 않을 정도로 먹고, 포식하지 말아야 한다. 침은 노화를 막는 작용을 하므로 유동식도 침을 충분히 섞어서 넘기도록 한다.

20) 식사 전, 식사 중, 식사 후 곧바로 물을 너무 많이 마시지 말아야 한다.


이상의 식생활 습관은 질병 예방을 위해서 반드시 지켜야 할 중요한 습관이며, 질병 치료 시에도 참고를 해야 할 것이다.

# 제6장 중풍을 이기는 운동

## 1. 중풍과 운동(運動)

인간을 비롯해서 모든 동물들이 살아가는데 반드시 필요한 요소들이 있다. 음식물과 공기의 섭취 그리고 노폐물의 배설, 운동과 휴식이 인간의 생명을 유지하기 위해서 절대적으로 필요한 요소라고 할 수 있다. 그 외에 적당한 수분과 체온 유지 그리고 무기질 섭취 등 부수적으로 필요한 요소들도 많이 있다. 그래서 운동은 음식물을 섭취하는 문제와 함께 생명을 오래 보전하는데 대단히 중요한 요소라고 할 수 있다.

만일 어느 동물에게 음식물과 공기만을 공급해 주고, 식물처럼 움직이지 못하도록 가두어 둔다면 어떻게 될까? 곧바로 여러 가지 질병이 발생하게 되고, 수명은 턱없이 단축되어 얼마가지 않아 죽고 말 것이다. 이와 같이 인간에게 가장 큰 고통을 주는 것은 감옥의 죄수들처럼 가두어 두고 적당한 운동을 하지 못하게 하는 것이라 할 수 있다.

대부분의 많은 사람들이 운동과 휴식의 중요성을 생각하지 못하고 살아가는 경우가 많이 있다. 특히 불면증에 시달리는 많은 사람들이 운동의 필요성을 깨닫지 못하고 있다. 이들은 공상에 사로잡혀 몸은 거의 움직이지 않고, 수면제의 노예가 되어 오직 잠이 오기만을 기다리는 경우가 많다. 인체는 몸을 많이 움직일 때에만 생리적으로 휴식을 요구하기 때문에 운동 또는 노동을 많이 한 뒤에 누워서 잠을 청해야만 잠이 잘 온다는 것을 깨달아야 할 것이다.

퇴행성 관절염을 앓고 있는 환자들도 마찬가지다. 사람에 따라 운동량이 너무 부족하면 비만증과 함께 뼈와 근육이 약화되고, 운동량이 한쪽으로 지나치게 편중된다면 관절에 무리를 주거나 관절 파괴를 일으켜 퇴행성 관절염이 발생하기도 한다. 퇴행성 관절염을 치료하기 위해서는 먼저 가벼운 운동을 지속적으로 시행하고, 뼈와 근육을 강화시키는 한약을 장기간 복용해야 한다.

중풍을 일으키는 성인병은 거의 모두가 운동 부족에서 발생한다고 할 수 있다. 고혈압, 당뇨병, 고지혈증, 동맥경화증, 비만 등은 중풍을 일으키는 주범이다. 이러한 성인병들은 적당한 운동을 지속적으로 시행하면 얼마든지 극복할 수 있는 질병들이기 때문이다. 그래서 적당한 운동이 중풍을 예방하는 지름길이라고 할 수 있다. 적당한 운동이란 남녀노소 그리고 각자가 가지고 있는 질병의 유무에 따라서 올바르게 선택해야 한다.

인체의 근골격계는 생리학적으로 일을 하거나 적당한 속도로 걸으면 근골격근에 활동성이 생기게 된다. 즉, 운동을 하게 되면 혈액 순환이 좋아지고, 산소 및 영양소의 공급이 증가되어 근육의 활동력이 강해지고 신진대사가 왕성하게 이루어진다. 신지대사가 왕성해지면 보다 많은 열을 발생시켜 근육 자체에 열을 높여 준다. 근육의 온도가 높아지면 근육이 부드러워져 일과 운동에 더 많은 효율을 얻을 수 있다. 근육의 혈액이 더워지면 그 혈액이 뇌로 흘러들어가서 시구하부의 체온을 떨어뜨리는 중추에 작용하여 피부의 혈관을 확장시키고 열을 방산하여 체온을 조절한다.

혈관 중추로부터 받은 자극은 내장에 있는 작은 혈관에 작용하여 혈관을 수축시키며 저항력을 높인다. 그래서 전신의 혈압이 높아진다. 또 내장의 혈관이 수축하면 내장의 혈액은 골격근으로 간다. 골격근의 활동은 또 정맥으로부터 심장으로 되돌아오는 혈액이 많아지게 한다. 이는 신장의 근육을 잘 확장시키고 그 수축력을 강하게 하여 혈액의 박출량을 증가시킨다. 또 혈액이 빨리 정맥에서 우심방으로 돌아오면 그 벽에 있는 접수체가 자극이 되고, 그것이 연수에 있는 심장 촉진 중추를 작용하여 심장의 조율을 빠르게 하고 수축력을 세게 한다. 이로 인해서 혈압이 높아진다.

근골격계의 신진대사가 왕성하게 되면 몸 속의 탄산가스를 많이 내보내게 된다. 탄산가스는 몸 속에 포도당의 산화가 잘 이루어질 경우에 발생한다. 이렇게 생긴 탄산가스는 근육의 미세 혈관에 확산됨으로써 직접 혈관 벽의 근육층에 작용하여 혈관의 긴장을 낮추고 혈관을 넓혀 골격근에 혈액을 많이 공급하게 된다.

이와 같이 증가한 탄산가스는 국소에 작용할 뿐만 아니라 몸 안의 구석구석을 순환하면서 순환기계 및 호흡기계에 작용하여 전신 조절 작용을 한다. 즉, 심장으로 들어간 탄산가스는 직접 심장의 수축을 왕성하게 하여 전신에 혈액 순환을 왕성하게 한다. 또한 탄산가스가 많은 혈액이 뇌의 연수에 도달하면 거기에 있는 혈관 수축 중추 및 호흡 중추에 작용한다. 이리하여 호흡수가 빨라지고 전신에 혈액 순환이 왕성하게 이루어져 심장의 근육을 잘 발달시킨다.

운동을 통하여 호흡의 깊이가 깊어지면 호흡하는 횟수를 증가시키려는 경향이 나타나고, 호흡이 빠르고 깊어지면 폐에서 환기가 잘 이루어져 많은 양의 탄산가스가 밖으로 나가 혈액 속에는 탄산가스가 축적되지 않게 된다. 그러므로 운동을 하면 골격근은 보다 빨리 그리고 센 압력으로 혈액을 공급받게 되며, 그 결과 산소와 영양소는 더 잘 공급되고 탄산가스와 노폐물은 더 잘 운반되어 밖으로 나가게 된다.

누구나 재미가 있는 일을 하거나 운동을 할 때는 오랫동안 지속할 수 있지만, 그렇지 못할 경우에는 오래 지속하지 못하고 중단하게 된다. 따라서 어떤 일이나 운동을 할 때에는 스스로 재미를 느낄 수 있는 것을 선택하는 것이 중요하다. 특히 중풍 후유증으로 운동 장애가 있는 환자들의 경우에 운동을 한다는 것은 매우 힘든 일이 아닐 수 없다. 그러나 운동을 게을리하면 게을리할수록 더욱 운동 신경은 기능을 상실하여 장애를 극복하기 어려운 상황에 처하게 된다.

적당한 운동을 한다는 것은 힘을 주어 근육을 지속적으로 수축시켜 조금이나마 근육이 피로하게 만든다는 것이다. 심장 혈관을 강하게 하고 온몸을 건강하게 유지하려면 걷기와 같은 가벼운 전신 운동을 매일 반복적으로 실시해야 한다. 운동은 근육을 발달시키고, 근육의 위축과 노화를 방지하며, 온몸의 호흡, 순환, 내분비, 신경 계통 등이 강해지게 한다. 그러므로 중풍을 예방하고 치료하기 위해서, 노화를 방지하기 위해서는 전신 운동을 효과적으로 해야 한다. 그리고 운동의 양과 방법을 각자의 특성에 알맞게 선택하여 지속적으로 하는 것이 올바른 건강 관리법이라 할 수 있다.

이와 같이 적당한 일이나 운동은 중풍을 비롯한 각종 질병의 예방과 치료에 반드시 필요한 것이고, 노화를 방지하는 데에 탁월한 효과가 있기 때문에 절대로 게을리해서는 안 될 것이다.

## 2. 중풍 환자의 운동법

중풍이 발생한 후 대략 2주 정도 지나서 증상이 안정된 상태를 중풍 후유증이라고 한다. 이 때부터의 치료는 혈압 조절, 혈당 조절과 혈전 예방 등의 약물을 복용하면서 마비를 치료하기 위한 침을 맞고 한약을 함께 복용한다. 그리고 빼 놓을 수 없는 것이 반복적인 운동 연습이며, 이것이 치료의 중요한 몫을 차지하고 있다.

먼저 환자로 하여금 중풍이라는 정신적인 충격을 받지 않도록 하는 것이 중요하다. 또 여러 가지 형태의 마비와 언어 장애 등에 대하여 연습을 얼마나 열심히 하는가에 따라서 증상이 훨씬 개선될 수 있다는 것을 환자에게 설득시켜서 희망을 갖게 하는 것이 중요하다. 특히 나이가 많은 노인일수록 운동 연습에 대하여 소극적인 경우가 많으므로 잘 설득시키는 것이 중요하다. 집에서 생활할 때에도 환자 스스로 모든 일을 하도록 하고 옆에서 시중드는 것을 최대한 적게 하는 것이 좋다.

중풍 후유증으로 편마비 또는 부전편마비 때문에 일어서지 못하거나 걷지 못할 때에는 할 수 없이 눕게 되는데, 이런 자세 자체가 근육의 위축, 경직, 요로 감염 등을 일으켜 수명을 짧게 한다. 그러므로 우선 편마비를 개선시켜 일어서고 걸을 수 있도록 하는 것이 치료에서 중요하다. 만약 일어서기가 어려울 때에는 우선 자전거 의자 생활을 시켜서 다리 운동을 할 수 있도록 해 주어야 한다.

운동 요법의 실시 시기는 뇌출혈인 경우는 원칙적으로 2~3주부터 실시하고, 뇌경색인 경우에는 의식 장애가 개선된 직후부터 곧바로 실시하는 것이 좋다. 운동 요법은 환자 보호자로 하여금 가볍게 두드리기부터 시작한다. 뇌출혈인 경우에는 대개 의식 장애가 개선된 후부터 두드리기를 실시하고, 뇌경색인 경우에는 곧바로 두드리기를 실시한다. 의식 장애가 없는 경우 환자 스스로 하는 두드리기는 어느 경우든지 발생 후 2~3일부터 실시한다.

앉아서 하는 능동적인 운동 연습은 환자의 상태에 따라서 일률적으로 말할 수는 없다. 그러나 뇌출혈은 대개 7~15일, 뇌경색은 3~7일부터 실시한다. 운동 연습을 할 때에는 전신 상태, 특히 혈압, 심전도 소견, 될 수 있으면 폐기능 소견 등을 검사하여 운동 연습에 적응할 수 있는지 여부를 참고할 필요가 있다. 비만 환자는 운동 연습, 특히 일어설 때 상당한 부담이 느끼게 되므로 체중을 최대한 줄이는 노력이 필요하다.

일반적으로 안정시의 맥박이 1분에 100회 이상이면 운동 연습을 할 수 없다. 그리고 확실한 심장 율동 부정과 부정맥이 있고, 숨 가쁨과 어지럼증, 가슴 통증 등의 증상이 있는 경우에는 운동 연습을 할 수 없다.

운동 요법을 처음 시작할 때에는 우선 침대에서 반좌위로 하는 것부터 시작한다. 그리고 맥박과 혈압을 검토하면서 점차 시간을 늘리고, 반좌위에서 식사를 할 수 있는 상태로 진전시킨다. 처음에는 30~40도까지 윗몸을 일으키고, 늦어도 1~2주에는 스스로 반좌위에서 식사를 할 수 있도록 해야 한다. 그런 다음 일어서는 연습을 하도록 하는데 오래 누워 있었기 때문에 기립성 저혈압이 나타날 수 있으므로 천천히 일어나도록 해야 한다. 일어설 수 있게 되면 연습에 대한 희망과 의욕이 생기게 된다. 일어서는 연습을 시작할 때에는 안전한 손잡이를 만들어 주어야 한다.

두 발로 서는 연습은 침상을 잡고 보호자가 한쪽 발을 떼는 연습을 반복적으로 시켜 주어야 한다. 마비된 쪽의 발을 딛고 건강한 쪽의 발을 떼는 연습을 충분히 한 다음에 걷기 연습으로 진전시켜야 한다. 걷기 연습은 평행봉에 몸을 지탱하면서 다리에 힘을 주도록 하는데 하루에 너무 많이 연습하지 않도록 해야 한다. 고관절과 무릎 그리고 발목의 인대가 늘어날 수도 있으므로 무리하게 해서는 안 된다. 발이 힘없이 늘어지는 경우에는 걷기 장애의 회복이 늦어질 수도 있다. 그렇기 때문에 누워 있을 때 족관절을 직각이 되도록 널판을 발이 있는 쪽 침대에 두고 지속적으로 널판을 밟도록 하는 것이 좋다.

하지의 회복에 비하여 상지 특히 손가락 부분의 섬세한 동작을 하는 운동 회복이 늦어지는 것이 보통이므로 일찍부터 공이나 호두 같은 것을 쥐는 연습을 게을리 해서는 안 된다. 걷는 연습은 보호자의 도움으로 두 손을 꼭 잡고 걷는 연습을 해야 한다. 어느 정도 하지에 힘이 생기면 보행기를 잡고 혼자 걷는 연습을 하고, 보호자는 계속 옆을 떠나지 말아야 한다. 혼자서 걸을 수 있는 경우에는 마비된 쪽의 발목과 무릎에 보호대를 하고 땀이 나도록 운동을 하는 것이 좋다. 될 수 있는 한 비탈진 곳은 피하고, 평지에서 걷는 연습을 계속한다. 또 장애 요인이 없는 곳을 선택하고, 보호자는 언제나 함께 걷고 환자에게서 시선을 떼면 안 된다.

마비 환자가 넘어지면 충격이 크고 대퇴골의 골절이 일어나기 쉽기 때문에 운동 연습을 할 때는 보행기나 지팡이 등 안전구를 상시 준비하고 걷는 것이 필요하다. 특히 목욕탕에서는 비눗물에 미끄러지는 경우가 많으므로 목욕탕에서는 걷지 않도록 해야 한다.

일상 생활 동작의 예후를 결정하는 요인으로서는 나이가 대단히 중요하다. 60세 이상에서는 일상 생활 동작의 회복이 좋지 않는데, 이처럼 나이와 일상 생활 동작은 상관 관계에 있다. 특히 노인에게서는 의욕 상실이 쉽게 나타나기 때문에 목표를 제시하고 희망을 가지도록 하는 것이 중요하다. 실어증의 회복은 쉽지 않으며, 언어 활동을 하는 지식인일수록 회복이 어렵다.

운동성 실어는 지각성 실어에 비하여 예후가 좀 양호하다. 지각성 실어는 특히 노인에게서는 치매와 비슷한 상태로 된다. 치료는 어린아이에게 말을 가르치는 것처럼 명사를 하나하나 기억시키고 의사를 통하는 것을 주 목적으로 하며, 말을 정확하게 발음시키는 것은 다음에 서서히 해야 할 일이다.

특히 노인 환자로서 누워만 있을 경우 수명이 단축된다. 그러므로 될 수 있는 한 누워 있는 것을 피해야 한다. 통계 자료에 의하면 누워 있는 요인으로 평균 나이 80세면 뇌졸중에 의한 편마비, 부전마비가 가장 많고, 다음으로 치매 굴곡성 대칭성 마비가 많다. 마비에서는 좌측 마비가 58.7%, 우측 마비가 41.7%로 좌측 마비가 훨씬 많은 것으로 나타났다. 그러므로 60~70세에서는 체계적인 운동 연습을 해야 하며, 80세 이상에서는 치매화의 예방을 위해서 특히 누워만 있는 상태를 방지하는 것이 가장 중요하다.

중풍 환자가 끊임없이 운동을 하지 않고 누워 있을 경우 치매화가 되는 것을 연대별로 분류해 본 자료에 의하면, 60세는 약 3년, 70세는 약 2년, 80세는 약 1년이면 치매가 오는 것으로 나타났다. 그러므로 나이가 많을수록 치매를 예방하기 위하여 운동을 열심히 해야 하며, 일찍부터 여러 가지 자극을 주고 한약을 복용시키면서 될 수 있는 한 사회 생활에서 멀어지지 않게 하는 것이 좋다.

중풍 후유증을 치료하기 위해서는 한약과 침 치료, 물리 치료와 재활 요법을 병행해야 한다. 환자 스스로 운동 연습을 얼마나 열심히 하느냐에 따라 가장 정상인에 가까운 중풍 후유증 치료를 할 수 있다고 생각하고 환자 본인에게 설득시켜야 할 것이다.

운동은 중풍 후유증 치료를 위해서 중요할 뿐만 아니라 당뇨병, 고혈압, 고지혈증, 비만, 지방간, 동맥경화증 등 거의 모든 성인병을 예방 또는 치료하기 위해서도 빼 놓을 수 없는 중요한 건강 관리법이다. 그러므로 성인이 되면 누구나 하루도 빠짐없이 운동을 게을리해서는 안 될 것이다.


## 3. 운동과 체력 단련

성인병이 발생하고 노화가 진행되는 가장 큰 원인은 근육의 운동 부족이다. 온몸의 근육을 움직이도록 하는 체조와 운동을 계속하고, 적당한 휴식을 취하는 것이 중풍 등의 질병을 예방하고, 장수와 건강한 생활을 위해서 필수적인 수단이라 할 수 있다.

규칙적으로 잘 짜여진 방법에 따라 체조를 하는 것은 전신 운동의 효과가 있다. 이 경우 대사를 개선하여 비만을 해결하고, 근육의 자극으로 신경 세포의 활동성을 강하게 하며, 중추 신경 계통에 좋은 영향을 준다. 심장 혈관 계통에도 작용하여 심근의 기능을 높이고, 동맥경화를 예방하여 혈압을 정상으로 돌아오게 한다. 그리고 호흡 운동의 조율과 진폭을 정상화시킬 수 있으며, 폐활량을 증대시켜 준다. 전체적으로는 근력과 체력을 좋게 하며, 감기 등의 감염병에 대한 저항력을 높여주고, 정신적·육체적인 감각을 상쾌하게 해 준다. 그러므로 체력이 좋아지고 입맛이 나며 잠을 잘 잘 수가 있다.

운동이 건강에 미치는 효과는 질병 예방의학적인 효과뿐만이 아니라 질병 치료에도 많은 효과가 있다. 어느 연구 조사 결과에 따르면 노화에 의해서 생기는 심혈관 및 호흡기 계통의 모든 질병과 대사 장애로 인한 질병을 앓고 있는 환자들에게 운동의 치료 효과가 대단히 크다는 결과를 얻어낼 수 있었다.

운동할 때에 가장 주의해야 할 것은 운동의 종류에 따라 미치는 몸의 영향을 알아야 한다. 특히 중년 이상의 나이 많은 사람들은 체력이 많이 약해져 있기 때문에 체력에 알맞은 운동을 선택하도록 해야 한다.

운동은 종류에 따라서 신속 운동, 지구력 운동, 강력 운동, 기술 운동 등이 있다. 신속 운동은 몸을 빨리 동작시키는 운동으로 단거리 달리기가 그 대표적인 운동이다. 이 운동은 근육이 짧은 시간 내에 갑작스럽게 운동을 반복하기 때문에 많은 칼로리가 필요하고, 피로도 빨리 온다. 또 혈압이 상승하고 흉곽 내압도 높아지므로 심장에 큰 부담을 준다. 그러므로 중년 이상의 나이 많은 사람에게는 좋지 않은 운동이다.

지구력 운동은 일정한 운동을 오랫동안 계속 반복하는 것이다. 이 운동에는 등산과 같이 순간순간 동작이 강하지 않고 피로가 적은 동작의 운동으로부터 중장거리 달리기와 같이 격심한 동작을 지속하고 피로가 심한 운동에 이르기까지 여러 단계의 운동이 있다. 이러한 운동은 동작의 세기와 속도 그리고 지속 시간에 따라서 대사에 미치는 영향이 각각 다르다. 예를 들면 등산은 그 동작이 힘들지 않고 순간순간 동작을 반복하는 간격도 길어서 대사에 미치는 영향이 적고, 근육이 피로했다가도 쉽게 회복되기 때문에 피로 물질의 축적도 적어 전신적인 피로가 적게 나타난다. 그러므로 노년기의 운동으로 적합한 운동이다. 그러나 달리기는 활동량이 크고, 심장과 호흡기 계통에 미치는 영향이 크므로 중년 이상의 나이 많은 사람들에게는 적당하지 않은 운동이다. 걷기 운동을 할 때에도 속도를 빠르게 하면 운동의 강도가 증가하므로 심장이나 폐에 부담이 크다. 그러므로 매개 동작을 너무 빠르게 하지 않고 오래 계속할 수 있도록 하는 것이 건강에 좋다.

강력 운동은 근육에 힘을 주어야 하는 운동으로 무거운 것을 들어올리거나 힘들여 펼칠 때 근육이 가장 긴장된 작업을 하게 된다. 예를 들면 씨름, 철봉, 역기 등이며, 힘을 주기 때문에 흉곽 내압이 높아지고 심장과 혈관이 압박되어 혈압이 높아진다. 그러므로 중년 이상의 나이가 많은 사람들에게는 적당한 운동이 아니다.

기술 운동은 동작을 교묘하게 조절하여 섬세하고도 원활하게 하는 운동이다. 그러므로 반복 연습이 필요하다. 교묘한 운동은 힘을 많이 들이지 않으므로 대사도 지나치게 높아지지 않고 심장 혈관과 호흡 계통에 주는 부담도 적다. 예를 들면 체조, 기체조, 요가와 같은 운동으로 노인들에게 좋은 운동이다. 노인들일수록 동작이 빠르지 않고 체력이 약해지기 때문에 축구, 배구, 농구, 뜀뛰기 같은 운동은 적당하지 않다. 그러나 연습이나 훈련을 계속한다면 체력에 따라 어느 정도의 나이까지는 할 수도 있다.

중년기 이후 60대 초기에 가장 적당한 운동으로는 아침 운동과 근무 중에 가벼운 회복 운동, 즉 가벼운 체조와 휴식 그리고 걷기 운동과 탁구, 배드민턴, 배구, 수영 등이 좋다. 아침 체조는 특히 중요하다. 60세가 지나면 밤에 취침 중에는 체내의 모든 기능이 몹시 정체되어 있기 때문에 낮 활동을 준비하는데 가장 효과적이기 때문이다. 이 때는 특히 호흡에 주의해야 하는데 팔을 들고 벌리며 옆으로 하고, 몸을 반듯이 할 때는 숨을 들이쉰다. 팔을 내리고 몸통을 앞으로 구부리거나 좌우로 구부릴 때 또는 다리를 구부릴 때는 숨을 내쉬는 것이다.

숨은 깊고 고르게 쉬고, 속도는 운동 박자에 맞추고 어느 때나 숨을 멈춰서는 안된다. 그 이유는 심장과 폐에 장애를 일으킬 염려가 있기 때문이다. 옷은 가볍게 입으며 바람이 잘 통하는 곳이나 야외에서 운동을 하는 것이 좋다.

체조는 간단한 것부터 시작하고, 모든 근육들을 차례로 움직여가며 점차 복잡한 동작으로 넘어가야 한다. 힘이 드는 체조는 이완하는 것과 호흡 운동을 교대로 하는 것이 좋다. 심장혈관 계통 질병과 고혈압이 있는 환자는 머리를 구부리거나 힘이 드는 운동, 뛰기 운동, 몸체와 머리를 심히 구부리는 운동은 하지 말아야 한다. 치료 효과는 규칙적이고 계획적인 체조에 의해서만이 기대할 수 있다는 것을 명심해야 할 것이다.

일을 할 때에는 몸의 기능을 올바르게 유지시키기 위해서 회복 체조를 해야 한다. 업무 중의 체조는 호흡 운동을 위하여 하는 것이며, 일하는 중에 잘 쓰이지 않는 근육을 운동시켜야 한다. 휴식을 할 때에는 서서 일하는 사람은 앉아서 쉬고, 앉아서 일하는 사람은 서서 쉬는 것이 원칙이다. 또한 정신 운동을 하는 사람은 1시간 일하고, 3~5분 정도 쉬는 것이 좋다. 휴식이라고 해서 아무것도 하지 않는 것보다는 무슨 일이든지 하면서 쉬는 것이 훨씬 효과적이다. 예를 들면 앉아서 일하는 사람은 휴식 시간에 걷는 것이 가장 좋다.

일정한 걷기 운동은 노년 초기의 사람들에게 특별히 좋은 운동이다. 걷는 거리와 속도, 걷는 시간과 걸음은 폭에 따라서 몸에 주는 부하가 쉽게 달라지며, 이에 따라 걷기의 효과와 차이가 달라지기 때문이다.

걷기는 처음에 매분마다 80보 정도 걷고, 걷는 거리는 1~2km 정도부터 시작한다. 숨쉬는 것은 특히 주의해야 하며 평온하면서도 깊게 해야 한다. 숨을 깊게 내쉬면 다음에 숨을 깊게 들이쉬게 된다. 이렇게 되면 산소의 공급이 충분해지고 심장의 부담이 적어질 수 있다. 숨을 내쉬는 시간은 걷는 발자국 수로 조절할 수 있다. 예를 들면 숨을 들이쉬는데 2걸음이 걸렸다면 내쉴 때는 3~4걸음이 되도록 한다. 그리고 숨은 반드시 입을 다물고 코로만 쉬어야 한다.

체력 단련을 위해서는 체조와 함께 햇빛, 공기 그리고 물과 같은 자연 요소를 이용하는 것이 매우 중요하다. 이러한 자연 요소에 의하여 호흡기 및 심장 혈관 계통, 신경 호르몬 계통의 활동력 그리고 전신의 대사 기능이 좋아진다.

운동과 함께 공기욕(空氣浴), 일광욕(日光浴), 수욕(水浴)을 병행하면 체력을 향상시키는데 더욱 효과적이다. 이러한 방법은 물리적 자극이 신상선 피질에서 방위 호르몬들의 분비를 촉진시키고, 전신의 저항력을 높이기 때문이다. 그러나 자극이 너무 강하면 반대로 신상선 피질 활동과 저항력을 약화시키며, 여러 가지 질병을 일으킬 수 있다.

공기욕은 처음에는 5~8분으로 하고, 다음부터는 매번 1~2분씩 늘이면서 1~2시간으로 한다. 시작하는 계절은 봄부터 여름이 적당하다. 일광욕은 아침에 5~7분씩 하기 시작하여 점차 30분까지 연장한다.

수욕은 운동 후에 몸을 씻는 것이다. 이 때 물의 온도는 $26^\circ C \sim 28^\circ C$부터 시작하여 점차 $2^\circ C$씩 내려서 $14^\circ C$까지 내린다. 처음부터 찬물을 끼얹어서는 안 된다. 물 치료법은 물의 온도 자극을 이용하는 것인데 물이 너무 차가우면 안 된다. 목욕을 한 후에 살결이 붉어지고 기분이 좋아지면 수욕 효과가 있는 것으로 간주한다.

체력 단련의 효과는 기분, 입맛, 수면, 체중, 체력, 맥박과 호흡수 등이 지표가 되기 때문에 스스로 통제 조절해야 한다.

씨름, 팔씨름, 단거리 뛰기, 단거리 수영 등은 온 몸의 힘을 있는 대로 다 쓰는 운동이므로 산소의 필요량이 많은 운동이다. 그렇기 때문에 체내의 산소가 결핍되고, 산소가 부족한 대사가 진행되면 근육 속에 젖산이 생긴다. 이것이 혈액 속으로 나와서 산증을 일으켜 심근에 허혈 상태가 되기 쉽고, 카테콜아민의 분비량이 많아지며, 맥박수가 빨라지고 혈압이 높아지기 때문에 중년기 이후에는 적합하지 못한 운동이다.

중년기 이후에는 체내에 산소 부족이 생기지 않을 정도의 전신 운동을 하는 것이 좋다. 즉, 5분 이상 계속할 수 있는 달리기, 걷기, 수영, 자전거타기, 등산, 먼 거리 헤엄치기, 먼 거리 자전거타기, 정구, 배구 등이 좋고, 웃기는 농담을 하는 것이 좋다. 즐거운 대화는 유익한 콜레스테롤과 내당성을 높여 주기 때문에 중년기 이후에 질병을 예방하기 위하여 꼭 필요하다. 이러한 모든 운동은 체내에 최대 산소 흡입량을 증가시키기 위하여 필요하다.

체내에 물질 대사와 에너지 대사 과정을 원만하게 수행하기 위해서는 산소가 충분히 공급되어야 한다. 피하 지방을 분해하여 유용하게 이용하기 위해서도 그 기초로서 산소가 충분히 있어야 작업 능력을 유지할 수 있는데 그 지표가 최대 산소 흡입량이다. 지속적으로 달리기 운동을 하는 중·고령 남자는 운동을 하지 않는 남자에 비하여 최대 산소 흡입량이 훨씬 높게 나타난다. 고령 노인에 이를수록 최대 산소 흡입량이 낮아진다.

노인들의 적당한 운동은 노화를 억제하는 중요한 요인이 된다. 운동은 나이가 많아짐에 따라 점차 근력이 약해지고 노쇠해지는 것을 막을 수 있고, 허혈성 심부전이나 말초 순환 장애를 예방한다. 또한 정신적인 기능의 쇠퇴를 막으며, 입맛을 좋게 하기 위해서도 대단히 중요하다.

　개개인에 따라서 노인의 체력에는 큰 차이가 있으므로 나이를 가지고 운동의 종류 및 강도를 결정할 수는 없다. 그러나 젊은 시절 운동을 잘 한 사람인가의 여부에 따라서 운동의 종류나 내용이 달라질 수 있으며, 환경이나 취미에 따라서도 달라질 수 있다. 일반적으로 어느 한 가지 운동을 꾸준히 하는 것을 장수하는 사람들이 경험을 바탕으로 추천하고 있다. 운동 경기 같은 것은 적합하지 않고, 체조, 화초 가꾸기, 걷기 운동 등이 좋다.

　노인들의 운동은 흥미 있는 운동을 선택하고, 자신의 취미에 맞는 운동을 골라서 지속적으로 꾸준히 하는 것이 좋다. 걷기 운동은 매일하되 봄·여름·가을에는 아침 저녁 신선한 때를 골라서 하고, 겨울에는 한낮에 하는 것이 좋다. 실내와 외부의 온도차가 심할 때에는 옷을 조절해서 입고 운동을 해야 한다.

　운동하면서 중간 중간 조금씩 쉬는 것이 좋다. 노인은 젊은이에 비해서 산소를 더 많이 요구하기 때문에 이 요구가 더 커지기 전에 휴식을 취해야 한다. 예를 들면 30분 운동하고 15분 쉬는 것보다는 10분 운동하고 5분 쉬는 것이 피로를 적게 한다. 물론 운동이 끝나면 충분히 휴식을 취해야 한다.

　노인은 보기에는 건강해 보여도 지각 운동 기능이 저하되어 눈을 감고 한발로 설 수 있는 시간이 짧아져 있다. 또 시력, 청력, 판단력도 저하되므로 넘어질 위험성이 많다. 그러므로 운동할 때는 특별히 주의해야 한다. 특히 어떤 질병으로 앓고 있는 노인은 운동이 위험할 수도 있으므로 운동 방법은 전문적인 지식이 있는 의사의 지시를 받아서 하는 것이 좋다.

　이와 같이 운동을 계속하면 동작이 빨라지고, 깊은 잠을 이룰 수 있으며, 입맛이 생기고 불편하던 몸이 좀 풀어진다. 그리고 충격에 대하여 견디는 힘이 강해지며, 흡연량도 적어진다. 이러한 효과가 나타나는 이유는 심혈관 계통, 호흡기 계통, 및 골격근 계통이 단련되기 때문이다. 즉, 심혈관 계통에서는 산소가 잘 전송되어서 물리적 활동 능력이 좋아지고, 심박 및 혈액 내의 젖산 축적이 감소된다. 호흡기 계통에서는 폐활량이 20% 이상 증가되고, 체내에 축적된 지방을 감소시킨다. 관절의 움직이는 범위가 넓어지고 골다공증도 예방할 수 있다.

그래서 운동은 장수를 보장하는 기본 요인이 된다.

## 4. 휴식(休息)

무리한 일이나 운동을 하고 나면 체내의 모든 기관은 피로에 빠지게 된다. 피로가 나타나는 시간은 기력의 정도에 따라서 다르지만, 체내의 기관에 대한 산소 공급과 혈액에 의한 영양 공급, 노폐물의 배설, 기타 에너지의 유무, 환경의 물리화학적인 상태에 의해서 좌우된다. 즉, 활동성의 유지와 피로가 나타나는 것은 조직 자체의 생리학적 적응성 및 전신 상태에 의해서 결정된다.

피로의 한계는 각 조직에 따라 대체적으로 정해져 있다. 일반적으로 대사율이 높은 조직일수록 빨리 피로해지는 경향이 있다. 특히 중추 신경 계통이 지나친 일을 했을 경우에 가장 빨리 피로해지게 된다. 전신 운동을 할 때도 중추 신경의 피로는 근육 자신의 피로보다 빨리 나타난다.

운동의 원동력인 근육 그 자체에는 피로하면 대사 산물인 젖산이 축적된다. 이것이 너무 많아지면 근육은 자극에 대하여 반응성이 둔화되고, 심해지면 결국에는 전혀 반응하지 않게 된다. 그러나 젖산을 제거하면 근육은 다시 반응하게 된다. 또 산소가 불충분할 때도 젖산의 축적이 발생한다. 다시 산소를 공급하면 젖산은 분해되고, 근육은 다시 활동할 수 있게 된다.

활동하는 근육에서 나오는 젖산은 혈액 속으로 운반되어서 다른 기관에 작용하여 그 기관의 피로를 일으킨다. 예를 들면 운동하는 근육에서 나온 젖산은 신경 중추나 심장에 작용하여 그 활동을 둔하게 하여 그 이상 피로하지 않게 한다. 즉, 피로는 지나친 활동에 대한 안전판과 같은 작용을 한다. 전신 운동 때에도 피로는 피로감을 접수하고 지나친 운동으로부터 자체를 보호하는 안전판의 작용을 하여 운동을 그만두게 하는 신호 역할을 한다.

그래서 피로해지면 누구나 할 것 없이 쉬고 싶어지고 자고 싶어진다. 그러므로 휴식과 잠자는 것은 건강을 유지하기 위해서 매우 중요한 선택이다. 만일 피로가 쌓였는데도 쉬지 않고 잠자지 않으면 피로가 계속 축적되어 생명까지도 위태롭게 된다. 무리하게 지나친 운동을 계속하거나 일을 계속하는 것은 위험하며, 이를 피하기 위해서 휴식과 잠을 알맞게 자야 한다.

실험 결과 개를 10일 동안 재우지 않았을 때 죽는다는 결론을 얻었다. 이 때 대뇌의 신경세포는 위축되기도 하고 불어나기도 한다. 사람이 잠을 자지 않고 견딜 수 있는 기간은 5~6일 정도라고 한다. 2~3일 정도만 자지 못해도 몸을 움직이지 않고서는 눈을 뜨고 있기가 어렵고, 신경 근육성 피로가 생긴다. 이 때 신경은 과민해지고, 정신은 흥분 상태에 있게 된다. 그러나 그 밖에는 아무 병적 상태도 볼 수 없다. 전신의 피로는 휴식과 잠을 자면 회복될 수 있다.

피로는 휴식을 통해서 근육이나 신경 세포에서 피로 물질(젖산 등)이 생기지 않게 하거나 배설시키면 회복되지만, 정신과 육체의 피로는 잠을 자지 않으면 회복되지 않는다. 그러므로 잠자는 것이 가장 효과적인 휴식이라고 말할 수 있다.

운동을 통하여 피로할 때 휴식을 취한다는 것은 실제로 인체 조직이나 기관의 활동력, 나아가서 전신의 건강 그리고 저항력을 높이기 위한 필연적인 과정이라고 할 수 있다. 충격학설에 의하면 근육의 피로와 전신적인 피로는 충동적 자극의 작용으로 인하여 간뇌, 뇌하수체, 신상선 피질 계통을 자극하고, 신상선 피질에서 방어 작용을 하는 호르몬을 분비한다. 그렇기 때문에 그것을 적당히 계속하게 되면 신상선 피질 기능은 높아지며, 호르몬 분비 기능이 좋아진다. 그러므로 방어력과 저항력이 강해지고, 질병에도 잘 걸리지 않게 되고 질병에 걸리더라도 회복이 빨라진다.

충격 반응의 제1기는 경계 반응기(피로감이 있다.), 제2기는 저항기(저항력이 강해진다.), 제3기는 피곤한 시기로 나눌 수 있다. 그러므로 저항력이 강해지려면 반드시 피로가 선행되어야 하고, 휴식으로 피로가 풀리면 저항력이 강해진다는 것이다. 그러나 운동을 너무 오래하면 피로가 쌓여 저항력이 약해진다. 그러므로 운동을 해서 약간 피로해지면 휴식을 취하여 회복시키는 것이 건강을 위해서 매우 필요한 조건이라 할 수 있다.

인체의 모든 기관은 쓰지 않으면 쓰지 않을수록 위축이 된다. 근육도 신경도 쓰지 않으면 활동이 둔해지고 위축된다. 이처럼 모든 기관은 쓰지 않으면 약해지지만 반대로 너무 쓰면 또한 파탄에 이른다. 그러나 적당히 쓰면 발달하게 된다.

적당한 운동이란 힘을 주어서 근육을 지속적으로 수축시켜 조금이라도 피로에 들어가게 해야 한다. 근육을 발달시키려면 3~5초 동안 힘을 주어서 긴장, 수축시키는 운동을 5~6번 정도씩 하루 한번 이상 하는 것이 좋다.

심장 혈관 계통을 강하게 하고 온몸을 건강하게 하려면 가벼운 걷기 운동으로 전신의 조율 운동을 매일 반복해서 해야 한다. 운동해서 훈련이 되면 근육은 발달하게 된다. 또 근육 위축과 노화를 방지할 수도 있다. 또한 전신의 호흡, 순환, 내분비, 신경 계통의 활동이 좋아진다. 그러므로 노화를 방지하고 질병을 예방하기 위해서는 전신 운동을 효과적으로 시행해야 하며, 운동의 양과 개별적인 특성에 맞게 정확하게 해야 한다.

# 제7장 중풍의 치료법

## 1. 중풍 마비 치료에 사용하는 침술(針術) 수기법

### 1) 제기법(提氣法)

제기법은 사법(瀉法)으로써 선용 6수(先用六數), 즉 아시혈(阿是穴), 다시 말하면 증상이 있는 곳에 침을 놓고, 침봉을 잡고 엄지손가락을 좌측으로 여섯 번 돌리는 기법이다. 이 기법은 냉 마비 증상, 즉 피부가 뻣뻣하고 감각이 둔한 중풍 환자와 구안와사, 즉 안면 마비 환자에게 이용하는 기법이다.

〈원문〉提氣法(瀉法)　治冷麻痺　阿是穴(天應穴)　口眼臥斜
　　　　제기법(사법)　치냉마비　아시혈(천응혈)　구안와사

　　　　提氣法治冷麻痺　先用六數氣滿後
　　　　제기법치냉마비　선용6수기만후

　　　　微然輕針使其氣　不聚經絡麻痺消
　　　　미연경침사기기　불취경락마비소

원문에 제기(提氣)는 사기(邪氣)를 외부로 쫓아 낸다는 뜻이며, 냉마비(冷麻痺)는 피부가 뻣뻣하고 감각이 둔하다는 뜻이다. 미연경침(微然輕針)은 침(針)을 가볍게 잡고 미미(微微)하게 비빈다는 뜻이다.

이 법(法)은 일체(一切)의 냉마비(冷麻痺)를 치료하는 사법(瀉法)인데 선용 6수(先用六數) 6음수(六陰數)로 대지퇴후(大指退後) 좌전(左轉)하고, 말지전진(末指前

進)하여 기(氣)가 만(滿)하며 침(鍼)이 긴(緊)이 부전(不轉)하거든 침(鍼)을 가볍게 들고서 미미(微微)하게 비벼서 서서히 출침(出鍼)한다. 그러면 사기(邪氣)가 경락(經絡)에 취(聚)하지 않고 마비증(麻痺症)을 제거한다.

이 법(法)은 혈액 순환 장애(血液循環障碍)로 일어나는 사지 말단(四肢末端)의 냉마비증(冷麻痺症) 등으로서 어떤 부분(部分)이든지 환처(患處) 천응혈(天應穴), 아시혈(阿是穴)에 용(用)하는 사법(瀉法)으로 혹 살찐 부분에 가장 필요하며, 시술(施術)하기도 용이(容易)하다. 예를 들면 구안와사(口顔臥斜) 때 안면부(顔面部) 경혈(經穴) 또는 염좌시(捻挫時)의 환처 경혈(患處經穴)이나 아시혈(阿是穴) 등을 치료할 시에 사용되는 법이다.

## 2) 청룡파미법(靑龍擺尾法) : 보법(補法), 1좌 1우(一左一右)

청룡파미법은 보법으로 침을 놓고 엄지손가락을 한번은 좌측으로 돌리고 한번은 우측으로 돌리는 방법이다.

〈원문〉靑龍擺尾法(補法) : 關節諸痛　中風不仁　麻痺不遂　白虎搖頭法(瀉法)
　　　　청룡파미법(보법) : 관절제통　중풍불인　마비불수　백호요두법(사법)


　　　　靑龍擺尾倒鍼頭　朝病轉鍼似淚舵　一左一右三九數　其氣流通遍身行
　　　　청룡파비도침두　조병전침사루타　일좌일우삼구수　기기유통편신행


청룡(靑龍)은 동방목(東方木)으로 춘(春)을 사(司)하며, 오행에 있어 목(木)은 화(火)를 생(生)함으로 발양지기(發陽之氣)가 생(生)한다는 의미이다. 편신행(遍身行)이란 침기(鍼氣)가 마치 전기(電氣)와 같이 속(速)하게 전신(全身)에 유통(流通)한다는 것이다.

이 법(法)은 경락(經絡)에 기(氣)를 날게 하여 관절처(關節處)에 흐르게 하는 보법(補法)이다. 먼저 침(鍼) 끝을 병소(病所)로 향하여 도와(倒臥)한 후에 침병(鍼柄)을 천천히 붙들고서 1회는 좌향전(左向轉)하고, 1회는 우향전(右向轉)하기를 마치

선미(船尾)에 키를 흔드는 형상과 같이 9수(九數)를 1도(度)로 정(定)하고서 3도(度)를 운행(連行)하면 좌우(左右)로 기(氣)가 따라서 자연 교감(自然交感)하여 편신(遍身)에 유통(流通)케 된다.

이 법(法)은 특히 관절제통(關節諸痛) 및 중풍불인(中風不仁) 마비불수(麻痺不遂) 등의 증세에 특효(特效)가 있으므로 주로 사용하는 보법(補法)이다. 취혈(取穴)은 가급적 양경락(陽經絡)을 응용(應用)한다.

요혈(要穴)은 족삼리(足三里), 현종(懸鐘), 조구(條口), 중완(中脘), 관원(關元) 등이다.

## 3) 백호요두법(白虎撓頭法)

〈원문〉 白虎搖頭起鍼法　轉鍼恰似行船櫓　振搖六數其氣行
　　　　백호요두기침법　전침흡사행선노　진요 6 수기기행


백호(白虎)는 서방금(西方金)으로 추(秋)를 사(司)하고, 금(金)이 수(水)를 생(生)함으로 즉 한냉지기(寒冷之氣)가 생(生)한다는 의미이다. 이 법(法)은 경락(經絡)에 기(氣)를 관절처(關節處)로 비(飛)케 하는 사법(瀉法)이다. 침두(鍼頭)를 직경(直經)으로 기립(起立)시킨 후에 침두(鍼頭)의 상부(上部)를 가볍게 붙들고 1회는 좌향경전(左向傾轉), 1회는 우향경전(右向傾轉)하기를 마치 선중(船中)에 노(櫓), 즉(卽) 진선구(進船具)와 같이 하되 좌우상교(左右相交)하여 진요(振搖)하기를 6수(六數)를 1도(度)로 정(定)하고, 3도(度)를 연행(連行)하면 침기(鍼氣)가 병처(病處)로 향하게 된다. 침기(鍼氣)를 전행(前行)코저 할 때는 침자부위(刺鍼部位)의 뒤, 즉 병처(病處)의 상대 방향(相對方向) 후(後)를 좌모지(左母指)로 누른다. 침기(鍼氣)를 후행(後行)코저 할 때는 침자부위(刺鍼部位)의 전(前), 즉 병처(病處)의 반대 방향(反對方向)을 누른다.

이 법(法)은 사지구연(四肢拘攣), 반신불수(半身不隨), 졸중풍(卒中風) 등의 증(症)에 다용(多用)하는데, 대략 실(實)하고 유열(有熱)한 증(症)에 이 법(法)으로서

사(瀉)한다. 요혈(要穴)은 풍시(風市), 양능천(陽陵泉), 곡지(曲池), 현종(懸種), 곤륜(昆崙), 신맥(申脈), 삼리(三里), 조구(條口), 중완(中脘), 관원(關元) 등이다.

## 4) 창구탐혈법(蒼龜探穴法)

〈원문〉蒼龜探穴到鍼頭　三進一退如鎖剔
　　　　창구탐혈도침두　삼진일퇴여쇄척

　　　　先向上鎖又向下　自左枝右入土象
　　　　선향상쇄우향하　자좌지우인사상

　창구(蒼龜)로 명명(命名)한 것은 그 성질(性質)이 전진후퇴(前進後退)하기 때문이다. 3진 1퇴(三進一退)는 마치 세 번 전진(前進)하고서 그 다음에 한 번 후퇴(後退)하는 형상(形象)과 같이 한다는 것이다.

　이 법(法)은 기(氣)가 마치 비경주기(飛經週氣)하는 것과 같은 상태를 말하는 것으로서, 침두(鍼頭)를 붙들고 침망(鍼芒)이 병처(病處)로 향하게 한다. 침두(鍼頭)는 반대 방향으로 도와(到臥)하고서 먼저 상부(上部), 즉 자침(刺鍼) 경혈 부위(經穴部位)의 상부를 향하여 마치 3회 자입(刺入)하는 것과 같은 방식으로 전진한다.

　그 다음 1회 후퇴하는 방식과 같이 한 다음에 하부(下部), 즉 자침(刺鍼) 경혈(經穴) 부위(部位)의 하부도 동일(同一)하게 한다. 다음에는 좌부(左部), 즉 자침 경혈 부위(刺鍼經穴部位)의 좌부(左部)도 동일(同一)하게 한다. 그 다음에 우부(右部), 즉 자침 경혈 부위(刺鍼經穴部位)의 우부(右部)도 동일(同一)하게 하는데, 이것은 마치 창구(蒼龜)가 입사(入土)하는 형상(形象)이다.

　그런데 한 가지 중요(重要)한 것은 상부(上部)에 삼진일퇴(三進 一退)한 다음에는 침(鍼)을 다시 천부(淺部)까지 올리고서 도침(到鍼)한 다음에 하부(下部), 좌부(左部), 우부(右部)도 같은 방법(方法)으로 진행(進行)해야 할 것이다.

　이 법(法)은 일체(一切) 풍질(風疾)로서 냉마불인(冷麻不仁), 반신불수(半身不

遂), 사지구연증(四肢拘攣症)에 응용하고, 보법(補法)으로서 특효(特效)를 본다.

　요혈(要穴)은 현종(懸鐘), 곤륜(昆崙), 합곡(合谷), 곡지(曲池), 수족삼리(手足三里) 등의 경혈(經穴)이다.

## 5) 적봉영원법(赤鳳迎源法)

〈원문〉赤鳳迎源先揷地　更提倒天後動氣　後進人部用手法　上下左右飛旋圍
　　　　적봉영원선삽지　경제도천후동기　후진입부용수법　상하좌우비선위

　　　　隨病刮鍼能移滿　上病吸退下病呼　攣急刮切循經頻　氣血流通飛走經
　　　　수병괄침능이만　상병흡퇴하병호　연급괄절순경빈　기혈유통비주경

　　　　放鍼一時又起鍼　緊卽瀉九又補六　不緊瀉六乃補九　一瀉滑鍼搖手法
　　　　방침일시우기침　긴즉사구우보육　불긴사육내보구　일사활침요수법

　선삽지는(先揷地)는 침(鍼)의 깊이를 최고 심부(深部)까지 자입(刺入)하라는 뜻이고, 경제도천(更提倒天)은 다시 얕게 천부(天部)로 인상(引上)한다는 뜻이다.

　후진입부(後進人部)는 다시 불천(不淺), 불심(不深)의 중간부(中間部)에 자입(刺入)하라는 것이며, 비선위(飛旋圍)는 상하좌우(上下左右)로 상호교환(相互交換)하여 빠르게 회전한다는 뜻이다. 괄절순(刮切循)은 마찰안마(摩擦安摩)를 말한다.

　적봉영원법은 기(氣)를 비경주기(飛經走氣)케 하는 사법(瀉法)이다. 선침입지(先鍼入地)하여 득기(得氣)됨을 기다려서 천부(天部)로 인제(引提)하여서 다시 득기(得氣)됨을 기다려서 다시 인부(人部)로 삽입(揷入)하여 또 득기(得氣)됨을 기다려서 비로소 수법(手法)을 사용하는데, 침두(鍼頭)를 경부(輕扶)하고서 상하좌우(上下左右)로 원형(圓形)을 그리는 형상(形象)으로 빠르게 선회(旋回)하기를 마치 적봉(赤鳳)이 날개를 펴는 형상(形象)과 같이 한다. 그 후 병(病)이 상부(上部)에 재(在)하면 침병(鍼柄)을 상(上)으로 괄(刮)하고, 병(病)이 하부(下部)에 재(在)하면 침

병(鍼柄)을 하(下)로 괄(刮)하는데 요부(腰部)를 중심(中心)으로 하는 경우(境遇), 병처(病處)를 중심(中心)으로 하는 경우(境遇)의 두 가지 설(說)이 있다.

병재상부(病在上部)하면 흡(吸)을 수(隨)하여 퇴침(退鍼)하고, 병재하부(病在下部)하면 호(呼)를 수(隨)하여 퇴침(退鍼)하면 능(能)히 불인지통(不忍之痛)을 이(移)하고, 가(可)히 적년지태(積年之㾾)를 산(散)한다. 특히 연급(攣急)한 자(者)는 그 부위(部位), 즉 통처 혹 연급부(痛處 或 攣急部)에 마심안마(摩深按摩)하기를 3차(三次) 행(行)하면 기혈(氣血)이 잘 유통(流通)되어 경락(經絡)에 순(循)함으로 비주(飛走)의 묘(妙)가 있어 병부(病部)가 이를 좇아 물러간다.

병사(病邪)가 중(重)한 환자(患者)는 퇴출(退出)치 말고 일시(一時) 방치(放置)하여 두었다가 기래지속(氣來遲速)을 보아 침두(鍼頭)를 약간(若干) 비벼보아서 심긴(沈緊)하면 9수(九數)로 대지퇴후(大指退後) 좌전(左轉)하여 사(瀉)하고, 다시 6수(六數)로 대지전진(大指前進) 우전(右轉)하여 보(補)를 하여 주고, 불긴(不緊)하면 6수(六數)로 대지퇴후(大指退後) 좌전(左轉)하여 사(瀉)하고, 다시 9수(九數)로 대지진전(大指進前) 우전(右轉)하여 보(補)하고, 종말(終末)에는 1회(一回) 대지퇴후(大指退後) 좌전(左轉)하여 사(瀉)한 후(後) 침(鍼)이 활리(滑利)하거든 수(手)를 요(搖)하면서 출침(出鍼)한 다음 만만(慢慢)히 안혈(按穴)한다.

이 법(法)은 일체(一切) 풍질(風疾), 류마치스, 경련(痙攣), 극열동통(極熱疼痛)을 치료(治療)하는 사법(瀉法)으로서 특히 사지구연(四肢拘攣) 구루등증(軀瘻等症)에 사용하는데 백호요두(白虎搖頭), 청룡파미(靑龍擺尾), 창구탐혈(蒼龜探穴)보다 다용(多用)한다.

요혈(要穴)은 현종(懸鐘), 백회(百會), 합곡(合谷) 등의 경혈이다.

## 6) 소산화법(燒山火法) : 보법(補法)

〈원문〉癱瘓頑麻 及冷痺 遍身走痛 寒瘧等

탄탄완마 급냉비 편신주통 한학등

一切冷症　燒山火　先淺入鍼　九陽數
일체냉증　소산화　선천입침　구양수


得氣入深　又九數　氣滿倒臥　呵五口
득기입심　우구수　기만도와　하오구


隨吸慢提　急按穴　一身熱氣　通如火
수흡만제　급안혈　일신열기　통여화


이 법은 일신(一身)이 여화(如火)같이 열(熱)하여 회양퇴음(回陽退陰)의 묘(妙)가 있음으로 명(名)한 것이다. 하5구(呵五口)는 하품 5회를 행(行)한다는 말이다.

이 법(法)은 탄탄완마(癱瘓頑麻) 편신주통(遍身走痛) 한학(寒瘧) 급(及) 일체(一切) 냉증(冷症)을 치료(治療)하는 보법(補法)이다. 먼저 침(鍼)을 천부(淺部)에 자입(刺入) 혈(穴)당 1촌(寸), 즉 침(鍼) 5푼(分)하여 9양수(九陽數)로서 대지진전(大指進前) 우전(右轉)하며, 39수(三九數)를 행(行)하여 득기(得氣) 긴이불전(緊而不轉)되거든 또다시 심부(深部)로 자입(刺入) 재차(再次) 5푼(分) 입(入)하여 또 9양수(九陽數) 39수(三九數) 대지진전(大指進前)하여 기만(氣滿) 긴이불전(緊而不轉)하여 열(熱)을 느끼거든 침망(鍼芒)을 병소(病所)로 향(向)하게 하고, 침두(鍼頭)를 상대방(相對方)에 도와(倒臥)하고 환자(患者)로 하여금 입을 크게 벌리고 하기5회(呵氣5回)를 행(行)하여 기(氣)로 하여금 상행(上行)케 하고, 흡(吸)을 수(隨)하여 서서(徐徐)히 침(鍼)을 제(提)하고 혈(穴)을 안(按)하면 일신(一身)의 열기(熱氣)가 화(火)와 같이 통(通)함으로 소산화(燒山火) 또는 진기법(進氣法)이라고 한다.


## 7) 투천량법(透天凉法) : 사법(瀉法)


〈원문〉風痰壅盛　急中風　喉風癲狂　一切熱　先深得氣　行六數　漸退還到　高天部
　　　　풍담옹성　급중풍　후풍전광　일체열　선심득기　행육수　점퇴환도　고천부

再行六數　氣滿後　大吸入口　徐徐諸　慢按其穴　身如氷　從此名稱　透天涼
재행육수　기만후　대흡입구　서서제　만안기혈　신여빙　종차명칭　투천량

이 법(法)은 풍담(風痰), 옹성(壅盛), 중풍(中風), 후풍(喉風), 전광(癲狂), 학질(虐疾) 일체(一切), 열증(熱症)을 치료(治療)하는 사법(瀉法)이다. 먼저 침(鍼)을 심부(深部)에 자입(刺入), 즉 혈당(穴當) 1촌(寸)이면 자(刺) 1촌(寸)하여 득기(得氣) 즉 긴이불전(緊而不轉)되거든 6음수(六陰數) 36수(三六數)로 대지퇴후(大指退後) 즉 좌전(左轉)하여 득기(得氣)됨을 기다려서 점차(漸次) 침을 퇴(退)하여 천부(淺部), 즉 혈당(穴當) 1촌(寸)이면 제(提) 5분(分), 즉(卽) 고천부(高天部) 5분(分)으로 인제(引提)하고, 또 다시 6음수(六陰數)로 대지퇴후(大指退後) 좌전(左轉)하여 기만즉(氣滿卽) 환자(患者)로 하여금 입으로 길게 흡기(吸氣)하여서 서서(徐徐)히 침(鍼)을 제인(提引) 만만안혈(慢慢按穴)하면 전신여빙(全身如氷)하여진다. 이를 투천량법(透天涼法)이라 한다.

이 법(法)은 일체(一切) 열증(熱症)을 치료(治療)하는 묘법(妙法)으로, 체온(體溫)이 높은 것이 하강(降下)되어 정상(正常) 체온(體溫)으로 저하(低下)시킬 수 있다.

요혈(要穴)은 합곡(合谷), 풍시(風市), 위중(委中), 양능천(陽陵泉), 족삼리(足三里) 현종(懸鐘) 등(等)이다

## 8) 자오보사법(子午補瀉法) : 사법(瀉法)

〈원문〉咳嗽一聲　鍼隨入　留鍼息數　春秋異
해수일성　침수입　유침식수　춘추이

徐入徐出　氣來動補卽彈指　瀉不彈
서입서출　기래동보즉탄지　사불탄

春夏留鍼　二四息．秋冬留鍼　三六息
춘하유침　이사식　추동유침　삼육식

서입서출(徐入徐出)은 9입6출(九入六出)이니 보음보사(陰陽補瀉)이므로 자오(子午)로 명(名)한 것이다. 탄(彈)하면 주기(走氣)함으로 보(補)에 인용(引用)하고, 불탄(不彈)하면 하기(下氣)함으로 사(瀉)에 인용(引用)한다. (彈 : 퉁길 탄)

이 법(法)은 환자(患者)의 해수일성(咳嗽一聲)을 따라 침(鍼)을 자입(刺入)하는데 유침(留鍼)하는 환자(患者)가 춘추(春秋)에 따라 다르다. 9입6출(九入六出)은 9양수(九陽數)로 대지진(大指進)하여 서서히 입(入)하고, 6음수(六陰數)로 대지퇴(大指退)하여 서서히 출(出)하되 기(氣)가 래(來)하여 동(動)하거든 보(補)할 시에는 대지(大指)로 침두(鍼頭)를 탄(彈)하고, 사(瀉)할 시에는 탄(彈)하지 않는다. 춘하(春夏)에는 24식(息) 동안 유침(留鍼)시키고, 추동(秋冬)에는 36식(息) 동안 유침(留鍼)시킨다.

이 법(法)은 반신불수(半身不隨), 사지구연(四肢拘攣) 등의 증(症)을 치료(治療)하는 묘법(妙法)이다. 수법(手法)이 평이(平易)하고 특효(特效)함으로 다용(多用)한다.

요혈(要穴)은 곡지(曲池), 풍시(豊市), 예풍(翳風), 수삼리(手三里), 족삼리(足三里) 등(等)의 경혈(經穴)이다.

## 9) 오장교경법(五臟交經法)

보법으로 청룡파미법과 비슷하다.

## 2. 침술의 신비(神秘)

우주 대자연의 불변하는 질서와 법칙 속에서 지구상에 존재하는 인간의 생명체는 계속해서 그 영향과 지배에서 벗어날 수 없고, 외부의 환경에 적응하려는 생리적인 작용이 있다. 그래서 우주의 변화에 따라서 우리의 인체도 시시각각으로 변화를 일으키는 것이다.

한의학적으로 천지대자연인 대우주(大宇宙)와 인체인 소우주(小宇宙)와의 관계에서 인체가 상호 균형을 이루고 그 질서와 법칙이 정상적으로 유지될 때에는 건강하고, 그 질서와 법칙이 파괴될 때에는 질병이 발생한다고 보는 것이다. 즉, 인체는 음(陰) 세력과 양(陽) 세력이 존재하여 음양 균형을 이루었을 때는 건강하고, 음양 불균형일 때에는 질병이 발생한다고 보는 것이다. 이는 동양 철학의 천인합일(天人合一) 사상에 근거를 두고 있는 것이다.

인간의 질병은 음양 두 세력간의 불균형에서 발생하는데, 이 불균형을 정상이 되게 균형을 맞추는 것이 곧 치료법인 것이다. 이러한 치료법에는 침, 뜸이 있는데 경락(經絡)의 기혈을 조절하여 음양 세력간에 균형을 맞추어 건강을 회복시키는 것이다. 인체에 분포되어 있는 경락을 이용하여 침, 뜸으로 음양의 균형을 조절하여 질병의 완화, 치료, 예방, 진통시키는 것이 침, 뜸, 부항 치료법의 이론인 것이다.

침은 금속제인 금, 은, 동, 철(스텐레스) 등으로 제작하고, 뜸은 약쑥을 사용한다. 침 치료는 기계적 자극이며, 쑥뜸은 온열적 자극이다. 그리고 부항은 정체되어 있는 혈액을 뽑아내 혈액 순환의 장애를 제거시켜 주는 것이며, 한약은 화학적 작용의 치료법이라 할 수 있다.

침은 인체에 광범위하게 분포되어 있는 경락 위의 경혈(經穴)에 일정한 수기법(手技法)으로 자극을 주어 기혈 운행을 조절시켜 질병을 치료한다. 뜸 치료법은 약쑥의 잎사귀 섬유질을 경락의 경혈 위에 놓고 점화 연소하여 약쑥의 특유한 기미(氣味)를 발생케 하여 온열 자극으로 각종 기능을 조정하고, 신체 건강을 증진시켜서 질병을 치료하는 것이다.

인체에는 생명력인 기(氣)가 흐르는 12경락과 기경 8맥이 있고, 그 위에 침을 놓는 자리로 경혈이 존재한다. 12경락과 기경 8맥은 인체의 수족과 몸통, 5장 6부와 모든 기관이 연결되어 있다. 경혈에 침을 놓고 뜸을 떠서 경락에 기혈이 원활하게 순환할 수 있게 하고, 경락을 통하여 5장 6부와 각 기관의 기능을 회생시키는 방법이 침, 뜸의 치료법이다.

12경락은 수태음폐경(11경혈), 수양명대장경(20경혈), 족양명위경(45경혈), 족태음비경(21경혈), 수소음심경(9경혈), 수태양소장경(19경혈), 족태양방광경(67경혈), 족소음신경(27경혈), 수궐음심포경(9경혈), 수소양삼초경(23경혈), 족소양담경(44경혈), 족궐음간경(14경혈)으로, 상지의 여섯 개의 경락과 하지의 여섯 개의 경락에 총 309개의 경혈이 있고, 좌우 양측에 모두 618경혈이 있다.

기경 8맥에는 독맥(28경혈), 임맥(24경혈)이 한 측에만 52경혈이 존재하고, 충맥(12경혈), 대맥(3경혈), 양교맥(14경혈), 음교맥(7경혈), 양유맥(19경혈), 음유맥(6경혈)에는 총 61경혈이 있고, 좌우 양측에 모두 122경혈이 있다. 그래서 12경락과 기경 8맥에 존재하는 경혈(침자리)은 모두 792경혈이 존재한다.

그 외에도 두면경항부(85경혈), 흉복부(99경혈), 요배부(90경혈), 상지부(92경혈), 하지부(79경혈), 기타(34경혈) 등 479개의 경외 기혈이 있다. 이렇게 12경락과 기경 8맥에 있는 경혈 그리고 경외 기혈 모두 1,097개의 경혈은 각기 다른 명칭을 가지고 있으며, 여러 가지 질병에 대하여 치료 효과를 나타낸다.

예를 들면 수태음폐경의 경혈은 기관지염, 기침, 상기증, 천식, 갈증, 가슴 번거러운 증상, 가슴 답답한 증상, 견배통, 두통, 현훈증, 비출혈, 구토, 수족마비, 구안와사, 불면증, 정신분열증, 졸도, 치질 등을 치료하는데 사용한다. 수양명대장경은 발열, 협심증, 토사, 구토, 졸도, 치통, 비염, 구안와사, 인후종통, 고혈압, 사지마비, 정신병, 이명증, 간질, 눈빛이 노란 증상, 입이 마르는 증상, 코피가 나는 증상, 목구멍이 마비되는 증상, 어깨 통증, 손가락 통증 등을 치료하는데 사용한다. 그외의 다른 12경락과 기경 8맥 그리고 경외 기혈의 경혈들도 각기 다른 질병들을 치료하는데 활용된다.

침 치료 기술에는 여러 가지 수기법과 사암침법, 자오유주법, 비등8법, 영구8법 등이 있어 치료 효과를 증대시킨다. 수기법에는 운기법, 제기법, 자오도구법, 청룡파미법, 백호요두법, 유기법, 중기법, 창구탐혈법, 용호교전법, 적봉영원법, 용호교등법, 소산화법, 투천양법, 진화법, 진수법, 양씨소산화법, 양씨투천량법, 용호승강법, 오장교경법, 통관교경법, 아마요령법, 봉황전교법, 자오보사법, 진기지결, 통기접기, 자오경침, 관절교경 등의 수기법이 있어 각기 치료하는 질병에 따라서 선택 사용한다.

사암침법은 5장 6부의 허실(虛實)에 따라 5행 상생상극의 원리에 의한 보법과 사법을 시술하여 질병을 치료하고, 자오유주법과 비등8법, 영구8법은 일진(日辰)

과 시진(時辰)에 따른 인체 경락의 유주 순서로 경혈을 개혈하는 방법으로 질병을 치료한다.

이와 같이 침구 치료는 경락의 기능을 북돋아서 오묘한 인체의 기혈을 운행하고 조절하며, 약해진 기능을 강화시키고 통증을 제거하며, 마비를 해소시키는 신비스런 효능이 있는 치료법이다. 그러나 침구학은 끊임없이 연구하고 학습하지 않으면 많은 질병을 치료하기 힘든 대단히 어려운 학문이다.

## 3. 침술의 작용

### 1) 기혈 운행 작용

침 치료하는 법과 뜸 치료하는 법은 모두가 침을 놓는 자리에 자극을 통하여 경락의 기능을 북돋아서 치료 작용을 나타내는 것이다. 경락이라는 것은 기운과 혈액이 운행되는 통로이며, 기운과 혈액은 인체 생명 활동의 기초이다.

〈원문〉鍼法灸法　穴位刺戟　經絡機能昂揚　治療作用
　　　　침법구법　혈위자극　경락기능앙양　치료작용


　　　　經絡　氣血運行通路　氣血生命活動　基礎
　　　　경락　기혈운행통로　기혈생명활동　기초

### 2) 기운의 조절 작용

⑴ 침 치료를 하는 것은 기운을 조절하는 데에 있다. 침 치료는 경락과 오장육부의 기운이 불균형 상태인 것을 조절한다. 기운이 남는 것과 기운이 부족한 것이 서로 협조가 이루어지지 않는 상태를 협조가 잘 이루어지는 상태로 회복시키는 것이다.

⑵ 기운과 혈액의 운행을 조화시키는 것이다. 내부에서 5장 6부를 움직이는 힘

과 외부로부터 침범하는 병균을 방어하는 힘을 길러주는 작용을 한다.

(3) 살아 있는 몸의 각 기관과 조직의 약해진 기능을 조절하는 데에 목적이 있다.

(4) 인체의 정신과 기운에 이상이 생겼을 때에 침과 뜸의 작용을 통하여 정상으로 회복시키는 작용을 할 수 있다.

〈원문〉 用鍼之類　在于調氣　凡刺之眞　必先治神

　　　　용침지류　재우조기　범자지진　필선치신

### 3) 침 치료의 진통 작용

침 치료한다는 것은 '경맥을 소통시키고 혈기를 조화시키는 침 치료의 효과로 인하여 경락 중에 기혈의 운행 장애로 인한 병적 변화를 조정하여 소통시키면 통증이 없어진다.'라는 치료 목적을 달성한다.

〈원문〉 刺鍼　住痛移疼

　　　　자침　주통이동

### 4) 침 치료의 마비 치료 작용

침을 놓으면 근육이 위축된 것, 마비가 된 것, 한쪽으로 기울어진 것 등의 질병을 지료할 수 있다. 근육이 위축되거나 혹은 한쪽으로 기울어진 병은 대개 경락 중에 기운과 혈액의 운행이 부족한 결과로 생긴다. 이 병은 팔과 다리, 몸이 마르고 위축되며, 힘이 없고 사용할 수 없는 증상이 나타난다. 침을 놓음으로서 이러한 질병들을 치료할 수 있는 것은 침 치료가 기를 조절시키는 작용이 있기 때문이다.

〈원문〉 刺鍼　痿痺偏枯　疾病治療　痿偏枯　等病　經絡　氣血運行不足　結果

　　　　자침　위비편고　질병치료　위편고　등병　경락　기혈운행부족　결과

　　　　肢體　枯萎不仁　不用症狀　刺鍼　疾病治療調氣作用　緣由

　　　　지체　고위불인　불용증상　자침　질병치료조기작용　연유

## 4. 중풍의 한약 치료법

### 1) 중풍의 예방(豫防)

손가락의 감각이 둔해지거나, 손발의 힘이 약해지거나 혹은 힘살이 약간 당기는 감이 있거나 잘 쓸 수 없을 때가 있다. 또 입과 눈이 비뚤어지고 말이 잘 되지 않거나, 가슴이 답답하고 가래를 계속 토하며 6맥(脈)이 부활(浮滑)하면서 허연(虛軟)하고 힘이 없을 때가 있다. 이런 현상이 나타나면 비록 갑자기 넘어지지는 않는다고 하더라도 중풍(中風)으로 어지러워서 넘어지려는 것과 같다. 이는 중풍 전조증(中風前調症)으로 영위(營衛)를 고르게 해야 하는데, (3)유풍탕(愈風湯)에 (4)천마환(天麻丸)을 1제(劑) 내지 2제(劑)를 쓰는 것이 좋다.

혹은 (5)가감방풍통성산(加減防風通聖散)을 써도 예방이 되고, (1)죽력지출환(竹瀝枳朮丸)과 (2)수풍순기환(搜風順氣丸)을 번갈아 먹어도 예방이 된다. 이와 같이 풍기운(風氣運)이 있다는 것이 알려지면 곧 유풍탕(愈風湯)과 천마환(天麻丸)을 함께 복용(服用)해야 한다. 그러면 이 약들이 서로 협력 작용을 하여 병을 미리 막을 수 있게 된다.

몸 왼쪽을 잘 쓰지 못하고 왼손 맥이 부족하면 (7)사물탕(四物湯)으로 주로 치료한다.

몸 오른쪽을 잘 쓰지 못하고 오른손 맥이 부족하면 (6)사군자탕(四君子湯)으로 주로 치료한다.

담이 많으면 (9)이진탕(二陳湯)과 (8)도담탕(導痰湯)을 함께 쓴다.

기혈(氣血)이 다 허(虛)하고 담(痰)이 있으면 (10)가감팔물탕(加味八物湯)을 쓴다.

원기(元氣)가 점차 회복되고 담음(痰飮)이 차츰 없어진다. 아직 풍사(風邪)가 없어지지 않았으면 (3)유풍탕(愈風湯)이나 (5)가감방풍통성산(加減防風通聖散)을 쓰면 점차 회복된다. 뜸 치료를 겸(兼)하면 더욱 좋다.

## 2) 중풍 예방 처방(豫防處方)의 응용(應用)

### • (3) 유풍탕(愈風湯)

6부(腑) 또는 5장(臟)에 풍(風)이 침범(侵犯)한 것을 치료하는데 먼저 기본 치료 약제를 쓴 다음에 이 약으로 조리(調理)해야 한다.

여러 가지 중풍 때 속과 겉의 사기(邪氣)가 다 없어졌으면 이 약으로 모든 경락(經絡)을 잘 통하게 해야 한다. 오랫동안 먹으면 심한 풍증(風症)도 다 없어지고, 맑은 것과 흐린 것이 저절로 갈라지며, 영위(營衛)가 스스로 조화(調和)된다.

간장(肝臟)과 신장(腎臟)이 허(虛)하고, 힘살과 뼈가 약하며, 말을 잘 하지 못하고 정신이 혼미(昏迷)하며, 여위면서 몸 한쪽을 잘 쓰지 못하거나, 살이 찌면서 몸 한쪽을 쓰지 못하며, 또는 무서워하면서 잘 잊어버리거나 기뻐하면서 생각을 많이 하는 것을 치료한다.

지나치게 생각하는 것과 잘 잊어버리는 것은 다 정력(精力)이 부족하기 때문이다. 이 때에는 마음을 안정시키고, 정신을 보양(補養)하며, 음양(陰陽)을 고르게 하여 어느 하나도 편승하지 않게 해야 한다.

두통(頭痛)이 심하면 천마(天麻)와 천우슬(川牛膝) 각 0.4전(錢)을 가(加)하고, 비통(痺痛)이 심하면 부자포(附子炮) 0.3전(錢)을 가(加)한다.

(48)사백단((四白丹), 혹은 (49)이삼단(二蔘丹)과 함께 복용한다.

### • (4) 천마환(天麻丸)

풍(風)은 온갖 병의 시초(始初)다. 풍(風)은 잘 돌아다니기도 하고 자주 변하기도 하는데 돌아다닌다는 것은 움직인다는 것이다. 풍(風)은 열(熱)로 생긴다. 그러므로 열(熱)이 심하면 풍(風)이 동(動)한다. 이런 때에는 안정시켜서 동(動)한 것을 억제(抑制)해야 한다. 즉, 혈을 보(補)해야 하는데 대진범탕(大秦凡湯)이나 천마환(天麻丸)을 쓰는 것이 좋다.

천마환(天麻丸)은 풍증(風症)을 치료하는데 혈(血)을 보(補)하며, 영위(營衛)를 잘 돌게 하고, 힘줄과 뼈를 튼튼하게 한다.

### • (5) 가감방풍통성산(加減防風通聖散)

가감방풍통성산으로 치료할 수 있는 증상들은 다음과 같다.

-여러 가지 풍열증(風熱症)

-중풍으로 말을 하지 못하는 것, 갑자기 말을 하지 못하는 것, 말소리가 나지 않는 것

-머리를 감은 다음 풍(風)을 맞은 것, 파상풍(破傷風), 여러 가지 풍병(風病)으로 경련(痙攣)이 일어나는 것

-어린이의 경풍(驚風), 적열(積熱), 마마(痲痲)와 홍역(紅疫) 때 구슬이 속으로 들어가서 위험하게 된 것

-상한(傷寒)인지 온역(瘟疫)인지 구별하기 힘든 것

-풍열(風熱)로 생긴 헌데나 옴, 머리에 흰 비듬이 생긴 것

-얼굴과 코에 벌건 여드름이나 두드러기가 돋은 것

-폐풍창(肺風瘡), 문둥병, 풍화(風火)가 몹시 몰려 배가 그득하고, 번갈(煩渴)이 나고 숨이 차며, 답답하거나 열(熱)이 몹시 심하며, 풍(風)이 생겨 혀가 뻣뻣해지고 이를 악물며 힘살이 푸들거리는 것

-크고 작은 창종(瘡腫)과 악독(惡毒)이나 열(熱)이 몰려 대소변이 나오지 않는 것

-술독과 열독(熱毒)

-열(熱), 풍(風), 조(燥) 3가지로 생긴 병

- **(6) 사군자탕(四君子湯)**

-우측(右側) 상하지(上下肢)가 마비(麻痺)되거나 우측(右側) 편신마비(偏身麻痺)에 쓴다.

-동맥경화증(動脈硬化證)으로 무력증(無力症), 기허(氣虛)로 인한 우측마비(右側麻痺)에 백출(白朮) 2.5전(錢), 길경(桔梗)과 백지(白芷) 1.0전(錢), 귤피(橘皮)와 반하(半夏) 1.5전(錢), 죽력(竹瀝)과 강즙(薑汁) 각각 1숟갈, 생강(生薑) 3쪽, 대추 2개를 가(加)한다. 혹(或) (9)이진탕(二津湯)에 백개자(白芥子) 1전(錢), 죽력(竹瀝)과 강즙(薑汁) 각 1숟갈씩을 가(加)하여 복용한다.

-혈허(血虛)에 합(合) 사물탕(四物湯)

-기울(氣鬱)에 가(加) 향부자(香附子) 2전(錢), 목향(木香) 0.5전(錢)

-심번(心煩)에 가(加) 맥문동(麥門冬) 1전(錢), 청죽여(靑竹茹) 0.7전(錢)

-한열(寒熱)에 가(加) 시호(柴胡)와 백작약(白芍藥) 1전(錢), 치자초(梔子炒) 0.5전(錢)

-불면(不眠)에 당귀(當歸), 산조인초(山棗仁炒) 각 1전(錢)

-허한(虛寒)에 가(加) 황기(黃芪) 1.5전(錢), 백출(白朮) 1전(錢)

-식불하(食不下)에 가(加) 지실(枳實), 사인(砂仁), 신곡(神曲) 각 1전(錢)

-뇨삽면부(尿澁面浮)에 가(加) 택사(澤瀉), 저령(猪笭) 각 1전(錢)

-비통(痺痛)에 가(加) 오약(烏藥) 1전(錢), 계지(桂枝) 0.5전(錢)

- **(7) 사물탕(四物湯)**
  -좌측수족마비(左側手足麻痺)에 (9)이진탕(二陳湯)을 합방(合方)하고, 도인(挑仁), 홍화(紅花), 백개자(白芥子) 각 1전(錢), 죽력(竹瀝)과 강즙(薑汁) 각 1숟갈씩 가(加)하여 복용한다.

- **(8) 도담탕(導痰湯)**
  -풍담증(風痰症)을 치료한다. 사물탕(四物湯), 혹은 사군자탕(四君子湯)과 합방가감(合方加減)해서 복용시킨다.
  -풍의증(風懿症) 설신경(舌神經)과 연하근마비(嚥下筋麻痺)로 연하곤란(嚥下困難), 구순불수(口脣不收), 후중담성(喉中痰聲), 언어 장애(言語障碍) 시 무열자(無熱者)에 (8)도담탕(導痰湯) 혹은 (139)척담탕(滌痰湯)으로 치료한다.
  -다른 처방과 합방(合方)으로 효과를 증대시킨다.
  -기허(氣虛)에 가(加) 인삼(人蔘) 2전(錢), 백출(白朮), 전갈(全蝎), 백부자(白附子) 각 10전(錢)
  -청열(淸熱) 가(加) 황금, 황련,
  -거풍(祛風) 가(加) 강활, 백출
  -순기(順氣) 가(加) 향부자(香附子), 오약(烏藥), 목향(木香)

- **(9) 이진탕(二陳湯)**
  -여러 가지 담음병(痰飮病)으로 혹 토(吐)하고 메스껍거나, 두현증(頭眩症)과 가슴이 두근거리거나 춥다가 열이 나거나 여기저기 왔다갔다하면서 아픈 것

을 두루 치료한다.

-풍담(風痰)으로 일어난 병증(病症)에는 남성(南星), 길경(桔梗), 방풍(防風), 지실(枳實)을 1.0전(錢)씩 가(加)한다.

-중풍으로 인한 설강불어(舌强不語)에는 남성(南星), 지실(枳實), 인삼(人蔘), 석창포(石蒼蒲), 죽여(竹茹), 대조(大棗)를 가(加)한다.

-담결(痰結)로 인하여 돌연기립혼도(突然起立昏倒)할 경우에는 당귀(當歸), 황금(黃芩), 지실(枳實), 길경(桔梗), 행인(杏仁), 양강(良薑), 사인(砂仁), 목향(木香), 육계(肉桂) 등을 가(加)한다.

• (10) 가미팔물탕(加味八物湯)

기혈(氣血)이 구허협담자(俱虛狹痰者)는 남성(南星), 반하(半夏), 지실(枳實), 죽력(竹瀝), 생강즙(生薑汁)을 가(加)하거나 (8)도담탕(導痰湯), (9)이진탕(二陣湯), (139)척담탕(滌痰湯) 등과 합방가감(合方加減)하여 복용시킨다.


## 3) 중풍의 초기 치료(初期治療)-(1)

어떤 노인이 여름에 열이 나서 밤에 대청마루에 나가 누웠다가 다음 날 중풍에 걸렸다. 그의 아들이 (11)소속명탕(小續命湯)을 달여 먹이고 의사를 불러다가 알맞은 치료를 며칠 동안 하니 나았다.

비만자(肥滿者)에게 중풍이 많이 생기는 것은 기운(氣運)이 겉에는 실(實)하고 속에는 부족한 까닭이다.

폐肺(는) 기(氣)가 드나드는 곳이다. 비만한 자는 몹시 가쁘게 숨을 쉰다. 숨이 가빠지면 폐의 사기(邪氣)가 성(盛)해지면서 폐금(肺金)이 폐목(肝木)을 억제하게 된다.

담(膽)은 간(肝)의 부(腑)가 되므로 담연(痰嚥)도 성(盛)해진다. 이 때는 먼저 기를 고르게 해야 하는데 (12)성향정기산(星香正氣散)에 (26)우황청심환(牛黃淸心丸)을 써야 한다.

중풍의 원인을 옛사람들은 풍(風)이라고 주장하였는데 하간(河間)은 화(火)라고 하였고, 동원(東垣)은 기(氣)라고 하였으며, 단계(丹溪)는 습(濕)이라고 주장하면서

도리어 중풍을 허상(虛象)이라고 하였다.

이 3사람이 말한 것은 어느 것이나 버릴 수 없는 것이라고 본다.

풍(風)이 원인이 된 것은 진중풍(眞中風)이고, 화(火), 기(氣), 습(濕)이 원인이 된 것은 유중풍(類中風)이지 진중풍(眞中風)은 아니다.

### • (11) 소속명탕(小續命湯)

- 일방(一方)에는 방기(防己), 부자(附子)가 없고, 당귀(當歸), 석고(石膏)가 있다. 열이 있으면 백부자(白附子)를 가(加)한다.
- 갑자기 풍(風)을 맞아서 정신을 차리지 못하고 눈과 입이 비뚤어지며, 몸 한 쪽을 쓰지 못하고 말을 하지 못하며, 팔다리에 감각이 둔해지고 어지러운 것과 중풍의 초기에 땀이 나지 않는 표실증(表實症)과 모든 풍증(風症)을 치료한다.
- 대체로 중풍에 6맥(脈)이 부(浮)하고 긴(緊)하며, 풍기(風氣)가 몹시 심하고 심화(心火)가 몹시 타올라 담연(痰涎)이 경락에 몰려 막히면 소속명탕(小續命湯)을 쓴다.

  부자(附子)는 그 성질이 맹렬하기 때문에 병을 치는데 힘이 있다. 즉, 인삼과 같은 약들을 모두 이끌고 12경락으로 들어가 퍼져서 약해진 원기를 회복시킨다. 또 마황(麻黃), 방풍(防風), 행인(杏仁) 같은 약들의 기운을 이끌어서 땀이 나게 하고, 주리(奏裏)를 열어 겉에 있는 풍한(風寒)을 몰아낸다. 또한 당귀(當歸), 천궁(川芎) 같은 약기운을 이끌고 혈분(血分)에 들어가서 혈(血)을 잘 돌게 하고, 혈을 보(補)하며 부족된 진음(眞陰)을 자양(滋養)한다. 이 처방에 석고(石膏)와 지모(知母)를 넣으면 위(胃)의 화(火)를 내리며, 황금(黃芩)을 넣으면 폐금(肺金)을 맑게 한다. 만일 병증상(病症狀)이 조금 낳아 가고 정신이 조금 회복되면 반드시 단계의 치료법대로 기혈을 보(補)하고 담(痰)을 삭게 하는 약으로서 원기를 회복시켜야 한다. 이것은 급할 때 표(表)를 치료하고 또 표(表)로부터 본(本)까지 치료하는 방법이다.

- 수족구연증(手足拘軟症)에 의이인(薏以仁) 10전(錢)을 가(加)한다.
- 수족마비(手足麻痺)에 강활(姜活), 연교(連交) 각(各) 1.5전(錢)을 가(加)한다.

- (107) 마황속명탕(麻黃續命湯) : 태양(太陽) 중풍증(中風證) 때 오한(惡寒)이 나면서 땀이 나지 않는데 행인(杏仁)을 배로 넣어 쓴다

- (108) 계지속명탕(桂枝續命湯) : 땀이 나면서 바람을 싫어하는데 계지(桂枝), 백작약(白芍藥), 행인(杏仁)을 배(倍)로 넣어 쓴다.

- (109) 백호속명탕(白虎續命湯) : 양명중풍(陽明中風) 때 몸에 열이 나고 땀이 나지 않으며 오한(惡寒)이 없으면 계지(桂枝), 황금(黃芩)을 배(培)로 하고, 갈근(葛根) 1.5전(錢)을 넣어 쓴다.

- (110) 부자속명탕(附子續命湯) : 태양중풍(太陰中風) 때 땀이 나지 않고 몸이 서늘하면 부자(附子)는 배(培)로 하고, 감초(甘草) 2.0전(錢), 건강(乾薑) 0.7전(錢)을 넣는다.

- (111) 소음계지속명탕(少陰桂枝續命湯) : 소음중풍증(少陰中風證) 때 땀이 나고 열이 없으면 계지(桂枝), 부자(附子), 감초(甘草)를 배(培)로 넣는다.

- (112) 강활연교속명탕(姜活連翹續命湯) : 6경(經)이 혼란(混亂)되어 소양병(少陽病), 궐음병(厥陰病)이 얽혀서 혹 팔다리 뼈마디가 켕기면서 아프거나 감각이 둔해지면서 잘 쓰지 못하면 강활(姜活) 2전(錢), 연교(連翹) 1.5전(錢)을 넣어 쓴다.

## 4) 중풍의 초기 치료(初期治療)-(2)

중풍의 초기에 의식이 혼미할 때에는 (12)성향정기산(星香正氣散)에 (26)우황청심환(牛黃淸心丸)을 타서 복용시킨다. 의식이 회복되면 소속명탕(少續命湯), 유풍탕(愈風湯), 대진범탕(大秦凡湯), 보양환오탕(補陽還五湯), 환골단(還骨丹), 사백단(四白丹) 등을 활용한다.

중풍을 맞은 초기에 정신을 잃고 넘어졌다가 금방 깨어나는 것은 치료할 수 있다. 만일 깨어나지 못하면 인중(人中) 부위를 깨어날 때까지 엄지손가락으로 문질러 주면 곧 깨어난다.

혹은 빨리 환자의 두 손과 두 발을 위에서부터 아래로 내려가면서 자주 주물러 주면 담기가 곧 흩어져서 심장으로 치밀지 못하게 되므로 곧 깨어난다. 또는 삼릉

침으로 십정혈(十井血)을 찔러 악혈(惡血)을 뺀 다음 양쪽 합곡혈(合谷穴)과 인중혈(印中穴)에 침을 놓아 기(氣)를 잘 돌게 하는 것도 가장 좋은 방법이다.

효과가 없으면 (35)통관산(通關散)을 코에 불어 넣고 머리를 쳐들면 재채기가 나면 치료할 수 있다. 만일 이를 악물고 벌리지 못하면 (34)개관산(開關散)으로 입을 문질러 주어야 입이 열린다. 그리고 참기름(香油)에 사향(麝香) 0.1~0.2전(錢)을 넣어 먹이거나, 생강즙(生薑汁)이나 (31)섭생음(攝生飮) 같은 것을 쓴다. 풍담(風痰)이 뭉쳐서 여러 가지 약을 써도 효과가 없을 때는 (33)탈명산(奪命散)을 한 번 먹이면 낫는다.

대체로 노인이 중풍에 걸리는 것은 흔히 노(怒)한 탓이다. 노화(怒火)가 위로 올라가면 정신이 아찔해지면서 넘어져서 정신을 차리지 못한다. 이것은 담(痰)이 몹시 성(盛)해서 생긴 것이면 담을 삭게 하고, 화(火)를 내리는 치료법을 써야 한다.

담을 내리게 하는 데는 (32)성풍탕(省風湯)이 좋고, 화(火)를 내리는 데는 (5)방풍통성산(防風通聖散)이 좋다.

담연(痰涎)이 막혔거나 이를 악물었을 때에는 토하게 해야 한다.

갑자기 중풍으로 정신을 잃고 넘어진 데는 입을 벌리고 재채기를 시키는 방법을 쓴 다음 (31)섭생음(攝生飮)을 달인 물에 (83)소합향원(蘇合香元) 3환(丸)을 풀어먹이고, 담이 성(盛)한데는 전갈을 넣어 쓴다

입을 벌리고 손에 힘이 없어 늘어지며, 소변이 저절로 나오는 것은 양기(陽氣)가 갑자기 몹시 허해진 것이다. 이 때에는 빨리 많은 양의 인삼과 황기(黃芪)를 진하게 달인 물에 죽력(竹瀝)과 생강즙(生薑汁)을 타서 먹인다.

눈을 치뜨면 구(灸), 즉 뜸을 하는 것이 좋다.

중풍 환자에게는 항상 뜸 자국이 있어야 하는데, 청회(聽會), 협거(挾車), 지창(地創), 백회(百會), 견우(肩愚), 곡지(曲至), 풍시(風市), 삼리(三里), 절골(絶骨), 지경(地境), 이전발(耳前髮)제, 대추(大推), 풍지(風池) 등의 혈(穴)에 뜸을 떠주면 효과가 좋다.

갑자기 중풍을 맞아 정신을 차리지 못하는 데에는 (25)지보단(至寶丹), (26)우황청심환(牛黃淸心丸), (83)용뇌소합원(龍腦少合元), (27)우황금호단(牛黃金虎丹) 등

을 쓰는데 죽력(竹瀝)이나 생강즙(生薑汁), 참기름 등에 타서 먹인다.

- **(26) 우황청심환(牛黃淸心丸)** : 갑자기 풍(風)을 맞아서 정신을 차리지 못하고, 담연(痰涎)이 막혀서 정신이 어렴풋하며 말을 제대로 하지 못하고, 입과 눈이 비뚤어지며 손발을 잘 쓰지 못하는 것을 치료한다.
- **(27) 우황금호단(牛黃金虎丹)** : 갑자기 풍(風)을 맞아 정신을 차리지 못하고, 몸이 뻣뻣하며, 이를 악물고 코가 마르며, 얼굴이 꺼멓게 되는 것을 치료한다. 또 온몸에 열이 몹시 나며, 기름 같은 땀이 흐르고, 눈을 곧추 뜨며 입술이 퍼렇게 되는 것을 치료한다. 그리고 정신이 어렴풋하며 답답하고, 몸가짐은 술에 취한 것 같으며, 담연(痰漣)이 막혀서 가슴과 목구멍에서 톱질하는 듯한 소리가 나는 것을 치료한다.

　만약 살이 쪘으나 몸이 허하고, 담연(痰涎)이 많아서 풍기(風氣)가 있으면 늘 이 약을 구급약으로 준비하여 가지고 있어야 한다.


　범자묵이 풍(風)을 맞은 다음 담(痰)이 막혀서 말을 하지 못하였다. 그리하여 금호단(金虎丹) 4알을 먹었으나 기(氣)가 잘 통하지 않고, 담(痰)도 잘 삭지 않으며, 정신이 들떠 강물에 빠져 죽을 것 같으면서 숨이 끊어지려고 하였다.

　그리하여 청회(聽會), 협거(頰車), 지창(地創), 백회(百會), 견우(肩愚), 곡지(曲池), 풍시(風市), 삼리(三里), 절골(絶骨), 지경(地境), 대추(大椎), 풍지(風池) 등의 혈(穴)에 뜸을 떠 주었는데, 기(氣)가 곧 통하고 담(痰)을 한 사발 정도 토한 다음 십여 번 설사하였다. 그 다음 15일 정도 조리(調理)시켰는데 다 나았다. 이것은 백회혈(百會穴)에 뜸을 떴기 때문이고, 토하고 설사하는 것은 금호단(金虎丹)을 먹었기 때문이다.

- **(31) 섭생음(攝生飮)** : 갑자기 풍(風)을 맞아서 정신을 차리지 못하고 열이 나지 않는 것을 치료한다.
- **(32) 성풍탕(省風湯)** : 갑자기 풍(風)을 맞아서 정신을 차리지 못하고 열이 나는 것을 치료한다. 도담탕(導痰湯)과 함께 달여서 먹으면 달여 먹으면 더 좋다. 이렇게 하면 풍기(風氣)가 헤쳐지고 담(痰)이 삭으며 화(火)가 내린다.

• **(33) 탈명산(奪命散)** : 갑자기 풍(風)을 맞아서 침을 흘리고 기(氣)가 막히며, 이를 악물고 눈을 곧추 보는 것과 파상풍(破傷風)으로 경련(痙攣)이 이는 것, 어린이의 경풍(驚風) 등의 위급한 병을 치료한다.

## 5) 이를 악문 것을 열리게 하는 방법

졸중풍(卒中風) 때 이를 악물고 벌리지 못하여 약을 넘기게 할 수 없을 때는 (34)개관산(開關散), 파관산(破棺散), 파두로 훈하는 방법이나 거북의 오줌으로 다문 입을 벌리는 방법을 쓴다.

이를 악물었을 때에는 오매살을 천남성(川南星)이나 세신(細辛) 가루에 섞어서 가운뎃손가락에 묻혀 이빨에 문질러 주면 입이 저절로 열린다.

3양경의 경근(經筋)과 낙맥(絡脈)은 모두 턱과 뺨으로 들어가서 입을 둘러싸고 있으므로, 여러 양경(陽經)에 풍한(風寒)의 사기(邪氣)가 침범하면 힘줄이 땅기면서 이를 악물고 벌리지 못하게 된다.

• **(34) 개관산(開關散)** : 갑자기 풍(風)을 맞아서 눈을 감고 이를 악문 것을 치료하는데 개관산 가루를 가운데 손가락에 묻혀서 이빨에 20~30번 문질러 주면 입이 저절로 열린다. 한 번에 1~2g씩 쓰는데 단옷날에 만든 것이 더 좋다.

### (1) 파두(巴豆)로 훈(熏)하는 방법(方法)

갑자기 풍(風)을 맞아 이를 악물고 정신을 차리지 못하는 경우에 파두(巴豆)를 껍질은 버리고 종이에 싸서 기름이 종이에 배도록 두드린다. 그 다음 그 종이를 비벼서 심지를 만들어 코 안에 넣는다. 여기에 조각말(주염열매가루)을 더 넣으면 더욱 좋다. 혹은 그 기름종이로 심지를 만들어 태우면서 연기를 코에 쏘여도 좋다.

### (2) 거북의 오줌으로 이를 악문 것을 벌리는 방법

중풍으로 이를 악물고 말을 하지 못할 때 검은 거북의 오줌을 조금 받아서 혀 밑에 발라 주면 잘 열린다. 거북의 오줌을 받는 방법은 연잎 위에 거북이를 앉히고 돼지 꼬리털로 콧구멍을 찔러주면 된다.

### (3) 재채기를 하게 하는 方法

갑자기 생긴 중풍으로 정신을 차리지 못할 때에는 먼저 조각(주염열매)이나 세신(細辛), 혹은 천남성(川南星), 반하말(半夏末)을 코 안에 불어 넣어서 재채기가 나면 치료할 수 있고, 재채기를 하지 않으면 치료하기 힘들다.

또 다른 방법으로 (35)통관산(通關散)을 코에 불어 넣어 재채기를 하게 한 다음 (83)소합향원(蘇合香元)을 먹여서 기(氣)를 통하게 하면서 점차 기(氣)를 고르게 하고, 풍기(風氣)를 없애며 담(痰)을 삭이는 약을 써야 한다. 이를 악물었을 때에도 통관산(通關散)을 코에 불어 넣어 재채기를 시키면 곧 열린다.

재채기를 시키는 데는 (36)통정산(通頂散)이나 (37)축비통천산(蓄鼻通天散)을 쓰는 것이 좋다.

### • (35) 통관산(通關散)

갑자기 풍(風)을 맞아서 정신을 차리지 못하고 이를 악물며 기(氣)가 막힌 경우에 통관산 가루를 조금씩 코에 불어 넣어서 재채기가 나면 치료할 수 있고, 재채기가 나지 않으면 치료하기 힘들다. 남성(南星), 반하(半夏), 조각(주염열매)을 같은 양으로 가루 낸 다음 위와 같은 방법으로 쓴다.

### • (36) 통정산(通頂散), (37) 축비통천산(蓄鼻通天散)

갑자기 풍(風)을 맞아서 정신을 차리지 못할 때에는 이것을 코에 불어 넣으면 곧 깨어난다.

통정산(通頂散)이나 축비통천산(蓄鼻通天散) 1g씩을 콧구멍에 불어 넣은 다음 정수리의 머리털을 잡아채서 재채기가 나면 치료할 수 있고, 재채기가 나지 않으면 치료할 수 없다.

### • (38) 하즙방(鰕汁方)

풍담(風痰)을 토하게 하는 처방인데 새우 300그램을 간장, 파, 생강 등과 물에 달여서 먼저 새우를 먹은 다음에 거위 깃으로 목구멍을 자극해서 담을 토하게 한다.

새우를 쓰는 것은 풍사(風邪)를 끊어 내리기 위해서이다.

### • (39) 조각산(皂角散)

-갑자기 풍(風)을 맞아서 담(痰)이 막힌 것을 치료한다.

－조각산 8g씩 물에 달여 먹으면 곧 토한다.

- **(40) 파두환(巴豆丸)**

갑자기 풍(風)을 맞아서 담(痰)이 막혀 위급해진 것을 치료한다.

한 번에 파두환 1알씩 솜에 싸서 목구멍 가까이에 넣으면 조금 있다가 담(痰)을 토하고 낫는다.

### (4) 훈증(熏蒸)하는 방법

당(唐)나라 왕태후(王太后)가 풍(風)을 맞아서 말을 하지 못하고 맥은 침(沈)하며 이를 악물고 있었다.

허윤종(許胤宗)이 이를 보고 "이미 약도 넘기지 못하게 되었으니 약을 달이면서 김을 쏘여 약 기운이 주리(腠理)에 들어가게 하면 하루 지나서 나을 것이다."고 하였다. 그리하여 황기방풍탕(黃耆防風湯)을 진하게 달여 몇 말을 침대 밑에 놓아 안개 같은 김을 쏘이게 하였는데 그 날 밤에 곧 말을 하게 되었다.

중풍으로 맥(脈)이 침(沈)하고 이를 악물었을 때에는 세게 보(補)하지 않으면 안 된다. 그러나 탕약(湯藥)을 쓰면 지나치게 늦어져서 시기를 놓치게 되므로 황기방풍탕(黃耆防風湯)을 달여 김을 쏘여서 입과 코로 약 기운이 들어가게 해야 한다. 이것이 유능한 의사의 신통(神通)한 수법(手法)이다.

대체로 입은 땅 기운과 통하고, 코는 하늘 기운과 통한다. 입은 음(陰)을 영양(營養)하고, 코는 양(陽)을 영양(營養)한다. 하늘은 맑은 것을 주관하기 때문에 코는 형체(形體)가 있는 것을 받지 못하고, 형체가 없는 기(氣)를 받는다. 땅은 흐린 것을 주관하기 때문에 입은 형체가 있는 것, 형체가 없는 것도 다 받는다.

## 6) 중풍을 치료할 수 없는 증(證)

갑자기 풍(風)을 맞아서 입을 벌리고 손에 힘이 없으며, 눈을 감고 있으면서 오줌이 나가는 줄 모르며, 코를 고는 것은 5장의 기(氣)가 끊어진 것이다. 대체로 입을 벌리고 있는 것은 심기(心氣)가 끊어진 것이고, 손에 맥(脈)이 없는 것은 비기(脾氣)가 끊어진 것이다. 눈을 감고 있는 것은 간기(肝氣)가 끊어진 것이고, 오줌이 나가는 줄을 모르는 것은 신기(腎氣)가 끊어진 것이며, 코를 고는 것은 폐기(肺氣)

가 끊어진 것이다.

어느 1가지 증상만 있으면 치료할 수 있다. 그러나 얼굴이 벌겋게 되었다 거멓게 되었다 하는 것은 양기(陽氣)가 위에서 없어지고, 신기(腎水)가 도리어 심화(心火)를 억제한 것이다.

오줌이 나가는 줄 모르고 입을 벌리고 있으며 숨이 찬 것은 치료할 수 없다.

오장(五臟)의 기(氣)가 끊어졌으면 빨리 많은 양의 인삼과 황기(黃芪)를 진하게 달여 먹여야 한다. 또는 배꼽아래에 큰 뜸봉으로 뜸을 많이 떠도 나을 수 있다.

살이 빠지고 힘줄이 아프며, 머리털이 곤추 서고 머리를 흔들며, 눈을 치뜨고 얼굴은 붉어져서 화장한 것 같으며, 구슬 같은 땀을 흘리고 거품 침을 토하며, 눈을 곤추 보는 등의 증상은 다 치료할 수 없다.

오장(五臟)의 낙맥(落脈)에 풍(風)을 맞아 입을 다물고 눈을 감은 것은 치료할 수 있다. 그러나 입을 벌리고 눈을 감으며, 손에 힘이 없고, 오줌이 나가는 줄 모르는 것, 코를 골고 몹시 토하며, 설사하거나 피를 토하고 하혈(下血)하는 것은 모두 죽는다.

대체로 풍을 맞은 초기에는 눈을 감는 경우가 많고 담이 끓어오르면 코를 고는 경우가 많다. 다만 오줌이 나오는 줄 모르는 것과 입을 벌리는 증상이 함께 나타나는 것은 좋지 못하다. 심(心)은 오장(五臟)을 주관하고, 신(腎)은 오장(五臟)의 근본이 되므로 이 장기(臟器)들의 기(氣)가 끊어지면 안 된다.

몸을 움직이면 힘줄이 아픈 것을 근고(筋枯)라고 한다. 이것은 피가 힘줄을 자양하지 못하기 때문에 생긴 것인데 치료하기 어렵다. 또한 간목(肝木)이 비토(脾土)를 억제하여 쫙쫙 설사하는 것도 치료하기 어렵다.


## 7) 갑자기 말을 못하는 것

일반적으로 말을 하지 못하는 것은 모두 풍증(風症)에 속한다.

신신(腎)(이) 허할 때 여풍(勵風)에 상하게 되면 말을 더듬게 되고, 혹은 입이 비뚤어지며, 다리에 살이 빠져서 느슨해지며, 혹 귀가 먹고 잔등이 서로 켕기면서 아프다. 이런 때에 (41)신력탕(腎瀝湯)이나 (42)지황음자(地黃飲子)를 주로 쓴다.

〈내경(內徑)〉에 "원기(元氣)가 허탈(虛脫)되어 궐증(厥證)이 생기면 벙어리가 되며, 다리를 쓰지 못하게 된다. 이것은 신(腎)이 허한 것이며, 소음경(少陰經)의 기(氣)가 미치지 못해서 생긴 궐증(厥證)이다."라고 씌여 있다. 주해(註解)에는 "비(痺)라는 것은 쓰지 못한다는 말이다. 신기(腎氣)가 허탈(虛脫)되면 혀가 뻣뻣해져 말을 하지 못하고, 다리를 쓰지 못하게 된다."라고 씌여 있다.

중풍으로 벙어리가 된 데는 성심산(省心散), 가미전설고(加味轉舌膏), (44)전설고(轉舌膏), (43)정설산(正舌散), (45)해어환(解語丸), (46)청신해어탕(淸神解語湯), (47)자수해어탕(資壽解語湯) 등을 쓴다.

- **(41) 신력탕(腎瀝湯)** : 신장풍(腎臟風)으로 말을 더듬는 것을 치료한다.
- **(42) 지황음자(地黃飲子)** : 중풍으로 혀가 뻣뻣하여 말을 하지 못하고 다리를 쓰지 못하며, 신기(腎氣)가 허하고 막혀서 혀 밑에까지 미치지 못하는 것을 치료한다.
- **(43) 정설산(正舌散)** : 중풍으로 혀가 뻣뻣하여 말을 하지 못하는 것을 치료하는데 아주 좋다.

  어떤 처방에는 복신심(茯神心) 40g을 넣어서 쓰는데 이것을 일명 복신산(茯神散)이라고도 한다.
- **(44) 전설고(轉舌膏)** : 중풍으로 혀가 뻣뻣해져서 말을 하지 못하는 것을 치료한다.
- **(45) 해어환(解語丸)** : 중풍으로 말을 똑바로 하지 못하는 것을 치료한다.
- **(46) 청신해어탕(淸神解語湯)** : 중풍으로 담(痰)이 심규(心竅)를 막았기 때문에 말을 잘하지 못하거나 정신을 차리지 못하는 것을 치료한다.
- **(47) 자수해어탕(資壽解語湯)** : 심(心)과 비(脾)가 풍(風)을 맞아서 혀가 뻣뻣하여 말을 하지 못하는 것을 치료한다. 이것은 심(心)에서 갈라진 낙맥(落脈)이 혀뿌리에 연결되었고, 비(脾)의 경맥(經脈)은 인후(咽喉)에 들어갔다가 혀뿌리와 연결되어 혀 밑에 퍼졌기 때문이다.

## 8) 정신(精神)이 흐릿한 것

오장(五臟)이 풍(風)에 맞아서 정신이 흐릿한 데에는 (25)지보단(至寶丹)과 (26)우황청심원(牛黃淸心元)을 쓴다.

정신이 혼미하다는 것은 흐릿하고 어렴풋하다는 것인데, 정신이 상쾌(爽快)하지 못한 것이 마치 머리에 무엇을 덮어씌운 것과 같은 것이다.

중풍 때에는 흔히 정신이 흐릿하면서 기분이 좋지 않다. 이런 데는 (48)사백단(四白丹), (49)이삼단(二蔘丹), (24)우황정지환(牛黃定志丸), (23)활명금단(活命金丹), (22)거풍지보단(祛風至寶丹)을 쓴다.

- **(48) 사백단(四白丹)** : 중풍으로 정신이 흐릿한 것을 치료한다. 폐기(肺氣)를 맑게 하고, 정신을 돌게 한다.
- **(49) 이삼단(二蔘丹)** : 중풍으로 건망증이 생긴 것을 치료한다. 정신을 좋게 하고, 마음을 진정시키고, 혈(血)을 고르게 한다.
- **(23) 활명금단(活命金丹)** : 오장이 풍에 맞아서 정신이 맑지 못한 데 쓴다.
- **(24) 우황정지단(牛黃定志丸)** : 심(心)이 풍에 맞아서 정신이 흐릿하거나 없는 것을 치료한다. 놀래는 것을 멎게 하고, 마음을 진정시키며, 담연(痰涎)을 삭이고, 정신을 안정시킨다.
- **(22) 거풍지보단(祛風至寶丹)** : 오장(五臟)이 풍에 맞아서 정신이 흐릿한 것과 풍열증(風熱症)을 치료한다.

## 9) 담연(痰涎)이 옹성(壅盛)한 중풍

**(8) 도담탕(導痰湯)** : 중풍으로 담(痰)이 성(盛)하여 말이 잘 되지 않고 어지러운 것을 치료한다.
- 가(加) 향부자(香附子), 오약(烏藥), 침향(沈香), 목향(木香)을 넣으면 순기도담탕 (順氣導痰湯)
- 가(加) 황금(黃芩), 황련(黃連)을 넣으면 청열도담탕(淸熱導痰湯)
- 가(加) 강활(羌活), 백출(白朮)을 넣으면 거풍도담탕(祛風導痰湯)
- 가(加) 원지(遠志), 석창포(石菖蒲), 황금(黃芩), 주사(硃砂)는 영신도담탕(寧

神導痰湯)

(73) **가감도담탕(加減導痰湯)** : 중풍으로 담(痰)이 성(盛)하여 말을 하지 못하고 열이 나는 것을 치료한다.

(74) **척담탕(滌痰湯)** : 중풍으로 담(痰)이 심규(心竅)를 막아 혀가 뻣뻣해져 말을 하지 못하는 것을 치료한다.

(75) **대성풍탕(大省風湯)** : 중풍으로 담(痰)이 성(盛)하여 입과 눈이 비뚤어지고 한쪽을 쓰지 못하는 것을 치료한다.

(76) **침향반하탕(沈香半夏湯)** : 중풍으로 담(痰)이 성(盛)한데 쓴다. 담(痰)을 삭이고, 비(脾)를 좋게 하며, 기(氣)를 고르게 하고, 심(心)을 보(補)한다.

(77) **삼생음(三生飮)** : 졸중풍(卒中風)으로 담(痰)이 막혀서 정신을 잃고 넘어져 정신을 차리지 못하며, 맥(脈)이 침沈(하)고 열이 없는 것을 치료한다.

(82) **청주백원자(靑州白元子)** : 중풍으로 담연(痰涎)이 막혀서 입과 눈이 비뚤어지며, 팔다리를 잘 쓰지 못하는 것과 여러 가지 풍병(風病), 부인(婦人)의 혈풍증(血風症), 어린이의 경풍증(驚風症)을 치료한다.

(79) **가미청주백원자(加味靑州白元子)** : 중풍으로 담(痰)이 막혀서 입과 눈이 비뚤어지며 팔다리를 잘 쓰지 못하는 것을 치료한다.

(80) **갈사백원자(蝎麝白元子)** : 중풍으로 담연(痰涎)이 막힌 것과 여러 가지 풍병(風病) 때문에 다른 약을 써도 낫지 않은 것을 치료한다.

(81) **용성단(龍星丹)** : 풍열(風熱)이 몰리고 담연(痰涎)이 성(盛)해서 정신이 흐릿하고 어지러운 것을 치료한다.

(84) **소청원(蘇靑元)** : 기(氣)를 고르게 하고 풍담(風痰)을 헤친다.

## 10) 중풍의 열증(熱證)

(4) **천마환(天麻丸)** : 풍증(風症)을 치료하는데 혈(血)을 보(補)하고, 영위(榮衛)를 잘 돌게 하며, 힘줄과 뼈를 든든하게 한다.

(5) **가감방풍통성산(加減防風通聖散)** : 여러 가지 풍열증(風熱症)이나 중풍으로 말을 하지 못하는 것, 갑자기 말을 못하는 것, 말소리가 나오지 않은 것, 머리

를 감은 다음 풍(風)을 맞은 것, 파상풍(破傷風), 여러 가지 풍병(風病)으로 경련(痙攣)이 일어나는 것, 어린이의 경풍(驚風), 적열(積熱), 마마(麻麻)와 홍역(紅疫) 때 구슬(홍역)이 속으로 들어가서 위험하게 된 것, 상한(傷寒)인지 온역(瘟疫)인지 알아보기 힘든 것, 풍열(風熱)로 생긴 헌데나 옴, 머리에 흰 비듬이 생기는 것, 얼굴과 코에 벌건 여드름이나 두드러기가 돋는 것, 폐풍창(肺風瘡), 문둥병, 풍화(風火)가 몹시 몰려 배가 그득하고 말째게 아프고 번갈이 나고 숨이 차며 답답하거나 열이 몹시 심하여 풍(風)이 생겨 혀가 뻣뻣해지고 이를 악물며 힘살이 푸들거리는 것, 크고 작은 창종(瘡腫), 악독(惡毒)이나 열(熱)이 몰려 대소변이 나오지 않는 것을 치료한다. 그리고 술독(毒)과 열독(熱毒)을 푼다.

(85) **소통성산(小通聖散)** : 풍열(風熱)로 머리가 아프고 목구멍이 아프고 뺨이 붓는 것을 치료한다.

(86) **인삼강활산(人蔘羌活散)** : 중풍으로 담(痰)이 성(盛)하고, 번열(煩熱)이 나는 것을 치료한다.

(87) **천궁석고산(川芎石膏散)** : 치료는 통성산(通聖散)과 비슷하다. 정신을 맑게 하고, 마음을 상쾌(爽快)하게 하고, 기혈(氣血)을 잘 돌게 한다.

(88) **청기선풍산(淸氣宣風散)** : 풍열(風熱)을 치료한다.

(89) **투빙단(透氷丹)** : 풍독(風毒)이 위로 치밀어서 머리와 얼굴이 붓고 가려우며, 담연(痰涎)이 막혀서 입이 마르며 가슴이 답답하고, 담연(痰涎)이 아래로 내려와서 허리와 다리가 부으면서 아프고 헌데가 생기며, 대소변이 잘 나오지 않는 것과 풍병(風病)으로 팔다리를 쓰지 못하는 것을 치료한다.


## 11) 중풍의 허증(虛症)

(90) **만금탕(萬金湯)** : 풍증(風症)을 치료하는데 허(虛)한 것을 보(補)한다. 팔다리에 풍증(風症)이 생겨서 여러 번 써 보았는데 효과가 좋았다.

(14) **팔보회춘탕(八寶廻春湯)** : 모든 풍허증(風虛症) 때에 여러 가지 증상을 치료한다. 풍사(風邪)를 몰아내고, 기(氣)를 고르게 하며, 혈(血)을 잘 돌게 하는 아

주 좋은 약이다. 대체로 기혈(氣血)이 고르고 영위(榮衛)가 잘 돌아가면 풍증
(風症)은 저절로 낫는다.

## 12) 중풍 선(先) 조기(調氣)

**(92) 인삼순기산(人蔘順氣散)** : 중풍으로 기(氣)가 허(虛)하고, 입과 눈이 비뚤어
지고, 팔다리를 쓰지 못하고, 말이 잘 되지 않으며, 몸이 아픈 것을 치료한다.

**(93) 오약순기산(烏藥順氣散)** : 모든 풍병(風病) 때에는 먼저 이 약으로 기(氣)를
잘 돌게 한 다음 풍(風)을 치료하는 약을 먹어야 한다. 그리고 팔다리를 쓰지
못하는 것과 역절풍(歷節風)도 치료한다.

**(94) 팔미순기산(八味順氣散)** : 중풍 치료 때에는 반드시 이 약을 사이사이에 먹
어야 한다. 또한 모든 중풍에는 이 약을 먼저 먹어서 기(氣)를 고르게 하는 것
이 좋다.

**(95) 균기산(勻氣散)** : 중풍으로 기(氣)가 허(虛)하여 몸을 잘 쓰지 못하는 것을
치료한다. 일명 순풍균기산(順風勻氣散)이라고도 한다.

## 13) 풍(風) 비대한칙(非大汗則) 불제(不除)

풍사(風邪)는 땀을 따라 헤쳐지기 때문에 풍증(風症)을 치료하기 위해서는 땀을
내는 약을 많이 써야 한다.

(11)소속명탕(小續命湯), (28)배풍탕(排風湯) 등은 풍(風)을 치료하는 약이고, 천
금방(天金方)에는 마황(麻黃)을 많이 쓰게 되어 있다. 왜냐 하면 풍증(風症)은 땀을
내지 않으면 잘 낫지 않기 때문이다. 저절로 땀이 나는 환자에게 마황(麻黃)을 쓰
면 오히려 해(害)를 입는다. 이런 때에는 (97)속명자산(續命煮散)으로 영위(營衛)를
회복시키고 풍사(風邪)를 몰아내야 한다.

중풍 환자의 방에는 바람이 들어오지 않게 해야 한다. 정상인 사람도 방에 바람
이 들어오면 풍사(風邪)를 맞게 되는데, 하물며 약을 먹고 땀을 내는 사람이 바람
이 들어오는 방에 있어서야 되겠는가.

• **(13) 환골단(環骨丹)** : 중풍으로 입과 눈이 비뚤어지고 팔다리를 쓰지 못하는

것과 암풍(暗風), 풍간(風癎)을 치료한다.

- **(96) 거풍단(祛風丹)** : 여러 가지 풍증(風症)과 팔다리를 잘 쓰지 못하는 것, 문둥병, 파상풍(破傷風)을 치료한다.
- **(97) 속명자산(續命煮散)** : 풍허(風虛)로 저절로 땀이 나는 것을 치료한다.
- **(98) 정풍병자(定風餠子)** : 중풍으로 얼굴이 비뚤어진 것과 비연(鼻淵), 담궐(痰厥)로 머리가 아픈 것, 어지럼증과 토하는 것을 치료한다.

중풍은 재발이 잘된다. 그러므로 늘 약을 먹어 미리 막아야 한다.

중풍에 (11)소속명탕(小續命湯)을 늘 먹으면 벙어리가 되는 것을 막을 수 있다. 중풍이 발생하려는 것이 느껴지면 곧바로 (3)유풍탕(愈風湯)을 먹으면 졸도하지 않는다. 또한 (98)정풍병자(定風餠子)를 먹는 것도 좋다.

중풍에는 반드시 탕약(湯藥)을 많이 써야 효과가 있다. 중풍이 손발에만 생긴 것을 소중(小中)이라고 한다. 이 때에는 순수 풍(風)을 치료하는 약만을 지나치게 쓰지 말고, 성질이 평순(平順)하고 온화한 탕제(湯製)도 써야 한다. 이와 같이 하면 완전히 낫지는 않아도 오랫동안 살 수 있다.

- **(99) 통기구풍탕(通氣驅風湯)** : 중풍으로 입과 눈이 비뚤어지고 몸 한쪽을 쓰지 못하며, 담연(痰涎)이 몹시 성해서 말을 잘하지 못하고, 걷기 힘들고 정신이 맑지 못한 것을 치료한다.
- **(100) 비전순기탕(秘傳順氣湯)** : 중풍으로 입과 눈이 비뚤어지고 팔다리를 잘 쓰지 못하는 것과 모든 풍병(風病)을 치료한다.
- **(93) 오약순기산(烏藥順氣散)** : 풍기(風氣)가 경락(經絡)으로 돌아다녀서 팔다리가 아프고, 힘줄이 가드라드는 것을 치료한다. 이 때에는 땀을 많이 내는 것이 좋으나 손발에서 땀이 약간 나게 해야 한다.
- **(101) 목향보명단(木香寶命丹)** : 중풍의 여러 가지 증상을 치료한다.
- **(102) 어풍단(禦風丹)** : 중풍으로 입과 눈이 비뚤어지고, 몸 한쪽을 쓰지 못하며, 정신이 어렴풋하며, 말을 잘하지 못하는 것을 치료한다.

- (103) 오룡단(烏龍丹) : 중풍으로 입과 눈이 비뚤어지고, 손발이 늘어지며, 말을 잘하지 못하는 것을 치료하는데 효과가 좋다.
- (104) 일립금단(一粒金丹) : 모든 풍병(風病)을 치료한다.
- (13) 환골단(環骨丹) : 중풍으로 입과 눈이 비뚤어지고, 팔다리를 잘 쓰지 못하며, 말이 잘 되지 않는 것과 담(痰)이 성(盛)해지는 모든 풍병(風病)을 치료한다. 이 약을 먹고 땀을 내면 효과가 매우 좋다.
- (105) 철탄원(鐵彈元) : 중풍으로 입과 눈이 비뚤어지고, 팔다리를 잘 쓰지 못하며, 거품침을 흘리고 말을 잘하지 못하며, 힘줄이 가드라들며, 뼈마디가 아픈 것을 치료한다.
- (106) 벽선정자(僻選錠子) : 여러 가지 풍병(風病)과 파상풍(破傷風), 어린이의 급경풍(急驚風), 만경풍(慢驚風)을 치료한다.
- (114) 보양환오탕(補陽還五湯) : 중풍 이완성(弛緩性) 탄탄(癱瘓)에 쓴다.
- (115) 반하백출천마탕(半夏白朮天麻湯) : 중풍 현훈(眩暈)에 쓴다.
- (116) 가미육군자탕(加味六君子湯) : 우반신(右半身) 마비(麻痺) 후유증(後遺症), 신경통(神經痛)에 쓴다.
- (117) 옥진산(玉眞散) : 수전증(手顫症)에 쓴다.
- (118) 활락단(活絡丹) : 중풍 신경통(神經痛)에 쓴다.
- (119) 진간식풍탕(鎭肝熄風湯) : 중풍 경직성(硬直性), 경련성(痙攣性) 탄탄(癱瘓)에 쓴다.
- (120) 천마구등음(天麻鉤?飮) : 중풍 고혈압(高血壓) 경직성(硬直性), 경련성(痙攣性) 탄탄(癱瘓)에 쓴다.
- (121) 청폐사간탕(淸肺瀉肝湯) : 태음인(太陰人) 중풍에 쓴다.
- (122) 조위속명탕(調胃續命湯) : 태음인(太陰人) 중풍에 쓴다.
- (123) 소음인성향정기산(少陰人星香正氣散) : 소음인(少陰人) 중풍에 쓴다.
- (124) 가감거풍산(加減祛風散) : 소음인(少陰人) 중풍에 쓴다.
- (125) 독활지황탕(獨活地黃湯) : 소양인(少陽人) 중풍에 쓴다.
- (126) 대승기탕(大承氣湯) : 소양인(少陽人) 중풍에 쓴다.

- (127) 가감청간탕(加減淸肝湯) : 태음인(太陰人) 중풍에 쓴다.
- (128) 가감관중탕(加減寬中湯) : 태음인(太陰人) 중풍에 쓴다.
- (129) 형방지황탕(荊防地黃湯) : 소양인(少陽人) 중풍에 쓴다.
- (130) 청혈지황탕(淸血地黃湯) : 중풍 부종(浮腫)에 쓴다.
- (132) 제습순기탕(除濕順氣湯) : 중풍 비만(肥滿)에 쓴다.
- (133) 유풍양영탕(愈風養榮湯) : 중풍 허증(虛症)에 쓴다.
- (134) 순기군자탕(順氣君子湯) : 중풍 허증(虛症)에 쓴다.
- (135) 가감삼기음(加減三氣飮) : 중풍 허증(虛症)에 쓴다.
- (139) 가미추풍탕(加味追風湯) : 중풍에 쓴다.
- (140) 치풍탕(治風湯) : 중풍에 쓴다.
- (141) 가미거풍탕(加味祛風湯) : 중풍 고혈압(高血壓)에 쓴다.
- (142) 가미순기산(加味順氣散) : 중풍 고혈압(高血壓)에 쓴다.
- (143) 가미수풍탕(加味首風湯) : 중풍 고혈압(高血壓) 구금유연(口噤流涎)에 쓴다.
- (144) 가미보익탕(加味補益湯) : 중풍 구안와사(口眼臥斜)에 쓴다.
- (145) 파혈소전탕(破血消栓湯) : 뇌혈전성(腦血栓性) 중풍에 쓴다.
- (146) 강압통색탕(降壓通塞湯) : 뇌경색(腦硬塞) 중풍에 쓴다.
- (147) 당귀음(當歸飮) : 중풍 뇌출혈(腦出血)에 쓴다.
- (148) 청혈강기산(淸血降氣散) : 태음인(太陰人) 중풍 심허(心虛)에 쓴다.
- (149) 희첨산(豨簽散) : 중풍 고혈압(高血壓)에 쓴다.
- (150) 혈부축어탕(血剖逐瘀湯) : 축(逐) 어혈(瘀血)에 쓴다.
- (151) 상초혈부축어탕(上焦血剖逐瘀湯) : 축(逐) 상초(上焦) 어혈(瘀血)에 쓴다.
- (152) 제천전(濟川煎) : 중풍 대소변(大小便) 장애(障碍)에 쓴다.
- (153) 정전탕(定顚湯) : 수전증(手顚症)에 쓴다.
- (154) 정전산(定顚散) : 수전증(手顚症)에 쓴다.
- (155) 희첨환(豨簽丸) : 고혈압(高血壓)에 쓴다.
- (156) 십육미강하환(十六味降下丸) : 중풍 고혈압(高血壓)에 쓴다.

- (157) 활혈순기탕(活血順氣湯) : 중풍 순기(順氣)에 쓴다.
- (158) 소아만금탕(小兒萬金湯) : 소아 중풍(小兒中風)에 쓴다.
- (159) 황기거풍탕(黃芪祛風湯) : 중풍 허증(虛症)에 쓴다.
- (160) 삼기음(三氣飮) : 중풍 허증(虛症)에 쓴다.
- (163) 가미익기탕(加味益氣湯) : 안면신경(顔面神經) 경련(痙攣)에 쓴다.
- (165) 지경옥진산(止痙玉津散) : 안면신경(顔面神經) 경련(痙攣)에 쓴다.
- (166) 파색활혈탕(擺塞滑血湯) : 혈전성(血栓性) 뇌경색(腦梗塞)에 쓴다.
- (167) 탁리소독음(托裏消毒飮) : 중풍 욕창(蓐瘡)에 쓴다.
- (168) 통기탕(通氣湯) : 중풍 신경쇠약(神經衰弱)에 쓴다.
- (169) 청상견통탕(淸上蠲痛湯) : 중풍 두통(頭痛)에 쓴다.

## 14) 중풍 응급 환자(應急患者) 치료

〈의식불명으로 중풍이 의심되는 환자가 내원(來院)하였을 때〉

(1) 우선 보호자들에게 환자의 웃옷을 벗기도록 하고, 환자를 안전한 침상 위에 눕힌다.

(2) • 보호자는 한 사람만 옆에 있게 한다. 그 외의 보호자는 환자의 안정된 관찰을 위해서 밖에서 기다리도록 부탁한다.
  • 보호자 앞에서 당황하는 기색을 보이지 않는다.
  • 진료 중에는 의증(疑症) 등 일체(一切)의 말을 함부로 하면 안 된다.

(3) 신속하게 간호사를 불러 vital/sign 체크 및 EKG 요청한다.

(4) 혈압이 190Hg/mml~110Hg/mml 이상일 때는 Adalat 투여를 의뢰한다.

(5) 고열(高熱)일 때는 수족(手足)과 두부(頭部)에 냉찜질을 해 준다.

(6) 자오유주침(子午流走針), 모자보사(母子補瀉), 비등(飛騰), 영구침법(靈九鍼法)과 사관혈(四關穴)에 유침(溜針)하고, 인중(人中), 은백(隱白), 백회(百會), 십선혈(十宣穴)과 십이정혈(十二井穴)에서 3~5회 반복적으로 사혈(瀉穴)한다. 기해혈(氣海穴), 관원혈(關元穴)에 구(灸) 7장(壯) 이상(以上) 한다.

(7) 20분마다 동공반사(瞳孔反射)를 체크한다.

(8) 호흡여부(呼吸與否)를 관찰한다.

(9) 동공반사(瞳孔反射)와 호흡에 이상이 없을 때 C-T(Brain) 촬영을 의뢰한다.

(10) 토요일 오후 또는 일요일과 공휴일이라서 C-T 촬영이 어려울 때는 환자의 상태를 면밀히 관찰하고, 증상이 진행될 때는 종합 병원으로 이송한다.

(11) 의식이 없는 경우에 O₂를 공급한다.

(12) 입으로 일체의 음식물 공급을 중지토록 하고, 즉시 L-tube를 삽입한다.

(13) 소변불통(小便不通) 증상이 있을 때는 방광(膀胱)에 poly catheter를 삽입한다.

(14) 곧바로 성향정기산(星香正氣散) 1첩에 우황청심환(牛黃淸心丸) 2환을 잘 섞어서 L-tube를 통하여 1일 4회, 밤 12시 이전에는 3시간 간격으로 공급시킨다.

(15) 한약(韓藥)이 입으로 넘어오지 않도록 환자의 상체를 약간 높인다.

(16) • 환자 보호자에게 한방(韓方)과 양방(洋方) 협진(協診)으로 구급처방(救急治療)를 시작한다고 설명한다.

　• 응급 처치가 끝난 뒤 별도의 장소에서 여럿이서 그 환자에 대한 예후(豫後) 등을 협의한 후에 보호자들을 의국(醫局)으로 오시도록 한 후 예후와 중풍에 대한 상식을 자세히 설명한다.

　• 침(針) 치료 한번으로 의식이 깨어나는 경우는 5%도 안 된다는 것을 설명한다.

　• 의식이 금방 깨어나지 않고 며칠 걸리는 경우가 많다는 설명을 한다.

　• 환자와 보호자의 관계를 확인하고 설명해 준 보호자와 환자와의 관계와 이름을 챠트에 기록한다.

(17) 보호자들이 극히 불안하게 생각할 때에는 종합 병원으로 이송해 준다.

(18) 계속 치료해 주기를 요청할 때는 한방 치료(韓方治療)와 양방 치료(洋方治療)를 실시한다.

(19) 수시로 환자의 호흡과 동공반사(瞳孔反射)를 체크하고 챠트에 시간을 기록

한다.

(20) 2일째부터 의식이 돌아올 때까지 (254)성향정기산(星香正氣散) 1첩에 우황청심환(牛黃淸心丸) 1환을 잘 섞어서 복용시킨다. 또는 (11)소속명탕(小續命湯)1첩에 우황청심환(牛黃淸心丸) 1환을 잘 섞어서 복용시킨다.

(21) 양방(洋方)에 Cerol을 서서히 정맥주사(靜脈注射) 의뢰하고, 2시간마다 V/S check 하도록 한다.

(22) • 하루 24시간 동안은 음식물 공급을 하지 않는다.

　• 환자 보호자에게 왜 음식물 공급을 해서는 안 되는지 이유를 설명해 준다.

　• 보호자가 계속 옆에서 관찰하고 수시로 상황을 연락해 주도록 부탁한다.

(23) C-T 촬영으로 뇌(腦)의 상태를 진단했을 때는 그에 따라 처방을 바꾼다.

(24) 장마비(腸麻痹) 증상(症狀)이 나타날 때는 일체의 음식물을 중단시키고 한약만 공급시킨다.


## 15) 중풍 마비 치료(中風麻痹治療) 지침(指針)

〈의식은 정상이나 운동 신경, 자율 신경, 지각 신경 장애가 나타났을 때〉

(1) 영상 촬영(C-T)을 의뢰한다. 특히 야간이나 토요일, 일요일, 공휴일 등 정상적인 진료 시간이 아닌 경우에는 우선 처치 후 관찰하면서 환자 상태를 예의 주시한다.

(2) 발병 초기에는 우선 한방 구급약(韓方救急藥)을 1일 3회 복용시킨다. 매회 (254)성향정기산(聖香正氣散) 1첩에 (26)우황청심환(牛黃淸心丸) 2환을 타서 복용시킨다.

(3) 침(針) 치료는 우선 중풍 팔혈(中風八穴)에 침(針) 또는 구(灸)를 시행하고, 상응침법(相應針法), 자오유주침법(子午流走針法)과 비등팔법(飛騰八法), 영구팔법(靈龜八法) 등을 응용한다.

(4) 양방(洋方) 기본 검사 결과와 영상 촬영 결과를 참고해서 한약 처방을 변경한다.

　뇌경색(腦硬塞) 초기에는 우황청심환(牛黃淸心丸) 1일 3환과 (166)파색활혈탕(破塞滑血湯) 1일 3회 20일간 복용시키고, 뇌출혈(腦出血) 초기 1개월 동안 에는 (147)당귀음(當歸飮)을 복용시킨다.

(5) 초기를 지난 중풍 환자가 이완성(弛緩性) 마비(麻痺)일 때는 (49)이삼단(二三 丹) 또는 (48)사백단(四白丹) 중에서 한 종류를 1일 2환(아침, 저녁 복용), (13) 환골단(環骨丹) 1환(저녁)을 복용하고, (114)보양환오탕(補陽環五湯) 또는 (3) 유풍탕(愈風湯), (20)대진범탕(大秦凡湯) 중에서 하나를 선택하여 1일 3회 복 용시킨다.

(6) 15일 복용 후 현저한 변화가 없을 때마다 탕약 처방을 바꾼다. (114)보양환오 탕(補陽環五湯)과 (20)대진범탕(大秦凡湯)은 이완성(弛緩性) 마비(麻痺), 즉 축 처진 마비에 활용하고, (3)유풍탕(愈風湯)은 중풍에 걸려 오래된 환자의 마비 또는 저림 증상만 있을 때 활용한다. 유풍탕(愈風湯)은 (49)이삼단(二三丹) 또 는 (48)사백단(四白丹)과 함께 복용해야 한다.

(7) 초기를 지난 중풍 환자가 경련성(痙攣性) 마비일 때는 (49)이삼단(二三丹) 또 는 (48)사백단(四白丹) 중에서 한 종류를 1일 2환(아침, 저녁), (13)환골단(環骨 丹) 1환(저녁)을 복용하고, (120)천마구등음(天麻鉤藤飮) 또는 (119)진간식풍 탕(鎭肝熄風湯) 중에서 선택하여 한 종류를 1일 3회 복용시킨다.

고혈압(高血壓)과 두현증(頭眩症)이 있으면 (120)천마구등음(天麻鉤藤飮)을 투약한다.

(8) 힘줄이 잡아 댕기는 것 같은 증상이 있을 때는 (93)오약순기산(烏藥順氣散) 에 강활(羌活), 독활(獨活), 목과(木果), 우슬(牛膝) 각 1.0전(錢)과 해동피(海東 皮), 오가피(五加皮) 2.0전(錢)을 복용시킨다.

(9) 뇌경색(腦哽塞)에 가볍게 언어 장애만 있을 때에는 (48)사백단(四白丹)과 (166)파색활혈탕(破塞滑血湯) 또는 (42)지황음자(地黃飮子)를 복용시킨다.

(10) 중풍 마비에 견관절(肩關節), 주관절(肘關節), 슬관절(膝關節), 수지관절(手 指關節) 부위에 통증과 부종(浮腫)이 있을 때는 (118)활락단(活絡丹)과 함께 관 절 부위에 따른 소풍활혈탕(疎風活血湯)을 선택해서 복용시킨다.

• 견관절통(肩關節痛) : (301)소풍활혈탕(疎風活血湯) 가(加) 유향(乳香), 몰약

(沒藥) 각 0.5전(錢)과 약침(藥鍼)

- 염증성견관절통(炎症性肩關節痛) : (302)소풍활혈탕(疏風活血湯) 가(加) 유향(乳香), 몰약(沒藥) 각 0.5전(錢)과 약침(藥鍼)

- 오십견(五十肩) : (312)통순산(通順散) 또는 (307)서경탕(舒經湯) 가(加) 유향(乳香), 몰약(沒藥) 각 0.5전(錢)과 약침(藥鍼)

- 주관절통(肘關節痛) : (301)소풍활혈탕(疏風活血湯) 가(加) 유향(乳香), 몰약(沒藥) 각 0.5전(錢)과 약침(藥鍼)

- 염증성주관절통(炎症性肘關節痛) : (302)소풍활혈탕(疏風活血湯)과 약침(藥鍼)

- 수지관절통(手指關節痛) : (301)소풍활혈탕(疏風活血湯) 가(加) 유향(乳香), 몰약(沒藥) 각 0.5전(錢)과 약침(藥鍼). 또는 (324)영선제통음(靈仙除痛飮) 가(加) 유약(乳香), 몰약(沒藥) 각 0.5전(錢)과 약침(藥鍼)

- 슬관절통(膝關節痛) : (340)대강활탕(大羌活湯) 가(加) 유향(乳香), 몰약(沒藥) 각 0.5전(錢)과 약침(藥鍼). 또는 (303)소풍활혈탕(疏風活血湯) 가(加) 유향(乳香), 몰약(沒藥) 각 0.5전(錢)과 약침(藥鍼)

- 슬관절부종통(膝關節浮腫痛) : (304)소풍활혈탕(疏風活血湯) 가(加) 유향(乳香), 몰약(沒藥) 각 0.5전(錢)과 약침(藥鍼)

- 족부관절통(足跗關節痛) : (303)소풍활혈탕(疏風活血湯) 가(加) 유향(乳香), 몰약(沒藥) 각 0.5전(錢)과 약침(藥鍼)

- 족지관절통(足趾關節痛) : (302)소풍활혈탕(疏風活血湯) 가(加) 유향(乳香), 몰약(沒藥) 각 0.5전(錢)과 약침(藥鍼)

- 경추(頸椎) 디스크 : (306)가미순기산(加味順氣散)

- 요통(腰痛) : (347)가미대보탕(加味大補湯)

- 요추(腰椎) 디스크 : (381)창출제통음(蒼朮除痛飮), (93)오약순기산(烏藥順氣散) 가(加) 오가피(五加皮) 3.0전(錢), 현호색(玄胡索) 1.0전(錢)

- 노인 요추(腰椎) 퇴행성(退行性) 변화, 요통(腰痛), 골다공증(骨多孔症) : (347)가미대보탕(加味大補湯)

(11) 중풍 환자의 호흡기 감염(감기, 기관지염 등)시에는 증상에 따라 한약 처방을 추가한다.

- 발열(發熱), 두통(頭痛), 인통(咽痛) : (205)연교패독산(連翹敗毒散)
- 비색성중(鼻塞聲重), 비연(鼻淵) : (203)구미강활탕(九味羌活湯)
- 축농증(蓄膿症) 또는 알러지성 비염(鼻炎) : (210)황금탕(黃芩湯) 또는 (207)신이방풍통성산(辛夷防風通聖散), (227)여택통기탕(麗澤通氣湯)
- 해수(咳嗽), 담성(痰盛) : (204)소청룡탕(少青龍湯)
- 구수(久嗽), 담성(痰盛) : (224)사륙지해탕(四六止咳湯), (219)행소탕(杏蘇湯)
- 천식 해수(喘息, 咳嗽) : (206)정천탕(定喘湯), (226)음양쌍보탕(陰陽雙補湯)
- 구내염(口內炎) : (211)회춘양격산(回春凉膈散)

(12) 중풍 환자가 합병증으로 폐렴(肺炎)이 발견되었을 때는 (208)가미길경탕(加味桔梗湯)을 복용시킨다. 양방(洋方)에서 항생제와 함께 투여하는 것이 치료 기간을 단축시킨다.

(13) 중풍 환자가 소화기 질환(위장 질환(胃腸疾患)) 일 때에는 증상에 따라 한약 처방을 추가한다.

- 소화 장애시(消化障碍時) : (255)내소산(內消散)
- 급성 설사(急性泄瀉), 혹 복통(腹痛) : (252)인삼양위탕(人蔘養胃湯)
- 만성 설사(慢性泄瀉), 복통(腹痛) : (274)가미온중탕(加味溫中湯)
- 이질(痢疾) 거품, 곱똥 : (275)진인양장탕(眞人養臟湯)
- 조잡(嘈雜), 속쓰림, 복부 비만(腹部?滿) : (266)가미안중탕(加味安中湯)
- 구토(嘔吐), 구역(嘔逆) : (253)비화음(比和飮)
- 변비(便秘) : (2)수풍순기산(搜風順氣散) 1일 2~3회 ,1회 1.0전(錢)
- 식욕부진(食慾不振) : (258)향사육군자탕(香砂六君子湯) 혹은 (257)인삼보비탕(人蔘補脾湯)
- 기허(氣虛) 소화불량(消化不良) : (259)보중익기탕(補中益氣湯)
- 하복통(下腹痛), 장옹(腸癰) 대변세약(大便細弱) : (286)대황목단피탕(大黃

牧丹皮湯)

(14) 중풍 환자의 간염(肝炎) 발생시는 한약재를 가미(加味)하거나 별도로 한약
처방한다.
- GOT, GPT Gamma GT 다소 증가시 : 가(加) 시호(柴胡), 갈근(葛根) 3.0,
황금(黃芩) 2.0
- GOT, GPT, Gamma GT 대폭 증가시 : (278)청간건비탕(淸肝健脾湯) 가
(加) 시호(柴胡) 3.0, 황금(黃芩) 2.0
- 발열 증상을 겸했을 때 : (279)시호청간탕(柴胡淸肝湯)
- 담석(膽石)이 발견되었을 때 : (280)가미소시호탕(加味少柴胡湯) 또는 (282)
가미대시호탕(加味大柴胡湯)을 투약한다.

(15) 중풍 환자 요삽삭(尿澁數), 소변불금(小便不禁) : (259)보중익기탕(補中益氣
湯) 가(加) 오약(烏藥), 익지인(益智仁), 상표초(桑螵稍), 가구자(家韭子) 각 1.0
전(錢). (291)가미보중익기탕(加味補中益氣湯) 혹은 (293)가미보부탕(加味補
腑湯)을 활용한다.

(16) 중풍 환자의 악성고혈압(惡性高血壓) 조절이 안 될 때 (177)가미시호계지
탕(加味柴胡桂枝湯)을 복용시킨다.
신경성(神經性) 고혈압(高血壓)인 경우는 (178)가미귀비탕(加味歸脾湯)을 복
용시킨다.

(17) 중풍 합병증(中風合倂症) 피부염(皮膚炎), 소양증(瘙瘍症)에는 (213)방풍통
성산(防風通聖散)을 복용시킨다.

(18) 중풍 합병증(中風合倂症) 대상포진(帶狀疱疹)에 (213)방풍통성산(防風通聖
散) 또는 (205)연교패독산(連翹敗毒散)을 복용시킨다.

(19) 중풍 합병증(中風合倂症) 종기(腫起)가 심한 경우에 (167)탁리소독음(托裏
消毒飮)을 복용시킨다.

(20) 중풍 후유증(中風後遺症)으로 손가락 발가락이 심하게 저리는 증상이 있을
때는 (3)유풍탕(愈風湯)을 복용시킨다.

(21) 불면증(不眠症)에는 (547)가미정계음(加味定悸飮) 또는 (550)가감귀비탕(加

減歸脾湯)을 복용시킨다.

(22) 파킨슨씨 병 증상이 보일 때는 (532)계지가용골모려탕(桂枝加龍骨牡蠣湯), (165)지경옥진산(止瘁玉眞散)을 복용시킨다.

(23) 중풍 환자가 협심증(狹心症), 가벼운 심근경색증(心筋梗塞症) 등의 증상으로 가슴이 답답한 경우에는 (517)분심기음(分心氣飮)에 증상에 따라 가미해서 복용시킨다.

(24) 치매증상(癡呆症狀)이 보일 때는 (515)정신탕(精神湯)을 복용시킨다.

(25) 구안와사(口眼臥斜) 증상만 있을 때는 (144)가미보익탕(加味補益湯)과 (53)견정산(牽正散)을 1일 2회, 1회 1.0전(錢)씩 복용시킨다.

(26) 중풍 환자의 두통(頭痛)이 심한 경우는 (91)소풍탕(消風湯)이나 (170)천마고본탕(天麻藁本蕩)을 복용시킨다.

(27) 중풍 환자가 두현증(頭眩症)이 심한 경우에는 (172)반하백출천마탕(半夏白朮天麻湯)을 복용시킨다.

(28) 중풍 환자가 상기(上氣) 상화(上火) 증상이 심할 경우에는 (545)자음강화탕(滋陰降火湯)을 복용시킨다.

## 16) 입과 눈이 비뚤어지는 것

혈맥(血脈)이 풍(風)에 맞으면 입과 눈이 비뚤어진다. 만약 사기(邪氣)가 침범(侵犯)하면 사기(邪氣)가 침범한 쪽은 늘어지고, 정기(正氣)가 있는 쪽은 켕긴다. 왜냐하면 정기(正氣)가 사기(邪氣)를 끌어당기기 때문이다.

그러므로 입이 비뚤어지거나 눈알이 위나 아래로 돌아가거나, 힘줄이 가드라들거나 늘어지며, 팔다리에 경련(痙攣)이 일어 가드라들거나, 한쪽 몸을 쓰지 못하거나 몸이 뒤로 젖혀진다.

병(病)이 양분(陽分)에 있으면 피부(皮膚)가 늘어지고, 음분(陰分)에 있으면 뱃가죽이 켕긴다. 늘어지면 팔다리를 가누지 못하고 켕기면 몸을 펴지 못한다.

풍사(風邪)가 처음 침범하면 그쪽은 늘어지고, 정기(正氣)가 있는 쪽은 켕기기 때문에 입과 눈이 왼쪽 또는 오른쪽으로 비뚤어진다. 이런 때에는 빨리 인중(印中)

부위를 문질러 주며, 정수리의 머리털을 뽑아주고, 귀 방울 아래에 뜸을 3~5장(壯)을 떠준다. 그 다음 천남성(川南星), 초오(草烏) 각각 1냥(兩), 백급(白及) 1전(錢), 백강잠(白疆蠶) 7개를 함께 가루 내서 생강즙(生薑汁)에 개어 늘어진 쪽에 발라 준다. 늘어졌던 것이 제대로 되면 약을 곧 씻어 버려야 한다. 그 다음에는 혀가 제대로 작용하게 하는 약을 써야 하는데, 백부자(白附子), 백강잠(白疆蠶), 전갈(全蝎)을 각각 같은 양으로 가루 내서 한 번에 2전(錢)씩 술에 타서 복용한다.

입과 눈이 비뚤어진 것은 대부분 위토(胃土)에 속한다. 풍목(風木)이 약해지면 금(金)이 억누르게 되므로 토(土)가 제약을 적게 받는다. 〈내경(內經)〉에 목(木)이 약해진 것을 위화(委和)라고 한다. 위화(委和)의 해에는 연(緛), 려(戾), 구(拘), 완(緩)이 된다고 쓰여 있다.

연(緛)은 졸아든다는 것이고, 려(戾)는 눈과 입이 비뚤어진다는 것이다. 구(拘)는 힘줄이 오그라들고 당기면서 뻣뻣해지는 것이고, 완(緩)은 힘줄이 늘어지는 것이다.

금(金)이 목(木)을 억누르게 되면 졸아들고 켕기기 때문에 입이 비뚤어지고 오그라들며 당기면서 뻣뻣해진다. 목(木)이 약해지면 토(土)가 제약을 적게 받게 되므로 토(土)까지 해이(解弛)되어 늘어진다.

입과 눈이 비뚤어지는 증(證)은 대체로 위(胃)에 속한 근맥(筋脈)으로 갈라 본다. 〈내경(內經)〉에 "족양명경(足陽明經)과 수태양경(手太陽經)의 경근(經筋)이 켕기면 입과 눈이 비뚤어지고 눈구석이 당기면서 잘 보이지 않는다."고 쓰여 있다. 또 "족양명경(足陽明經)은 입을 끼고 입술을 둘러쌌기 때문에 이 경맥(經脈)에 병이 생기면 입이 비뚤어지고 입술이 찌그러진다."고 쓰여 있다. 이것은 위토(胃土)의 경맥(經脈)에 사기(邪氣)가 침범한 것이다.

입과 눈이 삐뚤어진 데는 (50)청양탕(淸陽湯), (51)진교승마탕(秦交升麻湯), (52)불환금단(不換金丹), (53)견정산(牽正散), (54)이기거풍산(理氣祛風散), (55)청담순기탕(淸痰順氣湯), (56)서각승마탕(犀角升麻湯), (57)천선고(天仙膏)를 쓴다.

• (50) 청양탕(淸陽湯)

중풍으로 입이 비뚤어지고 뺨이 몹시 켕기는 것을 치료한다. 이것은 위(胃)

에 화(火)가 성(盛)하여 생긴 것이므로 이 때에는 반드시 땀이 계속 나오고 소변이 잦다.

- (51) 진교승마탕(秦交升麻湯)

  수족양명경(手足陽明經)이 풍(風)을 맞아서 입과 눈이 비뚤어진 것을 치료한다.

- (52) 불환금단(不換金丹)

  중풍으로 입이 비뚤어진 것을 치료한다.

- (53) 견정산(牽正散)

  중풍으로 입과 눈이 비뚤어진 것을 치료한다.

- (54) 이기거풍산(理氣祛風散)

  중풍으로 입과 눈이 비뚤어진 것을 치료한다.

- (55) 청담순기탕(淸痰順氣湯)

  경락(經絡)이 풍(風)에 맞아서 입과 눈이 비뚤어진 것을 치료한다.

- (56) 서각승마탕(犀角升麻湯)

  중풍으로 코와 이마 사이가 아프고, 입술 아래턱 수염이 난데가 다 아파서 입을 벌리지 못하는 것과 왼쪽 이마와 뺨이 풀을 바른 것처럼 조여들면서 손을 대기만 하여도 아픈 것을 치료한다.

  이것은 족양명경(足陽明經)이 풍독(風毒)을 받아 혈(血)이 잘 돌지 못하기 때문이다.

- (57) 천선고(天仙膏)

  갑자기 중풍으로 입과 눈이 비뚤어진 것을 치료한다.

- (144) 가미보익탕(加味補益湯)

  중풍 환자가 아닌 일반 안면 신경 마비에 견정산(牽正散)과 함께 복용하면 특효가 있다.

## 17) 중풍으로 팔다리를 쓰지 못하는 것

대체로 6부(六府)가 풍(風)에 맞으면 팔다리를 쓰지 못하게 된다. 또한 6부(六府)

가 풍(風)에 맞으면 대부분 팔다리에 병이 생긴다.

왼쪽을 쓰지 못하는 것을 탄(癱)이라고 하고, 오른쪽을 쓰지 못하는 것을 탄(瘓)이라고 한다. 이것은 다 기혈이 허(虛)하여 담화(痰火)가 돌아다니기 때문에 생긴 것이다. 혈(血)이 허(虛)하면 담화(痰火)가 왼쪽으로 돌아다니기 때문에 왼쪽을 쓰지 못하게 되고, 기(氣)가 허(虛)하면 담화(痰火)가 오른쪽으로 돌아다니기 때문에 오른쪽을 쓰지 못하게 된다. 이것은 빨리 치료하면 낫고, 오랫동안 놔두면 담화(痰火)가 몰려 치료하기 어렵게 된다.

치료 방법은 왼쪽을 쓰지 못할 때에는 혈(血)을 보(補)하면서 겸하여 담화(痰火)를 헤쳐야 한다. 그러므로 (7)사물탕(四物湯)에 죽력(竹瀝), 강즙(薑汁), 도인(桃仁), 홍화(紅花), 백개자(白芥子)를 넣어서 써야 한다.

오른쪽을 쓰지 못할 때에는 기(氣)를 보(補)하면서 겸(兼)하여 담화(痰火)를 헤쳐야 한다. 그러므로 (6)사군자탕(四君子湯)에 (9)이진탕(二陳湯)을 합방(合方)하고, 여기에 죽력(竹瀝), 강즙(薑汁), 백개자(白芥子)를 넣어서 쓴다.

아픈 것은 실증(實證)이기 때문에 먼저 (9)이진탕(二陳湯)을 쓴 다음 (5)가감방풍통성산(加減防風通星散)이나 (13)환골단(換骨丹)을 써야 한다. 아프지 않는 것은 허증(虛證)이기 때문인데 아프지 않으면서 왼쪽을 쓰지 못하면 (7)사물탕(四物湯), 오른쪽을 쓰지 못하면 (6)사군자탕(四君子湯)을 쓰되 여기에 죽력(竹瀝), 강즙(薑汁)을 넣어서 써야 한다.

중풍이 걸리면 몸 한쪽을 쓰지 못하는데 오래도록 죽지 않는 것은 무엇 때문인가. 그 이유는 나무뿌리가 완전히 마르지 않아서 한쪽 가지나 줄기가 먼저 말라 시들어지는 것과 같은 것이다.

〈내경〉에 "속에 뿌리박은 것을 신기(神機)라고 한다. 신(神)이 없어지면 기(機)도 멎는다."고 쓰여 있다. 대체로 신기(神機)가 멎지 않는 것은 기(氣)의 작용이 끊어지지 않았기 때문이다. 이것과 같이 몸 한쪽은 비록 쓰지 못하나 신기(神機)가 완전히 멎지 않기 때문에 죽지 않는다.

탄(癱)이라는 것은 평탄(平坦)하다(坦)는 뜻인데 근맥(筋脈)이 늘어져서 들지 못한다는 것이고, 탄(瘓)이라는 것은 흩어진다는 뜻인데 혈기(血氣)가 흩어져서 쓰지 못하게 된다는 것이다.

중풍에는 대체로 다음과 같은 증(證)이 있다. 첫째는 편고(偏枯)인데 몸 한쪽을 쓰지 못하는 것이다. 둘째 풍비(風痺)인데 팔다리를 들지 못하는 것이다. 즉, 온몸을 쓰지 못하는 것이다.

몸 한쪽을 쓰지 못하면서 목이 쉬고 말을 하지 못하는 것을 외퇴풍(外腿風)이라고 한다. 몸 한쪽을 쓰지 못하는 것은 남자나 여자나 할 것 없이 다 이런 병이 생겼기 때문이다. 그러나 남자는 흔히 왼쪽에 생기고, 여자는 오른쪽에 더 잘 생긴다. 이 병에 걸렸을 때에는 풍(風)을 치료하는 약을 잠시라도 끊어서는 안 된다. 그리고 늘 뜸을 뜨는 것이 좋다.

(60)가감윤조탕(加減潤燥湯), (61)거풍제습탕(祛風除濕湯), (62)가미대보탕(加味大補湯), (63)천태산(天台散), (64)성부산(星附散), (13)환골단(換骨丹), (65)전생호골단(全生虎骨丹), (66)서근보안산(舒筋保安散), (67)소풍순기탕(疏風順氣湯), (68)중풍비방(中風秘方)을 쓴다.

- **(60) 가감윤조탕(加減潤燥湯)**

  혈(血)이 허(虛)하거나 사혈(死血)이 있어서 몸 왼쪽을 쓰지 못하는 것을 치료한다.

- **(61) 거풍제습탕(祛風除濕湯)**

  기(氣)가 허(虛)하거나 습담(濕痰)으로 몸 오른쪽을 쓰지 못하는 것을 치료한다.

- **(62) 가미대보탕(加味大補湯)**

  온몸을 쓰지 못하는 것을 치료하는데 이것은 기혈이 몹시 허(虛)하기 때문에 생긴 것이다.

- **(63) 천태산(天台散)**

  중풍으로 팔다리를 쓰지 못하면서 아픈 것을 치료한다.

- **(64) 성부산(星附散)**

  중풍으로 팔과 다리가 늘어진 것을 치료한다.

- **(65) 전생호골단(全生虎骨丹)**

몸 한쪽을 쓰지 못하며 살이 빠지는 것을 치료한다. 이것을 편고(偏枯)라고 하는데 이 때에는 땀을 나게 하는 약은 쓰지 말아야 한다. 오직 힘줄을 녹여 주고 풍(風)을 몰아내도록 해야 한다.

- (66) 서근보안산(舒筋保安散)

중풍으로 팔다리를 쓰지 못하고 힘줄이 가드라들며, 왔다갔다하면서 아픈 것을 치료한다.

- (67) 소풍순기탕(疏風順氣湯)

원기(元氣)가 허약한데 주색(酒色)이 지나치고, 또 외감(外感)이 겹쳐서 중 풍이 되어 한쪽 몸 또는 온몸을 쓰지 못하는 것을 치료한다.

- (68) 중풍비방(中風秘方)

중풍으로 팔다리를 쓰지 못하는 것을 치료하는데 아주 잘 낫는다.

## 18) 팔다리에 생긴 계종(瘈瘲)과 휵닉(搐搦)은 풍병(風病)이다.

계(瘈)라는 것은 힘줄〔筋脈〕이 졸아드는 것이고, 종(瘲)이라는 것은 힘줄이 늘어 진다는 것이다. 졸아든다는 것은 켕기면서 가드라진다는 것이고, 늘어진다는 것은 힘이 없어 늘어진다는 것이다. 혹 가드러졌다 펴졌다 하는 것이 멎지 않고 계속되 는 것을 계종(瘈瘲)이라고 한다. 민간에서는 휵(搐)이라고 한다.

계종(瘈瘲)이란 살이 푸들거리는 것이고, 휵닉(搐搦)이란 계종(瘈瘲)이 심해진 것이다.

휵닉(搐搦)이란 팔다리에 경련(痙攣)이 일면서 한 번 가드라들었다 한 번 펴졌다 하는 것이다.

사지칩습(四肢蟄習)이라는 것은 팔다리가 계속 떨리면서 계종(瘈瘲) 비슷하나 힘이 없어 굽혔다 폈다 하지 못하는 것이다.

중풍으로 경련(痙攣)이 일어 팔다리가 가드러졌다 펴졌다 할 때 팔다리를 꽉 붙 잡지 말아야 한다. 그렇게 하지 않으면 진액(津液)이 팔다리로 제대로 돌지 않아서 팔다리를 쓰지 못하게 된다. 그러므로 살짝 껴안고만 있는 것이 좋다.

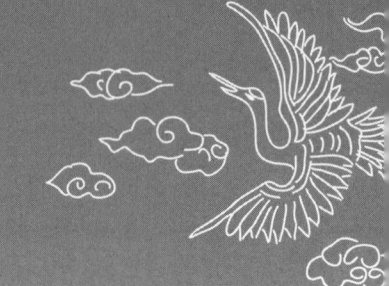

# 제8장 기(氣)

## 1. 기(氣)와 건강

인간의 생명은 참으로 신비의 존재다. 물론 인간의 생명뿐 아니라 세상만물(世上萬物)이 모두가 신비스럽지 않은 것이 없다.

이 세상의 셀 수 없이 많은 생명체가 제각기 형체가 다르고 성격도 다르지만, 어떤 일정한 질서에 지배를 받아서 움직이고 있는 것을 발견하게 된다. 우주(宇宙)는 아직도 인간이 그 크기조차 밝히지 못하고 있지만, 우주 역시 정확한 질서에 의해서 수 천억 년을 면면히 이어오고 있다.

우주 만물(宇宙萬物)은 눈에 보이는 것과 눈에 보이지 않는 것으로 형성되어 있다. 눈에 보이는 것은 음(陰)에 속하고, 눈에 보이지 않는 것은 양(陽)에 속한다. 음과 양이 결합하여 새로운 생명체를 탄생시키고 성장(成長)하게 하기도 한다.

한방 생리학적(漢方生理學的)으로 인간의 생명을 소우주(小宇宙)로 관찰하고 있다. 인간의 생명은 우주 속에서 우주의 질서를 따라서 성장을 할 수 있고, 생사(生死)가 결정되어지기도 한다. 최근 인간의 욕구로 말미암아 죽어 가는 자연을 보고, 인간의 위기의식(危機意識)이 고조되고 있는 것은 당연한 결과가 아닐 수 없다.

한방 생리학에 인체 내에는 기(氣)와 혈액(血液), 정(精)과 신(神)이 있다고 기술(記述)되어 있다. 여기에서 말하는 기(氣)는 생체를 유지하고 성장과 활동에 필요로 하는 에너지를 말하고, 정(精)은 체내(體內)에서 분비(分泌)되는 각종 호르몬과 그 의미가 같다고 할 수 있고, 신(神)은 정신을 지칭하는 것이다.

현대 의학에서는 한방에서 주장하는 기(氣)에 대해서 눈으로 보이지 않고 검사로 검증할 수 없다는 이유로 그 개념을 받아드리려고 하지 않는다. 그러나 인체의 성장과 질병으로부터의 보호, 오장육부(五臟六腑)의 기능 등이 어떠한 힘에 의해서 작용하는가에 대해서는 아직 설명이 부족한 실정이다.

우주가 수천억 년을 변하지 않고 질서를 유지하며 정확하게 윤회(輪廻)하는 것이 바로 우주의 기(氣)에 의한 것이며, 인체를 백 년까지 유지하는 것도 인체의 기(氣)에 의한 것이란 것을 의심해서는 안 된다.

기(氣)는 각종 질병을 방어하고, 오장육부의 기능뿐만이 아니라 인체의 모든 생리 활동을 관장(管掌)하고 통제하는 동시에 인체의 성장을 도와 준다. 그렇기 때문에 인간의 질병과 수명에 직결되는 가장 중요한 요소가 되고 있다.

기(氣)는 선천적으로 타고난 선천(先天)의 기(氣)와 후천적으로 생성되는 후천(後天)의 기(氣)가 있다. 선천의 기(氣)는 신장(腎臟)에 보관되어 있어서 자손(子孫)을 번식할 수 있는 요소가 되고, 일정량(一定量)을 타고 나며, 한번 소진(消盡)되면 다시 생성이 불가능하다. 후천의 기(氣)는 일상 생활을 통해서 생성되어 비장(脾臟)에 보관되어 인체의 활동과 오장육부의 기능을 활발하게 하며, 질병을 방어하는 역할을 하는데 죽는 날까지 생산될 수가 있다. 후천의 기(氣)를 생성하게 하는 것은 건강과 수명을 관리하는데 대단히 중요한 일이다.


## 2. 기(氣)의 생성(生成) 요인

기(氣)를 생성하게 하는 첫째 요소는 청기(淸氣), 즉 맑은 공기를 마시는 것이다. 요즘처럼 오염된 도시 생활은 기(氣)를 생성하는데 많은 장애 요소가 아닐 수 없다. 담배 연기와 매연이 우리 인체에 미치는 영향은 대단하여 성인병 환자의 증가로 나타나고 있다.

둘째로 기(氣)를 생성하는 요소는 수기(水氣), 즉 맑은 물을 마시는 일이다. 대부분의 우리 국민들이 수돗물을 사용하고 있고, 많은 사람들이 수돗물에 대한 불신이 크다. 그렇지만 그보다도 더 맑은 물이 아닌 다른 음료수나 드링크 또는 맥주 등의 술을 많이 마시는 것이 건강을 해치는 중요한 요인이 되고 있다.

셋째로 기(氣)를 생성하는 요소는 곡기(穀氣), 즉 곡식을 섭취하는 것이다. 음식에는 곡식 이외에도 여러 가지가 있지만, 그것들은 기(氣)를 생성하는 데는 도움이 되지 않고 신체를 성장시키거나 살이 찌게 하는 역할을 한다. 그러나 기(氣)의 생성보다 신체의 발달이 과다하게 되면 질병이 발생하고 기운이 약해서 활동이 날렵하지 못하게 된다.

넷째로 기(氣)를 생성하는 요소는 천기(天氣), 즉 햇빛을 쬐는 것이다. 태양 광선에는 자외선 외에도 인간이 밝혀내지 못한 생명체를 보호하고 힘을 발생하게 하는 많은 요소들이 포함되어 있다고 봐야 한다.

다섯 번째로 기(氣)를 생성하는 요소는 지기(地氣), 즉 땅 위에서 활동하는 것이다. 옛 사람들이 논밭을 갈고 땅 위에서 일을 하는 것은 자연의 순리에 따라 생활하는 것으로 가장 인간다운 삶이 아닌가 생각해 볼만하다.

계절에 따라서도 땅 위에서 활동하는 시간을 조절해 주고 있다. 여름에는 많은 태양빛을 섭취할 수 있도록 낮의 길이를 길게 하고, 겨울에는 태양빛이 약하고 찬 공기는 기(氣)를 많이 소모하기 때문에 낮의 길이를 짧게 하였다.

이처럼 기(氣)는 우리 인간뿐만이 아니라 모든 생명체에게서 매우 중요한 역할을 하고 있다. 기(氣)의 생성은 자연 속에서 자연과 함께 자연스럽게 생활하는 것이 가장 좋은 방법이라고 생각할 때 자연의 소중함을 느낄 수 있을 것이다. 인간의 쓸데없는 욕구가 오히려 인간의 생명을 위협하는 결과를 낳게 된다는 것은 당연하다고 본다.


## 3. 기(氣)의 소모(消耗) 요인

### 1) 기(氣)의 소모 요인

과로(過勞), 과식(過食), 수면부족(睡眠不足), 음주(飮酒), 흡연(吸煙), 독극물(毒極物) 섭취, 원행(遠行), 감염(感染), 질병이환(疾病罹患), 통증(痛症), 열사(熱邪), 한사(寒邪), 다언(多言), 과격감정(過激感情(칠정(七情)), 천둥, 번개, 폭풍(暴風) 등

## 2) 기(氣)의 생리(生理)

### (1) 기(氣)의 개념(槪念)

〈원문〉人以天地之氣生 天地合氣 命之日人 氣和而生 津液相成 神乃自牲
　　　　인이천지지기생 천지합기 명지왈인 기화이생 진액상성 신내자생

① 기(氣)는 수곡지기(水穀之氣), 호흡지기(呼吸之氣) 등과 같이 인체를 구성
　하고 생명 활동을 유지시키는 정미(精微)로운 기본적 물질을 의미한다.

② 기(氣)는 장부지기(臟腑之氣), 경맥지기(經脈之氣) 등과 같은 장부 조직(臟
　腑造織)의 운동 기능을 지칭한다.

### (2) 기(氣)의 생성(生成)

① 선천(先天)의 정기(精氣(신장(腎臟)) : 신중(腎中)의 정기(精氣)

② 후천(後天)의 정기(精氣(비장(脾臟)) : 수곡지기(水穀之氣) 고곡불입(故穀不
　入) 반일즉기쇠(半日卽氣衰) 일일즉기소의(一日卽氣少矣)

③ 자연계(自然界)의 공기(空氣(폐장(肺臟)) : 청기(淸氣)

### (3) 기(氣)의 기능(機能)

① **추동 작용(推動作用)** : 인체의 생장 발육과 각 장부경락(臟腑經絡)의 생리
　활동, 혈액의 순행(循行), 진액(津液)의 수포(輸布) 등

② **온후 작용(溫煦作用)** : 정상적인 체온을 유지하는 작용

③ **방어 작용(防禦作用)** : 기(氣)는 인체의 기표(飢表)를 호위하여 육음(六淫)
　의 침습(侵襲)을 방지하는 역할을 수행하기 때문에 외사(外邪)가 침입할지
　라도 기(氣)가 그와 상쟁(相爭)하여 체외(體外)로 몰아냄으로써 건강을 유지
　하게 되는 것이다.

④ **고섭 작용(固攝作用)** : 혈액과 한(汗 : 땀), 뇨(尿 : 오줌), 정액(精液) 등을
　통제하여 맥외(脈外)로 넘쳐나지 못하게 혹은 적절하게 배출되도록 한다.

⑤ **기화 작용(氣化作用)** : 장부(臟腑)와 관련된 기능과 기(氣), 혈(血), 정(精),
　진액 (津液) 간의 상호화생(相互化生)이다.
　정화위기(精化爲氣) 기화즉정생(氣化卽精生) 미화즉형장(味化卽形長)

## (4) 기(氣)의 분류(分類)

① **원기(元氣)** : 원기(元氣), 진기(眞氣), 생기(生氣), 진원지기(眞元之氣)라고 도 한다. 원기는 신(腎)에서 발원(發源)하여 원음(元陰(신음지기(腎陰之氣))과 원양(元陽(신양지기(腎陽之氣))을 포괄함으로써 인체의 여러 기(氣) 중에서 가장 중요하고 기본이 되는 기(氣)다.

> 〈원문〉 眞氣者  所受於天  與穀氣并而充身者也
> 진기자  소수어천  여곡기병이충신자야

원기는 인체 생명 활동의 원동력이며, 생명 활동을 유지시키는 가장 기본적인 물질이라 할 수 있다.

② **종기(宗氣)** : 폐(肺)로 흡입된 청기(淸氣)와 비위운화(脾胃運化)의 수곡정기(水穀精氣)가 결합하여 생긴 것으로서 흉중(胸中)에 취집(聚集)되어 있는 것을 가리켜 종기(宗氣)라 한다.

호흡을 주관하는 폐장(肺臟)과 혈행(血行)을 주관하는 심장(心臟)의 기능을 추동(推動)시키는 역할을 가지고 있는 내기(內氣)와 외기(外氣)의 종합체(綜合體)이다.

혹은 동기(動氣)라고도 하는데, 기혈(氣血)의 운행(運行)이나 지체(肢體)의 한온(寒溫) 및 활동 능력의 다소(多少) 등은 모두 종기(宗氣)와 유관(有關)하다.

③ **영기(營氣)** : 영기(營氣)는 혈액과 함께 맥중(脈中)을 운행하면서 수곡(水穀)의 정미(精微)로부터 화생(化生)된 풍부한 영양 물질(營養物質)을 사지말단(四肢末端)과 오장육부(五臟六腑)에 전달하는 영양지기(營養之氣)이다.

> 〈원문〉 營(榮)者  水穀之精氣也  和調於五臟  瀄陳於六腑  乃能入於脈也
> 영(영)자  수곡지정기야  화조어오장  여진어육부  내능입어맥야
> 故循脈上下  貫五臟絡六腑也
> 고순맥상하  관오장락육부야

④ **위기(衛氣)** : 수곡(水穀)의 정미(精微)로부터 화생(化生)되어진 인체 양기(人體陽氣)의 일부분으로서 위양(衛陽)이라고도 한다.

　　위기(衛氣)는 피부(皮膚), 기육(飢肉), 주리(奏裏)를 따뜻하게 하고, 피모(皮毛)를 윤택하게 하며, 한공(汗孔)의 개합(開闔)을 조절하는 등의 기능을 가진다는 뜻이다. 또한 기표(肌表)를 보호하고, 외사(外邪)를 방어하는 기능도 가지고 있기 때문에 위기(衛氣)라고 칭(稱)한다.

　　위기(衛氣)는 신중(腎中)의 양기(陽氣)로부터 화생(化生)되고 중초비위(中焦脾胃)에서 화생(化生)된 수곡(水穀)의 정미(精微)로움에 의하여 부단히 충양(充養)된다.

　　〈**원문**〉 衛出於下焦　其淸者爲營　濁者爲衛　營行脈中　衛行脈外
　　　　　　　위출어하초　기청자위영　탁자위위　영행맥중　위행맥외

　　위기(衛氣)는 하초(下焦)에 근원(根原)을 두고, 중초(中焦)로부터 자양(滋養)되며, 상초(上焦)에 의해서 개발되어진다.

⑤ **장부지기(臟腑之氣)** : 폐기(肺氣), 심기(心氣), 비기(脾氣), 간기(肝氣), 신기(腎氣), 위기(胃氣) 등과 같이 오장육부(五臟六腑)에 분포되어 있는 기(氣)를 장부지기(臟腑之氣)라고 한다. 이는 각 장부 기능(臟腑機能)의 원동력이라고 할 수 있고, 장부(臟腑)의 기능과 활동은 곧 장부지기(臟腑之氣)의 외재적(外在的) 표현이 된다.

　　중기(中氣)는 중초비위(中焦脾胃)의 기(氣)를 가리키고, 영기(營氣)와 위기(衛氣)는 중기(中氣)로부터 생긴다.

　　영위지기(營衛之氣)와 자연지기(自然之氣)가 상합(相合)된 것이 종기(宗氣)이며, 원기(元氣), 종기(宗氣), 영위지기(營衛之氣)와 장부지기(臟腑之氣)를 통틀어서 정기(正氣)라고 한다.

## (5) 기(氣)의 운행(運行)

　　기(氣)는 활동성이 매우 강한 정미(精微)로운 물질로서 잠시도 쉬지 않고 전신을 운행하는데 기(氣)의 종류에 따라 운행 방식(運行方式)이 다르다.

그러나 가장 기본적인 운행 방식이라면 승강출입(升降出入)이라고 할 수 있다. 승강출입(升降出入) 무기불유(無器不有)는 인체의 모든 장부(臟腑)의 활동이 승강출입(升降出入)하는 기(氣)의 운행에 의해서 이루어짐을 설명하는 것이다.

기(氣)가 어떻게 승강출입(升降出入)하는가 하는 것은 각 장부(臟腑)의 활동과 장부(臟腑) 간의 협조 관계에서 드러나고 있다.

① 폐기(肺氣)에는 선발(宣發)의 기능과 숙강(肅降)의 기능이 있어서 이로 말미암아 호흡지기(呼吸之氣)의 출납(出納)이 원만하게 이루어지고, 흡청호탁(吸淸呼濁)하니 이것이 인체에 가장 기본적인 승강출입(升降出入)의 형태(形態)이다.

② 간기(肝氣)는 소설(疏泄)과 조달(條達)의 기능으로써 전신의 기기(氣機)를 조절하여 기(氣)의 운행이 창달(暢達)되도록 한다. 간기(肝氣)는 상승(上昇)을 주관하고, 폐기(肺氣)는 하강(下降)을 주관하니 이러한 일승일강(一升一降)이 상호(相互) 견제(牽制)를 통하여 기기(氣機)를 통조(通調)하게 한다.

③ 신장(腎臟)은 음적(陰的)인 수(水)와 양적(陽的)인 화(火)가 거(居)하는 곳, 즉 수화지택(水火之宅)으로 기화작용(氣化作用)을 담당한다.

　신양(腎陽)에 의해서 증발(蒸發)된 수액(水液)은 기(氣)로 화(化)하여 위로 올라가고, 탁(濁)하여 기(氣)로 화(化)하지 못한 것은 아래로 방광을 통하여 배설됨으로써 수분대사(水分代謝)의 승강출입(升降出入)을 구성한다

④ 폐(肺)는 호기(呼氣)를 주관하고, 신(腎)은 납기(納氣)를 주관하여 일호일납(一呼一納) 일상일하(一上一下) 일출일입(一出一入)하는 상호 배합 관계(相互配合關係)를 형성한다. 그럼으로써 폐(肺)로 흡입된 청기(淸氣)는 신(腎)의 섭납과정(攝納過程)을 거쳐서 전용(轉用)될 수 있도록 하는 동시에 체내의 탁기(濁氣)는 폐(肺)를 통하여 호출(呼出)시켜서 기체(氣體)의 교환을 완성하게 된다.

⑤ 위(胃)는 납입(納入)을 주관하여 수곡지해(水穀之海)가 되고, 비(脾)는 운화(運化)를 주관함으로써 위(胃)를 지나면서 부숙(腐熟)된 수곡(水穀)의 정미(精微)로운 부분만을 흡수하여 폐(肺)로 보내고, 나머지 조박(糟粕)한 부분은 대

장(大腸)의 전도작용(傳導作用)을 통하여 체외로 배설하게 된다. 이러한 승청 강탁작용(升淸降濁作用)은 비기(脾氣)의 상승(上昇)하는 기능과 위기(胃氣)의 하강(下降)하는 기능에 의해서 완성되며, 이로써 소화 방면(消化方面)의 승강 출입(升降出入)이 이루어진다.

⑥ 심화(心火)는 하강(下降)하고, 신수(腎水)는 상승(上升)하여 수화상제(水火相 濟), 즉 심신(心腎)의 상교(相交)에 의해서 기(氣)가 운행한다.

기(氣)가 운행하는 가장 기본적인 형식은 승강출입(升降出入)으로 이는 각 장부기능(臟腑機能)의 상호 협조(相互協助)와 상호 배합(相互配合)에 의해서 이루어진다. 이렇게 하여 기(氣)가 통창(通暢) 조달(調達)됨으로 말미암아 승 강출입(升降出入)하는 운동이 평형 상태를 이루게 되어 정상적인 생리 기능 (生理機能)을 유지할 수 있게 된다.


## 3) 혈(血)의 생리(生理)

### (1) 혈(血)의 개념(槪念)

〈원문〉 血主濡之  心主血  肝藏血  脾統血
　　　　혈주유지  심주혈  간장혈  비통혈

혈(血)은 심(心)과 기(氣)의 추동 작용(推動作用)에 의하여 맥관(脈管(혈관(血 管)) 내(內)를 순행하면서 영양 물질(營養物質)을 장부(臟腑)와 조직(組織), 기 관(器管), 사지백해(四脂百骸), 오관(五官), 구규(九竅)에 이르기까지 어느 곳 하나 이르지 않는 곳이 없다.

혈(血)은 수곡(水穀)의 정미(精微)로운 성분이 기화 작용(氣化作用)을 경과 하여 생성된 것인데, 심장(心臟)은 운행하고, 간장(肝臟)은 저장(貯藏)하고, 비 장(脾臟)은 통섭(統攝)하는 기능을 행사한다

### (2) 혈(血)의 생성(生成)

① 혈(血)은 수곡(水穀)의 정미(精微)로움에서 화생(化生)되므로 비(脾), 위(胃) 가 혈액생화(血液生化)의 원천이 된다.

〈원문〉中焦受氣 取汁變化而赤 是謂血

　　　중초수기 취즙변화이적 시위혈

　　　中焦亦并胃中 出上焦之後

　　　중초역병위중 출상초지후

　　　此所受氣者 泌糟粕 蒸津液 化其精微

　　　차소수기자 비조박 증진액 화기정미

　　　上注於肺脈 乃化而爲血

　　　상주어폐맥 내화이위혈

② 영기(營氣)는 심맥(心脈)에 들어가서 혈액을 화생(化生)하는 작용을 하며, 영기(營氣) 자체가 또한 혈액의 주요 성분이 된다.

〈원문〉營氣者 泌其津液 注之於脈 化而爲血

　　　영기자 비기진액 주지어맥 화이위혈

③ 정(精)과 혈(血)은 동원(同源)으로서 정혈지간(精血之間)에 상호 변화가 가능하므로 정(精)이 화생(化生)하여 혈(血)이 될 수도 있다.

〈원문〉氣不耗 歸精於腎而爲精 精不泄 歸精於肝而化淸血

　　　기불모 귀정어신이위정 정불설 귀정어간이화청혈

이상과 같이 혈(血)의 생성은 수곡(水穀)의 정미(精微)로움과 영기(營氣) 및 정(精) 등이 기초가 되어 비(脾), 위(胃), 폐(肺), 심(心(맥(脈)), 간(肝), 신장(腎臟) 등의 기능과 활동을 거쳐서 완성되는 것이다.

## (3) 혈(血)의 기능(機能)

혈액은 오장육부와 피육근골(皮肉筋骨)에 영양(營養)을 공급하고 자윤(滋潤)시키는 작용이 있고, 장부(臟腑)와 기관(器官) 및 조직들로 하여금 정상적인 활동을 할 수 있도록 한다.

〈원문〉肝受血而能視  足受血而能步  掌受血而能握  指受血而能攝

　　　　간수혈이능시  족수혈이능보  장수혈이능악  지수혈이능섭

　　　　血和卽  筋骨勁强  關節淸利矣

　　　　혈화즉  근골경강  관절청리의


혈(血)은 정신 활동의 물질적 기초가 되고 있다.

　기혈(氣血)이 충만(充滿)하면 정신 상태가 명석(明晳)해지는데 혈허(血虛)하거나 혈열(血熱)한 상태에서 정신적으로 변화가 일어나는 것은 당연하다.


〈원문〉神爲血氣之性  血氣者  人之神  血脈化卽精神乃居

　　　　신위혈기지성  혈기자  인지신  혈맥화즉정신내거


## (4) 혈(血)의 순행(循行)

　혈액은 맥관(脈管(혈관(血管)) 내(內)를 순행(循行)함에 있어서 각 내장 기능의 협조에 의하여 조화 상태를 유지한다.

　① **심주혈맥(心主血脈)** : 심기(心氣)는 혈액의 순행을 추진하는 기본 동력이 된다.

　② **폐조백맥(肺朝百脈)** : 전신을 순행하고 돌아온 혈액이 모두 폐(肺)에 모여서 폐 (肺)의 흡청호탁작용(吸淸呼濁作用)을 통하여 혈중(血中)의 탁기(濁氣)를 체외로 배출하는 동시에 폐(肺)에 의해 흡입된 청기(淸氣)를 혈중(血中)으로 납입(納入)한 다음 심기(心氣)의 추동하(推動下)에 혈액을 전신에 운행시킴을 의미한다.

　③ **간장혈(肝藏血)** : 간(肝)이 혈(血)을 저장(貯藏)함으로써 혈량(血量)을 조절한다는 의미이다.


〈원문〉血歸於肝  肝藏血  心行之  人動卽血運於諸經  人靜卽血歸於肝臟

　　　　혈귀어간  간장혈  심행지  인동즉혈운어제경  인정즉혈귀어간장

④ **비통혈(脾統血)** : 혈액으로 하여금 맥관내(脈管內)에서만 순행하게 하고, 맥외(脈外)로는 넘쳐 나지 못하도록 하는 기능이다.

이렇게 심(心), 폐(肺), 간(肝), 비(脾) 등의 내장이 상호 결합하여 혈액의 정상적인 순행을 보장할 수 있다.

## 4) 기혈(氣血)의 관계(關係)

기(氣)와 혈(血)은 다같이 생명 활동의 중요한 기본 물질로써 서로 밀접한 관계를 맺고 있다. 이들은 수곡(水穀)의 정미(精微)로움과 신중(腎中)의 정기(精氣)에 의하여 생성되며, 폐(肺), 비(脾), 신(腎)을 위주로 하는 장부(臟腑)의 정상적인 기능에도 의존한다.

그러나 한편으로 기(氣)와 혈(血)은 근본적으로 상이(相異)한 면도 있어서 기(氣)는 무형(無形)으로 양(陽)에 속하고, 활동력이 강하며, 온열(溫熱) 추동작용(推動作用)을 위주로 하는 반면에 혈(血)은 유형(有形)으로 음(陰)에 속하고, 활동력이 약하고, 유양(濡養) 자윤작용(滋潤作用)을 위주로 한다.

(1) 기(氣)와 혈(血)은 다음과 같이 밀접한 관계를 갖고 있다.

① **기능생혈(氣能生血)**

혈액은 양기(陽氣)로 말미암아 음정(陰精)이 화생(化生)하여 생성되므로 기능생혈(氣能生血)이라고 한다.

양기(陽氣)가 성(盛)하면 생화력(生化力)도 강하게 되고, 양기(陽氣)가 쇠(衰)하면 생화력(生化力)도 약해진다. 기(氣)가 허(虛)할 때마다 혈(血)도 허(虛)하게 되고, 마침내는 기(氣)와 혈(血)이 모두 허(虛)해지게 된다.

② **기능행혈(氣能行血)**

혈액의 순행은 반드시 기(氣)의 추동작용(推動作用)에 의해서 이루어지기 때문에 기행즉혈행(氣行卽血行)이니 혈액의 정상적인 순행은 심기(心氣)의 추동작용(推動作用)과 폐기(肺氣)의 산포작용(散布作用), 간기(肝氣)의 소설작용(疏泄作用)에 의한다.

만일 기(氣)의 기능이 실조(失調)되어 기허(氣虛)하거나 기체(氣滯)하게 되면 반드시 혈행(血行)이 순조롭지 못하게 되며, 혈어(血瘀)한 상태를 일으키기도 한다.

### ③ 기능섭혈(氣能攝血)

기(氣)에는 혈액을 통섭(通攝)하여 맥관(脈管(혈관(血管)) 내(內)로만 흐르되 맥외(脈外)로 넘쳐 나지 못하게 하는 능력이 있다. 만약 기(氣)가 허(虛)해져서 통섭(通攝)하지 못하게 되면 기불섭혈(氣不攝血)로 출혈 증상(出血症狀)이 나타난다.

### ④ 혈위기모(血爲氣母)

기(氣)는 반드시 혈(血(음정(陰精)과 진액(津液))에 의존하게 되어 있다. 그리고 기(氣)는 정혈(精血)과 진액(津液)에 의해 실려 있다.

기(氣)는 반드시 정혈(精血)과 진액(津液)이 제공해 주는 수곡(水穀)의 정미(精微)를 계속해서 받아야만 충만한 상태를 유지할 수 있다. 그래서 정혈(精血)과 진액(津液)은 기(氣)를 화생(化生)하는 원천이라고 한다.

이상과 같이 혈(血)은 기(氣)의 모(母)가 되므로 기(氣)는 혈(血(정(精)과 진액(津液))을 떠나서는 단독으로 존재할 수가 없다. 이는 대출혈(大出血)이나 대한(大汗)이 나올 경우에 기(氣)도 그 액(液)을 따라서 허(虛)해지는 것을 보아서도 충분히 알 수 있다.

인체는 정상적인 건강 상태에서는 기혈음양(氣血陰陽)이 서로 평형을 이루어 정상적인 생명 활동을 유지할 수 있지만, 그렇지 못하면 혈기불화(血氣不化) 백병내변화이생(百病乃變化而生)하게 된다. 그러므로 치료에 있어서는 소기혈기(疏氣血氣) 영기조달(令其調達) 이치화평(而致和平)하게 하여 기(氣)와 혈(血)의 관계를 조정해야 기혈(氣血)이 평형을 이루어 병이 낫게 된다.

### ⑤ 기혈동병(氣血同病)

기(氣)와 혈(血)의 관계는 매우 밀접하여 생리상(生理上)으로 상호 의존 관계에 있을 뿐만 아니라 병리상(病理上)으로도 기혈(氣血)이 동병(同病)하는 경우가 많다. 즉, 기(氣)는 혈(血)에 대하여 온열(溫熱), 화생(化生), 추동(推動), 통섭작용(通攝作用)을 행사함에 따라 기(氣)가 허(虛)해져서 생화(生化)하지 못하면 반드시 혈(血)도 허(虛)하게 된다. 기(氣)가 한(寒)하여 온열작용(溫熱作用)을 하지 못하면 혈(血)이 응체(凝滯)되고, 기(氣)가 쇠(衰)하여 추동작용(推動作用)을 하지 못하면 혈어(血瘀)하게 되며, 기(氣)가 함(陷)하여 통섭(通攝)하지 못하면 출혈(出血)하게 된다.

반대로 혈(血)은 기(氣)를 유양(濡養)하고 운반하는 작용을 함에 따라 혈(血)이 허(虛)해져서 기(氣)를 실어 나르지 못하면 기(氣)도 줄어들게 되고, 기(氣)가 혈(血)로부터 유양(濡養)받지 못하면 조열(燥熱)이 발생하기 쉽다. 더구나 혈탈증(血脫證)의 경우에는 기(氣) 또한 의지할 바가 없어서 그에 따라 탈(脫)하게 됨으로 말미암아 망음(亡陰), 망양(亡陽)과 같이 위험한 상태에 이르기도 한다.

# 제9장 사상체질의학

## 1. 사상체질의학이란?

"인간은 천부적으로 타고난 오장육부(五臟六腑)의 허실(虛實)이 있고, 사람마다 각기 체질이 다른 만큼 그 체질에 맞는 약재(藥材)를 써야 한다. 나는 이 진리를 옛 사람들로부터 전해온 저술과 내 자신의 오랜 경험과 연구를 통해 발견했으며, 앞으로 내가 죽고 난 1백년 뒤에는 반드시 이 사상체질의학이 사람들에게 널리 쓰이는 시대가 올 것이다." 이는 근세 조선 시대의 풍운아이며, 한의사로서 한방 의학에 대한 오랜 경험을 토대로 독창적인 의서 동의수세보원(東醫壽世保元)을 펴내고, 사람의 체질과 질병 사이의 놀라운 상관성을 밝혀 사상체질의학이라는 세계 최초의 온전한 체질의학 이론을 수립한 동무(東武) 이제마(李齊馬, 1837~1900) 선생의 말이다. 과연 선생의 유언대로 1백년이 지난 오늘날 일반인들 사이에도 사상체질의학에 대한 관심이 대단히 높아지고 있는 시대가 된 것이다.

사상체질은 태양인, 태음인, 소양인, 소음인으로 분류된다. 이는 폐와 대장, 간과 담낭, 신장과 방광, 비장과 위장 등으로 5장 육부 중에서 심장과 소장을 제외한 네 종류의 형제장부(兄弟臟腑)에 대한 허실에 따라 체질을 분류하는 것이다.

사람이 섭취하는 모든 음식물과 한약재 중에는 체질에 따라서 유익한 것이 있고, 해로운 것이 있다는 것이다. 체질에 맞는 음식을 섭취하고 한약을 복용하면 질병을 예방하고 치료도 할 수 있지만, 그렇지 않을 경우 질병을 일으킨다는 것이다. 그래서 일생 동안 체질에 맞는 음식만을 섭취하게 되면 모든 질병을 예방할 수 있기 때문에 장수할 수 있는 비결이라고 할 수 있다. 그리고 질병을 치료할 때에도 체질에 맞는 한약을 복용함으로써 중풍 등 난치병까지도 해결할 수가 있고, 예방할 수가 있으며, 일반적인 질병은 쉽게 치료할 수가 있다. 체질에 맞지 않은 음식을 섭취하거나 한약을 복용할 때에는 오히려 질병을 유발시키고 수명을 단축시키게 된다.

**체질이란 인간 개개인이 갖는 신체의 특성을 말한다.**

인간은 외모뿐만 아니라 체내의 5장 6부의 구조와 기능 또는 정신 상태나 기질 등도 제 나름대로의 특징을 지니고 있다. 사상의학이란 이와 같이 인간의 체질적 특성과 장부의 허실에 따라 4가지 체질로 구분하는 것을 말한다. 따라서 체질적 특성에 따라 태양인은 간장형, 태음인은 호흡기형 및 심장형, 소양인은 신장형, 소음인은 소화기형으로 설명할 수 있는데 이는 편의상 허약하게 타고난 장부를 중심으로 한 것이다.

태양인은 허약한 간 기능을 지니고 태어남으로 타인보다 술과 담배를 덜해도 간이 잘 상한다. 담백한 음식을 좋아하는데 맵고 뜨거운 음식을 오랫동안 먹으면 위가 상하고 식도 협착(狹窄)이 잘 걸린다. 또 하체와 허리가 약해 오래 걷거나 장시간 앉아 있기가 힘들다. 분노도 잘 느껴 상기와 귀울림, 두통이 잘 나타난다.

태음인은 체질적으로 비대한 사람이 많다. 육식을 즐기며, 신체적으로 폐와 심장이 약해 심장병, 고혈압, 중풍, 기관지염, 천식 같은 호흡기 및 순환기 질환이 잘 걸리게 된다. 또한 피부 질환, 대장 질환, 즉 대장염, 치질, 변비 등이 잘 걸리고, 노이로제 및 감기도 잘 걸린다.

소양인은 신장 기능이 약하기 때문에 신장염, 방광염, 요도염, 조루증, 불임증 등이 잘 걸리며, 상체에 비하여 하체가 약하여 요통으로 고생하는 경우가 많은 편이다. 반면에 비위(脾胃) 기능이 왕성하여 위장병은 잘 걸리지 않으나 당뇨병에 걸리기 쉽다.

소음인은 허약한 위(胃)와 냉한 체질적 요인으로 소화가 잘 안 되며, 뱃속에서 소리가 잘 나고, 찬 냉수나 아이스크림 등을 먹으면 설사도 잘 한다. 따라서 잔병치레를 잘 하게 된다. 그러나 신 기능은 왕성하여 비뇨생식기 기능이 좋으며, 몸도 비만하지 않아 하체와 허리가 튼튼하여 늙어도 꼿꼿한 모습을 유지할 수 있다.

이처럼 체질에 따라서 잘 걸리는 병과 잘 걸리지 않는 병이 있다. 누구나 자신의 체질을 알아내고, 그 체질에 따라 특히 발병률이 높은 질병을 알고 철저히 대비한다면 중풍, 심장병, 암 등 치명적인 질병을 사전에 예방하여 건강한 삶을 유지할 수 있고, 오래 장수할 수 있는 길이 될 것이다.

### 〈이제마 선생의 사상체질의학 발견〉

우리나라에는 그 어느 나라에서도 찾아볼 수 없는 특수 의학인 사상체질의학이 창시되었다. 이 의학 이론은 조선 말엽 함경도 지방의 이제마라는 한의사에 의해서 창안된 의학 이론이다.

이제마 선생의 사상체질의학은 종래의 의학 이론에 비하여 현실적인 측면에서 독특한 사상 구조론을 바탕으로 태양인, 소양인, 태음인, 소음인의 네 가지 체질을 설정하고 각 체질에 대한 생리, 병리, 진단, 감별법, 치료와 약물에 이르기까지 서로 연계를 갖고서 임상 치료에 응용할 수 있는 새로운 방향을 제시한 우수한 의학 이론이라 할 수 있다.

이제마 선생은 1837년 함흥에서 태어나셨고, 1898년에 세상을 떠나셨다. 이제마라는 이름은 이제마의 할아버지인 충원공이 어느 날 꿈을 꾸었는데 한 여인이 탐스러운 망아지 한필을 가져와 "이 망아지는 제주도에서 가져온 용마인데 그 훌륭함을 알아주는 사람이 없어 댁으로 끌고 왔으니 이 말을 맡아서 잘 길러 달라."는 말과 함께 망아지를 집 앞에 매어 두고 사라졌다. 이 꿈을 꾸고 난 후 이제마를 손자로 얻게 되어 제주도에서 가져온 말이라 하여 '제마' 라고 이름을 지었다는 일화가 있다. 그는 어려서부터 무예에 출중하여 일찍이 무과에 급제하여 나중에는 고원 군수라는 벼슬을 하였다.

그러나 그에게는 '해역' 이라는 양다리가 무력해지는 병과 음식을 잘 먹지 못하고 자주 토하는 '얼격' 이라는 병이 있어 오랫동안 고생을 하였다. 이 병을 고치기 위하여 우리나라는 물론 만주와 러시아 일대를 헤매면서 치료법을 찾았으나 이 병이 제대로 치료되지 않자 자신이 직접 의학 공부를 하게 되었다. 선생께서는 수년에 걸쳐 예로부터 이름 있는 의서를 두루 통달하셨고, 그 중에서 자기 병에 응용할 만한 치료 방법을 여러 가지로 시도해 보았지만 결국 치료하지 못했다. 이러한 과정을 거치면서 스스로 사람은 각자 체질이 다르고, 체질에 따라 병과 약이 차이가 있음을 깨달아 사상체질의학을 구상하게 되었다. 그 이론을 체계화하여 사람에게는 태양인, 태음인, 소양인, 소음인 네 가지 체질이 있고, 체질에 따른 올바른 치료가 질병을 제대로 관리할 수 있다는 이론을 제시하였다. 결국 선생께서는 스스로 태양인에 속한다는 사실을 발견하고 그 체질에 적용시킬 수 있는 처방을 스스로 찾아 자기의 병을 고치게 되었다.

이와 같이 이제마 선생께서 평생 동안 병마와 싸우는 과정을 통하여 정립된 사상체질의학이 지니는 특징은 다음과 같다.

**첫째, 유전의학적인 측면이다.**

이는 사람의 체질이 선천적으로 결정되므로 부모와 조상의 특징을 생김새와 성품에서 질병의 경향에 이르기까지 전하여 받는다는 것이다. 이미 밝혀진 이러한 점과 연관되는 내용으로 사람마다 혈액형이 부모와 자식간에 일정한 규율에 따라 유전되어 내려감을 알 수 있다. 또 부모가 혈압이 높거나 중풍을 앓는 사람들은 자식도 그러한 경우가 많고, 소화 기능이 약한 부모를 가진 사람은 다른 사람에 비하여 그 발병 빈도가 높다. 그리고 색맹이나 혈우병 또는 정신 질환에 있어서 자손들에게 그 영향이 전해지는 유전적 소인이 있음이 밝혀진 것을 볼 때, 이러한 품수에 대한 내용은 의학적으로 충분히 참고해야 할 가치가 있다고 보는 것이다.

**둘째, 체질에 따른 형상의학이다.**

동의보감을 통하여 허준 선생께서도 형상의학을 추구하였다고 볼 수 있다. 그러나 허준 선생의 이론은 획일적 형상의학이라고 말할 수 있다. 즉, 모든 사람이 동일한 기전을 통하여 일정한 변화를 나타내게 된다는 개념으로 이해할 수 있다. 반면에 이제마 선생의 이론은 체질에 따라 동일한 증후라 하여도 생리적 혹은 병리적 기전에 차이가 있으므로 이 점을 필히 감안하여 임상에 응용할 필요가 있고, 이러한 방법이 효율적 치료 효과를 얻을 수 있다는 체질적 특징을 감안한 형상의학을 추구하였다.

**셋째, 개인의 사회 적응 방법이다.**

사람이 일상 생활을 영위하는데 있어서 홀로 살아갈 수는 없다. 가족을 기본 단위로 하는 복잡한 사회 구조 속에서 더불어 살아가게 되는 것이다. 그 과정에서 직업과 지역 또는 연령에 따라서 그가 취해 나가야 할 올바른 방향 설정이 필요하게 된다. 따라서 체질에 따라 주위 환경과 대인 관계 차원에서 적응해 나가는 바람직한 방법의 모색이 요구되는 것이다. 이러한 차원에서 이제마 선생께서는 체질이 지니는 특징에 따라 능동적으로 대처해 나가는 바람직한 지침을 제시하고 있다.

**넷째, 기존 한의학의 현실적 객관화**

기존의 한의학은 동양 특유의 자연과 인간이 지니는 모든 현상을 여러 가지 방법을 통하여 구분하고, 그에 대한 순화론적 설명을 제시하는 전체성 이론을 적용하고 있다. 그러나 대부분 도가적인 바탕에서 응용된 부분이 많은 까닭에 이론 자체는 완벽한 전체를 포괄하고 있다고 볼 수 있지만, 실용적 차원에서 곧바로 이를 임상에 적용하는데는 부분적으로 어려운 점이 노출되는 경향이 있다.

따라서 이제마 선생께서는 이러한 부분을 극복하기 위한 노력의 일환으로 보다 실용적인 유학 이론에 바탕을 둔 경학적(經學的) 사고에 바탕을 두고 현상을 보다 객관적으로 접근할 수 있는 방법을 취하고 있다. 이러한 사고는 이제마 선생께서 저술하신 의서 〈동의수세보원〉의 『장부론』, 『체질변증론』 등에서 엿볼 수 있다.

**다섯째, 의학의 궁극적 목표 정립, 새로운 방향 제시**

이제마 선생의 사상론이 지니는 이론적 특징이라 할 수 있는 성품에 따른 면은 모든 사람이 부모에게서 부여받은 선천적인 특성을 타고난다는 것이다. 따라서 의학에서도 이러한 고유의 체질적 특성이 감안되어야 한다는 내용과 심신의학적인 특성으로 사람의 몸과 마음은 동일한 비중으로 인체를 구성하고 있어 이들이 서로 가역적으로 작용한다는 이론이다.

또한 체질의학적인 면으로 동일한 병증이라 할지라도 체질에 따라 질병의 발생 기전에 차이가 있다. 그러므로 체질적 특성을 감안하여 치료를 구분해서 적용할 필요가 있다. 그리고 더 나아가서 원만한 사회 적응을 위하여 나 자신을 갈고 닦음으로서 상대의 입장을 이해하여 올바른 사회 생활을 할 수 있는 지혜를 얻을 수 있다. 이러한 이론으로 일상적인 삶은 물론 치료의 주체를 나 자신에게 귀속시킴으로서 환자의 입장을 중시하는 새로운 의학의 방향을 제시하고 있다.

특히 이제마 선생께서는 역사의 흐름 속에서 순수한 공자와 맹자의 사상이 퇴색되고 다소 공리공론적인 면으로 치우치게 된 유학의 흐름을 비판하였다. 그래서 공자와 맹자의 사상이 지니는 요점을 '지인'과 '정기'로 요약하고 이를 구체화할 수 있는 독자적인 사상의학체계를 창안하였다. 이에 따라 모든 사람은 실생활에서 자기 자신의 개발과 사회와의 적응, 그리고 스스로를 갈고 닦는 생활의 지침과 질병에 대한 조절 방법 등 다양한 측면에 고루 적용할 수 있는 실용적 경학 이론을 재구성함으로서 기존 의학의 흐름에 한 획을 긋는 새로운 방향을 제시하였다.

또한 심신의학적인 관찰에서 이제까지의 의학은 주로 우리의 눈이나 감각 기관을 통하여 확인이 가능한 환자의 몸을 치료의 대상으로 삼았다. 그러나 우리 인간은 몸으로만 구성되어 있는 것이 아니고 마음이 같이 있어야만 사람으로서의 가치를 충분히 발휘할 수 있는 것이다. 인간이 몸만 있고 마음이 없다면 다른 무생물과 다를 게 없다는 것이다. 따라서 질병을 치료하는데 있어서는 몸과 마음을 동시에 다루어야 한다는 것이다.

정신은 육체의 일부에 해당하는 것이 아니고, 동등한 비중으로 우리 인체를 구성하고 있다. 이런 까닭에 병을 유발시키는 과정에서도 중요한 작용을 하고, 체질 형성에 있어서도 깊게 관여되어 있으므로 이를 중요시하여야 한다는 것이다.

서양 의학에 있어서도 20세기에 이르러 이와 유사한 이론이 태동되어 근래 각광을 받고 있다. 그러나 이러한 사고를 전혀 접할 수 없었던 19세기 말에 이와 같은 사고를 할 수 있었다는 것은 그것도 몸과 마음이 동일한 비중을 지니면서 서로 가역적으로 작용한다는 주장은 이제마 선생의 지혜가 참으로 뛰어났다는 점을 또 다시 확인할 수 있다.

체질의학적인 논리에 있어서도 주로 치료면에서는 체질에 따라 차이가 있으므로 그 체질적 차이를 감안하여 동일한 병이라 하여도 치료 방법을 다르게 적용할 필요가 있다는 것이다. 즉, 다른 말로 표현하면 개체성을 중요시한 것이다.

임상 치료에 있어서 많은 의사들이 실제 경험하는 어려운 점 중의 하나가 바로 이점이다. 예를 들어 같은 질병에 응용할 수 있는 A라는 약과 B라는 약이 있을 때 A라는 약을 투여하여 낫는 환자가 있는가 하면, A약이 전혀 효과가 없고 오히려 B약이 효과를 나타내는 경우를 접하게 되고, 또는 A나 B가 아닌 C라는 약으로만 효과를 보는 경우를 볼 수 있는 것이다. 이러한 경우 그 이유로 약의 작용 기전의 차이 혹은 이를 받아들이는 인체의 개체성의 문제를 들 수 있다.

이제마 선생께서는 바로 이러한 점이 체질이 다른데서 유래되는 것으로 파악한 것이다. 약뿐만 아니라 음식물에 있어서도 일상 생활에서 모든 사람들이 자주 경험하고 있다는 것을 알게 되었다. 서양 의학에서 많이 거론되는 알레르기 현상도 이러한 체질적 요인과 관계가 있음은 다시 말할 필요가 없을 것이다.

이상의 모든 특징 외에도 인체 구조에 대한 파악 방법, 체질에 따른 생리와 병리의 차이, 약물 선택에 대한 구분, 바람직한 사회 생활 및 대인 관계 등의 여러 면에서 이제까지 어떠한 의학 방법론에서도 그 유래를 찾아볼 수 없었던 독특한 면을 사상체질의학 이론은 지니고 있는 것이다.


## 2. 사상체질과 건강 관리법

모든 인간은 장수하기를 바라고 질병에 걸리지 않기를 추구하며 삶을 살아가기 때문에 질병을 미연에 방지하기 위한 양생법과 질병 치료에 대한 노력이 꾸준히 진행되어 왔다.

사상체질의학에서는 인간의 체질적인 구별을 태양인, 태음인, 소양인, 소음인으로 구분하고, 이 체질들은 각각 고유의 육체와 인성의 특성을 갖고 태어나 평생 변치 않으므로 양생법도 각 체질마다 고유의 양생법을 발전시켰다. 사상체질의학에서 제시한 양생법은 단순한 음식 섭생이나 약물 요법에 그치지 않고, 심신 섭생과 사회적 섭생을 함께 함으로써 보다 적극적이고 생활에 근접한 방법으로 도가나 불가의 도피적 양생법과는 성격을 달리한다.

## 1) 체질에 따른 식이요법

(1) 태양인은 기운이 위로 상승하기 쉬운 체질이므로 기운이 맑고 평탄한 음식이나 맛이 담백하여 쉽게 소화·흡수되고 배설되어 기운을 하강시키는 음식이 좋다. 또 간장을 보해 주고 음기를 길러주는 음식으로 지방질이 적은 해물류나 채소류가 좋다.

(2) 태음인은 일반적으로 체구가 크고 위장 기능이 좋은 편이어서 대체로 동·식물성 단백질이나 칼로리가 많은 중후한 성질의 음식이 좋다. 그러나 성격상 과식하는 습관이 있어 비만이 되거나 고혈압과 변비가 되기 쉬운 체질이므로 자극성이 있는 식품이나 지방질이 많은 음식은 피해야 한다. 태음인은 과식을 피하고, 항상 운동하거나 목욕을 자주하여 땀을 자주 내는 것이 중요하고, 변비의 습관을 없애는 식생활이 필요하다.

(3) 소음인은 소화기의 기능이 약하여 항상 따뜻한 성질의 음식이나 열성 조미료가 좋다. 너무 기름진 음식이나 냉한 음식은 설사를 유발하기 쉽다.

(4) 소양인은 비위에 열이 많은 체질이기 때문에 성질이 서늘한 음식이나 채소류, 해물류가 좋고, 음이 허하기 때문에 음을 보해 주는 음식이 좋다.

이상과 같이 체질에 따라 각각 다른 음식을 섭취하는 것이 질병을 예방하고 장수할 수 있는 중요한 요건이 된다는 것을 알아야 할 것이다. 약이병원(藥餌病源)이라는 말이 있다. 이 말은 음식과 약이 질병의 근원이라는 말로써 음식과 약이 건강에 미치는 중요성을 말하는 것이다. 평소에 자신에게 맞는 음식물과 약을 섭취함으로써 질병을 조기에 예방하고 건강 유지를 통한 무병장수를 꾀할 수 있다는 것이다.

## 3. 사상체질별 특징

최근 사상체질에 대한 관심이 날로 높아지고 있다. 사상체질이란 각 개인이 가진 정신적 혹은 육체적인 특징을 합하여 일컫는 말이다.

동서양을 막론하고 여러 가지 체질 학설이 있었으나 서양의 체질 학설은 신체적 또는 심리적 특징에 대하여 부분적으로만 설명하는데 그쳐 치료 의학으로서의 효율이 적었다. 이제마 선생의 사상체질의학은 개개인의 성정 편차에 따른 신체의 특징 및 생리, 병리, 진단, 치료, 섭생에 이르기까지 구체적으로 제시하고 있어 단순히 이론적 가치에 그치지 않고 치료 의학으로서 훌륭한 가치를 갖고 있다.

이러한 사상체질의학은 이제마 선생께서 실학 정신에 바탕을 둔 역학적 철학 이론을 토대로 희로애락 성정 편차에 따른 네 가지 인물 유형을 밝힌 것으로 의학에 있어서나 유학에 있어서 그 시대의 일반적 생각을 넘어선 독창적인 견해였다. 따라서 세인의 비난을 면하기 어려웠으나 선생께서는 이에 굴하지 않고 "인간은 천부적으로 물려받은 장부의 허실이 있고, 사람마다 각기 체질이 다른 만큼 그 체질에 맞는 약을 써야 한다. 나는 이것을 옛사람이 전해 준 저서와 나의 오랜 경험을 통해서 발견했으며, 내가 죽은 뒤 백년 후에는 반드시 사상체질의학이 널리 쓰이는 시대가 올 것이다."라고 하셨는데, 실제로 오늘날 사상체질의학에 대한 인식이 날로 높아지고 있는 상황에 이르렀다.

## 1) 태양인

태양인의 외모는 대체적으로 상체가 발달하고 허리 부위가 빈약하다. 머리가 크고 얼굴은 둥근 편이며, 근육은 비교적 적으며 광대뼈가 나온 사람이 많다. 이마가 넓고 눈은 빛난다. 허리가 약해 오래 앉거나 서 있지를 못하며, 기대거나 눕기를 좋아하며, 오랫동안 걷지를 못한다. 성품은 사고력이 뛰어나고 누구와도 잘 사귀며, 판단력과 진취적인 기상이 있다. 영웅심과 자존심이 강하고, 일이 뜻대로 되지 않을 경우에는 크게 분노하여 건강을 해치게 된다.

두뇌가 명석하여 창의력이 있고 남이 생각하지 못하는 기발한 착상을 해 내는 경우가 있다. 이 체질은 자기만의 이상에 도취되어 남의 의견은 무시하고 혼자 앞서나가는 경향이 있으므로 한발 물러서서 신중하게 판단하는 태도를 지닐 필요가 있다. 태양인은 천재형, 발명가, 전략가, 혁명가, 음악가 기질이 있고, 위인이 아니면 무능력자가 되기 쉽다.

## 2) 태음인

태음인은 체격이 큰 편이며, 근육과 골격이 발달하여 굵고 비대한 사람이 많다. 손발이 크고 허리가 굵으며, 상체보다 하체가 더 충실하며 의젓하고 무게가 있어 보인다. 몸을 조금만 움직여도 땀을 많이 흘리고, 힘든 일을 할 때는 더욱 심하다.

이 체질은 어느 정도 땀을 흘려야 정상적인 건강이 유지되며, 만약 땀을 전혀 흘리지 않으면 병적인 증세로 보아야 한다. 호흡기가 약해서 다른 체질에 비하여 숨이 차는 일이 많다. 이목구비의 윤곽이 뚜렷하고 걸음걸이는 무게가 있고 안정감 있게 보이나 상체를 다소 수그리고 걷는 경향이 있다.

허리가 굵고 배가 나와 다소 거만하게 보이는 경우도 있다. 성품은 말이 적어 조용한 편이고, 이해타산을 따지는데 뛰어나다. 인자하고 마음이 너그럽고 활동적이다. 집념과 끈기가 있고, 점잖으며 묵묵히 실천한다. 외곬이며 고집이 세고 음흉하여 속마음을 잘 드러내지 않는다.

욕심과 교만이 있다. 여자는 애교성이 적다. 게으를 때는 한없이 게으르다. 태음인도 호걸형 낙천가 타입, 겁쟁이 사업가, 정치가 타입이다. 한번 시작한 일은 소처럼 꾸준히 노력하여 성취하는 지구력이 있어 크게 성공하는 경우가 많다. 자기의 주장은 남이 듣거나 말거나 끝까지 소신껏 피력하며, 말하는 게 조리가 없는 듯하나 골자가 있고 유머감각이 뛰어난 경우도 있다.

겉으로는 점잖은 듯 하면서도 속으로 음흉하여 좀처럼 속마음을 드러내지 않고, 잘못된 것을 알면서도 미련스럽게 고집을 부리며 밀고 나가려는 우둔한 면도 있다. 여자의 경우 체격이 크고 이목구비가 시원스러워 품위가 있어 보이고, 남자의 경우 다소 무서운 인상 또는 성난 듯한 인상을 지니는 경우가 많다.

이 체질은 심장이 약하고 겁이 많아 가슴이 두근거리는 증세를 느끼는 경우가 있다. 태음인은 운동량이 적고 비만해지기 쉬워 자칫하면 각종 성인병이 발생하기 쉬운 경향이 있다. 그러므로 과식을 삼가고, 운동량을 늘려서 적당히 땀을 내는 것이 좋다.

## 3) 소양인

소양인은 외형적으로 가슴이 발달되고 둔부가 빈약한 편이다. 상체는 잘 발달되었으나 하체가 약하여 걸음걸이가 빠르고 다소 경망스럽게 보인다. 대체로 머리가 작고 둥근 편이며, 앞뒤가 나온 사람도 있다. 눈매가 날카로워 보이고 입은 크지 않고 입술이 얇으며 턱이 뾰족하다. 살결은 희고 윤기가 적고 땀은 그다지 흘리지 않는다. 목소리는 낭랑하고, 말은 함부로 생각 없이 하는 경향이 많아 흥분했을 때는 말이 조리가 없다. 보기에 경솔하고 무슨 일이나 빨리 시작하고 빨리 끝내므로 일하는 솜씨가 거칠고 실수가 많다.

성품은 항상 밖으로 나다니기를 좋아하고, 자신의 일이나 가정의 일은 소홀히 여기는 경향이 있다. 남의 일에 희생을 아끼지 않고 남을 위해 일하는데 보람을 느껴 의리 있는 사람으로 보인다. 외향적이고 명랑하며 재치가 있고 판단이 빠르다. 다정다감하고 봉사와 희생 정신이 강하고, 이해 관계에 따라 마음이 변치 않는다.

강직하고 의분을 참지 못한다. 성질이 급하고 경솔하며 실수가 많다. 화를 잘 낸다. 계획성이 적다. 비판적이며 체념이 빠르다. 대인 관계는 원만하나 가정을 소홀히 하는 경향이 있다. 상인, 군인, 봉사자, 중계인, 서비스업 종사자가 직업에 알맞다. 살이 찐 사람은 드물다. 경쾌해 보이나 가벼워 보이는 인상이며, 걸을 때 항상 먼 곳을 보고 걷는다.

## 4) 소음인

소음인은 상체에 비하여 하체가 발달하고, 살과 근육이 비교적 적으나 골격은 굵은 편이다. 키와 몸집은 대체로 작은 편이지만 몸매의 균형이 잡힌 사람이 많다. 이 체질의 분포는 약 20% 정도로 이제마 선생께서 주장하였으나 학자에 따라서는 한국인 중에 가장 많은 체질이라고 주장하기도 한다.

용모가 오밀조밀하고 잘 짜여져 있어 여자는 예쁘고 애교가 많다. 이마는 약간 나오고 이목구비가 크지 않고 다소곳한 인상이다. 피부가 부드럽고 땀이 적으며 걸음걸이가 자연스럽고 얌전하다. 말을 할 때 눈웃음을 짓는 경우가 많다. 성품은 내성적이고 소극적이며, 사교적인 데가 있어 겉으로는 부드럽고 겸손한 듯하나 마음 속으로는 강인하고 조직적이고 치밀한 면이 있다. 또 자기 본위로 매사를 생각하는 경향이 있고, 실리를 얻기 위해서는 수단과 방법을 가리지 않는 면도 있다.

머리가 총명하고 판단력이 빠르며 조직적이고 사무적이어서 윗사람에게 잘 보이나 때로는 지나치게 아첨하기도 한다. 자기가 하는 일을 남이 손대는 것을 싫어하며, 남이 잘하는 일에 질투심이 강하여 '사촌이 땅을 사면 배가 아프다.' 라는 말은 소음인에게 어울리는 속담이다. 마음이 다소 편협한 면이 있어 한번 꽁하면 여간해서 풀어지지 않고 남에게 인색한 면이 있다. 자기의 이익을 위하여 지조를 버리는 기회주의자의 경향이 많은 것도 이 체질이다. 이러한 체질은 찬 음식을 피하고 따뜻한 음식을 먹는 것이 좋고, 항상 과격한 운동을 피하고 소화가 잘 되는 음식을 선택하여 섭취할 필요가 있다.

## 4. 사상체질별 심리 상태의 특징

### 1) 태양인

태양인의 성격은 남들과 잘 소통하고, 사고적이며, 과단성과 진취성이 강하다. 반면에 계획성이 적고 대담하지 못하며 남을 공격하기를 좋아하고 후퇴를 모른다. 지나친 영웅심과 자존심이 강하여 일이 안 될 때에는 심한 분노를 표출한다. 또한 머리가 명석하고 뛰어난 창의력이 있어 남이 생각하지 못한 것을 연구한다.

태양인은 그 수가 적어서 이제마 선생께서도 많은 연구를 하지 못했다고 하였으며, 단지 자신의 경험을 통하여 두 가지 병증과 이에 대한 처방을 기록하고 음식에 대해서도 몇 가지를 분류하였을 뿐이다.

### 2) 태음인

태음인의 성격은 겉으로 점잖으나 속으로 음흉하며 좀처럼 속마음을 드러내지 않는다. 마음이 넓을 때는 바다와 같고, 고집스럽고 편협할 때는 바늘구멍같이 좁다. 뻔히 잘못된 일인 줄 알면서도 무모하게 밀고 나가려고 하는 우둔성이 있어 마치 소에 비유할 수 있다. 앉은 자리에서 뛰쳐나가려고 하지 않으며, 비록 묵묵히 있어도 속으로는 무궁무진한 설계를 그리고 이를 실천에 옮기게 되면 대성할 수 있다.

태음인의 안이란 고급 사치를 말하는 것이니 도박을 매우 좋아한다. 한번 시작한 것은 끝까지 붙들고 늘어지는 지구력이 있어 성공하는 사람이 많다. 자기 주장을 말할 때에는 남들이 좋아하거나 말거나 끝까지 소신을 피력하는 끈질긴 성격이며, 듣기에 조리가 없고 비논리적인 것 같으나 자신으로는 반드시 골자가 있는 것이다. 또한 남보다 생각하는 시간이 더디지만 한번 발언을 시작했다 하면 무게가 있고 폭넓은 내용의 웅변을 토한다. 그러므로 큰 기업체를 운영하는 사람 중에는 태음인이 가장 많다. 태음인 중에는 인자하고 명랑하고 너그러워서 모든 사람으로부터 추앙을 받는 인격자들도 많다. 그러나 어느 체질에도 단점과 장점의 비율은 같다고 할 수 있다.

## 3) 소양인

소양인은 항상 밖의 일을 좋아하고, 가정이나 자신의 일은 경솔하게 여긴다. 남의 일에는 희생을 아끼지 않고 그 일에 보람을 느끼므로 자기 일을 돌볼 겨를이 없다. 매우 판단력이 빠르나 계획성이 적으며, 일이 안 될 때에는 체념을 잘한다.

의분이 생길 때에는 물불을 가리지 않고 행동으로 옮겨서 목에 칼이 들어와도 실행하고야 만다. 그러나 상대가 잘못을 뉘우칠 때에는 즉시 동정으로 변하고 얼마 후에는 그 일을 잊으며 또 재론하지 않는다. 혹 실수가 있으면 후회가 깊어서 애심으로 변하여 몸에 해를 입는다. 보기에는 경박하고 다감하고 봉사 정신이 강해서 사람들이 호감을 갖는다. 소양인의 기질은 무슨 일을 만들거나 개척하는데는 장기가 있지만, 조직과 마무리하는데는 부족하다. 그러므로 이해나 타산에 변절하지 않는다. 사상인 중에서 가장 욕심이 적고 성질이 급하다. 오락에는 소질이 없으며, 또한 호색가도 못된다.

## 4) 소음인

소음인은 내성적이며 사교적이다. 겉으로는 유연해도 속으로는 강하다. 작은 일에도 세심하고 과민성이 있어 늘 불안정한 마음을 갖는다. 아전인수격으로 자기 본위로만 생각하고 실리를 위하여 수단과 방법을 가리지 않는다. 머리가 총명하여 판단력이 빠르고 매우 조직적이며 사무적이다. 자기가 맡은 일은 빈틈없이 처리를 잘하고, 윗사람에게 비위를 잘 맞추며 지나친 아첨도 한다.

자기가 한 일에 남이 손대는 것을 싫어하고, 남이 잘 하는 일에는 질투가 심하다. 또한 지능이 발달하여 잘못 흐르게 되면 끔찍한 사건을 저지른다. 편파심이 많아서 남을 오해하기 쉽고 한번 먹은 마음은 좀처럼 풀리지 않으므로 같은 말을 계속 되풀이한다. 경우에 따라서는 묵은 꼬투리를 끄집어내서 현재의 경우와 결부시켜 타산적으로 적은 손해도 보지 않으려고 인색하고 불신하는 일이 많다. 자기보다 강한 사람 앞에서는 잘 후퇴를 하나 다른 기회를 엿보아 측면으로 보복을 한다.

전형적인 소음인의 경우 인색하고 짜다는 수전노의 소리를 듣는 일도 많다. 살림살이는 소음인 여자가 제일 잘한다. 깔끔하고 착실하며 아기 잘 낳고 매사에 치밀하고 밖으로 나가지 않고 그야말로 알뜰한 가정을 꾸민다. 그러나 모든 것이 지나치기 때문에 식구들과 조화를 잘 이루지 못하며, 또한 질투가 심하여 작은 일에도 마음을 끓이고 늘 불안정한 마음을 가지므로 신경성 질환이 가장 많다. 다른 체질에 비하여 소음인이 질병이 많은 이유도 여기에 있다고 하겠다.


## 5. 사상체질에 따른 생활 방식

### 1) 태양인의 생활 방식

태양인은 용의 성질을 갖고 태어나 폐는 크고 간은 작은 사람이다. 소변이 시원하게 나오면 일단 건강한 상태라고 본다. 따라서 몸이 좋지 않을 때는 가장 먼저 소변이 시원치 않다. 간 기능이 약하기 때문에 고 칼로리 고 단백 식품은 좋지 않다. 담백한 음식이나 간을 보하고 음을 기르는 식품이 맞고, 특히 지방질이 적은 해물이나 채소류가 좋다. 곡식으로는 메밀이 좋고, 해물로는 새우, 굴, 전복, 소라, 게, 해삼, 붕어 등이 좋다. 솔잎이나 송홧가루와 같은 소나무 부산물도 좋다.

과일류는 포도, 머루, 다래, 감, 앵두, 모과 등이 좋다. 그러나 쇠고기, 설탕, 인삼, 조기 등은 득보다 실이 많고, 더운 음식은 좋지 않다. 또 맵고 짜고 신 자극성 음식은 피해야 한다. 차는 모과차가 좋다. 기운이 없고 피로할 때 효과가 있다. 신경성 소화 불량이나 두통에도 좋다. 그 밖에 감잎차, 오가피차도 좋다. 일단 자극성이 있는 차가 아니면 대체로 무난하다.

걸리기 쉬운 질병으로 소변이 잘 나오다가 잘 나오지 않으면 어딘가 이상이 있다고 보아야 한다. 맵고 뜨거운 음식이나 지방질이 많은 음식을 자주 먹으면 식도나 위장에 병이 된다.

하체가 원래 허약해서 서 있거나 걷는 것을 싫어하는데 그렇게 하체를 운동시키지 않고 버려두면 하체에 병이 오기 쉽다. 화를 많이 내거나 지나치게 슬픈 감정을 남발하면 간장 부위에 병이 생기기 쉽다. 태양인에게 잘 걸리는 질병으로 얼격증, 반위증, 해역증 등이 있으니 유의해야 한다. 특히 증세가 중하기 전에는 잘 나타나지 않으므로 세심하게 관찰해야 한다.

얼격증은 자꾸 토해내는 병이다. 아무리 삼키려고 해도 넘어가지 않는다. 이 때 식도 부위에서 서늘한 바람이 나오는 것처럼 느껴지게 된다. 이런 증세가 있으면 위급한 것이다. 이런 증세를 얼격증이라고 하는데 이 때에 심한 열이 나고, 몸이나 배가 끓고 아프며 소리가 나고, 설사와 이질 등의 증상이 있게 된다.

반위증은 음식을 삼키거나 넘기는 것은 문제가 되지 않으나 먹은 후에 뱃속이 거북하고 수 시간 후에 결국 토해 내는 증상이다. 아침에 먹은 것을 저녁에 토하고, 저녁에 먹은 것을 아침에 토하는 식이다.

해역증은 권태감이 심하고 하체에 힘이 없어 다리가 풀리고 걷기를 몹시 싫어한다. 그렇다고 다리가 마비되었거나 붓고 아픈 것은 아니다. 또한 오한이나 발열이 있는 것도 아니다.

태양인은 대변이 순조롭게 나오는 것이 가장 좋다. 덩어리가 크고 양이 많으면 일단 건강하다고 봐도 좋다. 소변도 양이 많고 자주 보면 건강하다. 얼굴빛이 희면 좋고 검으면 좋지 않다. 검은 빛은 간 기능이 약화되었음을 나타내기 때문이다. 몸집은 말라야 좋고 살이 찌면 좋지 않다. 또 태양인은 간장 질환, 소화 불량, 식도 협착, 식도암, 위암, 안질, 각기병, 상기증 등에 걸리기 쉽다.

태양인은 양(陽)이 많고 음(陰)이 적으므로 음을 없애지 말고 양을 사(瀉)하여 음을 보하는 것을 위주로 해야 한다. 좋은 보약 재료로는 오가피, 모과, 다래, 솔잎, 붕어 등이 좋다. 태양인은 서 있는 자세가 힘들고 다리가 허약한데 여기서 오는 병에는 오가피, 소나무 마디 등이 좋다. 태양인은 폐가 크고 간이 적은데 간을 돕는 약을 쓰고, 음식으로는 채소, 과일, 조개류가 좋으므로 평소 즐겨 먹으면 좋다.

태양인은 노여움과 슬픔을 경계해야 한다. 태양인은 성을 낼 때 갑자기 분노를 터뜨리고 또 곧 가라앉히곤 한다. 경우에 따라 난폭한 성격으로 나타나기도 한다. 이렇게 분노를 급히 터뜨렸다가 또 급히 거두면 간이 상하게 되므로 노여움을 경계해야 한다. 가뜩이나 나쁜 간이 쉽게 상하기 때문이다. 가능하면 심호흡을 하거나 마음을 꾹 눌러 진노를 스스로 풀도록 해야 한다.

태양인은 슬픔을 준 사람이나 사건의 기억을 머릿속에서 지워버리지 못하고 너무 깊이 간직한다. 그 때문에 내장을 상하게 된다. 이처럼 태양인은 급격한 노여움과 깊은 슬픔을 억제하지 못하면 노여움과 슬픔이 서로 상승 작용을 일으켜서 병이 생기게 된다. 태양인은 항상 분노와 슬픔의 감정을 경계해야 한다. 그러면서 기분 전환을 하고 심신을 안정시키면 건강에 아주 좋다. 만일 억지로 참을 바에는 차라리 그대로 토해 놓는 것이 좋으니 강도를 줄여서라도 일단 마음 속의 스트레스는 그때 그때 푸는 것이 좋다. 태양인은 어떤 일이거나 성공할 생각만하고 실패할 생각은 하지 않는다. 실패할 리가 없다는 성격으로 만약 예기치 못했던 상황이 발생하면 금방 포기하거나 좌절한다. 따라서 변화에 적극적으로 대처하는 유연성이 없다. 적극적으로 일을 추진하는 맛이 시원시원하지만 딱히 무슨 대책이 있어서 그러는 것이 아니다.

태양인의 성공 조건은 두 가지이다. 하나는 자기 능력에 알맞은 범위 내에서 일을 서두르는 것이 좋다. 또 하나는 일을 착수하기 전에 충분히 조사하고 대비책을 마련해 두는 습관을 들이는 것이 좋다. 끈기가 많은 것은 아니지만 그렇다고 일 자체를 기피하는 성격은 아니다. 남성적인 성격이 지나쳐서 여성적인 성격이 없는 것이 흠이다. 태양인은 원래 남성스러운 것이 어울리지만, 경우에 따라서는 여성스러움도 보이는 것이 좋다. 강함 속에 감춰 두는 여유야말로 태양인이 성공할 수 있는 비결이다. 또 건강을 지키는 길이기도 하다.

태양인은 상체가 발달하고 하체가 약하므로 하체를 단련할 수 있는 축구, 육상, 태권도 같은 다리 중심의 운동이 적합하다. 태양인에 가장 잘 어울리는 직업으로 영업 부서가 가장 적합하다. 해외 파견을 하려면 선발대장으로 제격이다. 서클에서는 섭외 부서가 적합하다. 또 과단성이 있고 적극적인 성격이므로 사업을 한다면 어렵거나 생소한 분야에서도 능히 성공할 자질이 있다. 태양인은 사람을 쉽게 사귀는 점이나 일을 두려워하지 않는 등 성격상의 장점이 있으므로 새로운 사업을 개척하는데 유리해서 타고난 사업가의 기질이 있다. 그러나 원래 치밀하지 못하고 독선적인 데가 있다. 또 남을 배려할 줄 모르는 거친 성격이어서 사람들로 하여금 자기를 따르게 하고, 자기 일에 동참시키는 데는 무능하다. 리더로서의 자질이 돋보이나 남의 입장에 서서 남을 배려하는 자질을 기르는 것이 좋다.

특별한 기준도 없이 자기 취향에 맞는 사람은 유능한 사람으로 착각하여 끌어들이고 자기 취향과 다른 사람은 무능하게 취급한다. 더구나 일이 잘못되면 모두 남의 탓으로 돌리고 남부터 원망하는 것이 큰 단점이다. 권장할 직업으로 군대 지휘관이나 기업인 또는 영업부장이 제격이다.

태양인과 태양인이 배우자가 되었다면 서로의 의견이 맞서 집안이 편안할 날이 없을 것이다. 태양인끼리의 부부는 서로 상대방만 탓하지 말고 때로는 자신이 물러서고 양보할 줄 알아야 한다. 합의만 이루어지면 큰 힘이 되지만, 독단적으로 할 때에는 반드시 문제가 생긴다. 태양인과 다른 체질의 사람이 결혼하면 다소 강압적이고 독선적인 가정을 이루게 된다. 태양인은 특히 상대방의 이야기에 관심을 기울이고 정을 나누려고 노력해야 한다.

## 2) 태음인의 생활 방식

태음인은 소와 같은 성격이고 폐는 작고 간은 크게 태어났다. 태음인은 땀이 잘 나오면 건강한 것이다. 그러나 체구가 좋지 않으면 건강에 이상이 있는 것이다. 일반적으로 체구가 크고 위장 기능이 좋은 편이어서 동·식물성 단백질이나 칼로리가 많은 맛이 중후한 식품이 태음인에게 좋다.

태음인에게는 밀, 콩, 고구마, 율무, 수수, 땅콩, 들깨, 설탕, 현미 등이 좋고, 쇠고기, 우유, 버터, 치즈와 같은 육류가 좋다. 또한 간유, 명란, 우렁이, 뱀장어, 대구, 미역, 다시마, 김, 해조류, 등의 해물이 좋고, 밤, 잣, 호도, 은행, 배, 매실, 살구, 자두 등의 과일이 좋다. 채소류는 무, 도라지, 당근, 더덕, 고사리, 연근, 토란, 마, 버섯 등이 좋다. 그러나 지방질이 너무 많은 것은 피하고, 조개류, 게, 새우, 오징어, 낙지, 갈치, 고등어, 꽁치, 참치 등은 몸에 해롭기 때문에 피하고, 자극성 있는 식품도 삼가야 한다. 들깨차와 율무차, 칡차 등이 좋다.

태음인은 땀구멍이 잘 통하여 땀이 잘나면 건강하다. 보통 땀이 많이 나는 것은 몸이 허약한 증상으로 생각하고 걱정하기 마련인데 태음인이라면 오히려 건강한 증거이다. 컨디션이 좋지 않을 때 운동을 하고 목욕을 해서 땀을 내면 몸이 상쾌해진다. 거꾸로 땀이 나지 않으면 병이 아닌지 의심해 보아야 한다. 피부가 야무지고 단단하며 땀이 안 나오면 병이 진행 중인 것으로 판단한다.

태음인은 호흡기와 순환기 기능이 약하다. 그래서 이에 관련된 심장병, 고혈압, 중풍, 기관지염, 천식 등에 걸리기 쉽다. 그리고 습진, 두드러기와 같은 피부 질환이나 대장염, 치질, 노이로제 등도 유의해야 할 질병으로 꼽는다.

태음인은 식사를 많이 하는 것에 비하여 활동이 적어서 비만하게 되고, 변비가 생기기 쉽다. 항상 움직이고 땀을 내어 비만해지지 않게 하고, 변비를 막는 식생활 습관을 길러야 한다. 변비는 태음인에게 흔히 오지만 그다지 대수롭지 않은 증상이다. 그러나 설사병이 생겨서 소장의 중초가 꽉 막혀서 답답하게 느껴지면 중병이다.

얼굴빛으로도 병의 경중을 판단할 수 있는데 태음인의 얼굴빛이 푸르고 희면 조열이 많지 않은 것이다. 얼굴빛이 누르거나 검붉으면 간에 조열이 있고, 폐가 건조한 것이다. 땀을 흘리게 한 것이 치료의 한 방법이다. 태음인의 병리와 약리에 대해서는 많이 알려져 있지 않다. 태음인의 분포는 사상인 중에서 가장 많다.

태음인은 간이 크고 폐가 작은 사람이다. 그러므로 폐의 기운을 보하는 약재로는 맥문동, 오미자, 산약, 길경, 도라지, 우황, 황금, 상백피, 행인, 마황, 의이인, 밤, 웅담, 원지 등이 있다. 그러나 감수, 석고, 시호, 황백 등은 태음인에게 좋지 않고, 녹용과 갈근은 매우 좋다.

태음인은 흥분을 쉽게 하고 실망도 쉽게 한다. 이처럼 감정의 기복이 심하면 폐가 상하기 쉽다. 즐거운 일이 생겨도 우람한 체구답게 자중하는 습관을 길러야 한다. 태음인은 그다지 극단적인 성격은 아니다. 그러나 끈기가 약하다. 마무리질 의지가 없으면 일을 벌이지 않는 습관을 들여야 한다. 일단 시작한 일은 어떻게든 극복하고 중단하지 않는 끈기를 길러야 한다. 그러지 않으면 어느 일이나 성공하는 일이 하나도 없게 될 뿐만 아니라 건강을 해치게 될 것이다.

태음인은 남성적인 성격과 여성적인 성격을 어느 정도 함께 갖추고 있다. 그래서 어느 한쪽으로만 두드러지지 않는다. 태음인은 새로운 일을 두려워하고 바깥일을 안 하는 버릇이 있다. 그래서 겁이 많은 게 단점이다. 바깥을 잘 살피는 자세로 마음을 안정시키면 오래 살 수 있다.

태음인은 운동량이 많은 것을 택하는 게 좋다. 태음인은 왕성하게 먹어대는 만큼 왕성한 신체 활동으로 먹은 것을 내보내는 것이 필요하다. 태음인은 평소에 땀을 많이 흘리면 건강하다는 증거이므로 운동을 충분히 해서 땀을 많이 흘리면 좋다. 바벨 같은 것을 사용하여 힘이 많이 드는 운동을 하는 것은 좋은 방법이고, 조깅 같은 운동은 하더라도 시간을 길게 하고 속도를 주어 운동량이 충분하게 해야 한다.

태음인은 승부욕이 강하지 않아서 경기 자체는 재미있어할지 모르나 승부에는 큰 집착이 없다. 남을 이긴다는 것이 그다지 기쁨을 주지 못하는 성격이다. 또 민첩하지는 않지만 힘과 체력은 강한 편이다. 그러므로 태음인은 씨름이나 역도 같은 운동이 알맞은 체질이다. 그러나 때로는 지구력과 근력을 길러 주는 운동을 하여야 한다. 하체가 발달해 있으나 상대적으로 상체가 허약하므로 상체를 단련할 수 있는 운동을 해야 한다.

태음인은 어떤 일을 틀어쥐고 끈기 있게 하는데는 누구보다 뛰어나다. 그러나 행동이 좀 굼떠서 남 보기에 답답하다. 이런 성격은 한 직장 내에서 말하자면 총무 부서에 적합하다. 총무부서의 일은 일정한 패턴이 있어 그다지 생소한 것이 없으므로 태음인이 번거로워하지 않는다. 또 일이 단조롭고 하루 종일 변화 없이 오래 붙들고 있어야 하는 것이 보통이므로 다른 체질의 사람은 곧 넌덜머리를 낼 일이지만 태음인이라면 오히려 속 편하게 생각한다.

남 보기에는 이제 별 가망이 없다고 보이는 일도 별 표정도 없이 포기하지 않는 데다가 일을 시작한 뒤에는 차근차근 익혀서 그 일에 관한 한 모르는 것이 없는 스타일이므로 사업가로서는 큰 장점이 있다. 음성인 체질이므로 진취적이지 않아서 남들이 다하는 흔한 사업 쪽에는 오히려 재주가 있다. 음식점이나 양장점, 식품 가게 같은 것을 한두 번 또는 한두 해 실패해도 결국 성공할 수 있는 자질이 있다. 그러나 원래 부지런하고 재빠른 성격이 아니므로 최근에 발달하는 정보 통신 분야의 사업이라든지 신속한 대응이 요구되는 변화무쌍한 사업에는 손대지 않는 것이 좋다. 그런 분야에서 성공하고 싶거든 발빠른 직원들에게 일을 맡기고 자신은 뒷전에서 관리나 하면 제격이다.

자기 실속은 잘 차리지만 남을 위하지 않는 성격이고, 자기 일과 남의 일에 대한 구별이 너무 뚜렷하다. 그래서 욕심이 많게 보이지만 대신 자기가 맡은 일에 대해서는 책임지는 장점이 있다.

태음인끼리 부부가 되면 애인 같은 분위기보다는 친구나 동지 같은 분위기가 있다. 원래 묵직하고 참을성이 있으며, 남을 간섭하지 않고 또 남이 간섭하는 것도 싫어하므로 별 충돌이 없다. 또 자기 일은 자기가 알아서 잘 하므로 가계를 꾸려가고 가정을 안정시키는 데는 좋다. 반면 서로 부딪치게 되면 고집이 있어서 크게 부딪칠 수가 있고, 세심하지 못해서 좀 덤덤한 부부 관계가 되기 쉽다. 태음인 부부가 원만한 부부 생활을 하려면 다른 사람들이 하는 것처럼 결혼 기념일도 자축하고, 상대방의 생일도 기억해서 연극 구경이라도 일부러 다녀오는 수고를 하는 것이 좋을 것이다.

태음인과 소음인이 부부가 되었을 경우에는 묵직한 남편에게 여린 아내가 기대는 형상이거나 자상한 남편과 투박한 아내의 형상이어서 좋은 부부가 될 수 있다.

그러나 양편이 모두 음성이기 때문에 진취적이지 못하고 소음인 쪽에서는 상대방이 무드가 없음을 탓하고, 태음인 쪽에서는 상대방이 깐깐하게 구는 것이 귀찮다고 탓할 수가 있다.

### 3) 소양인의 생활 방식

소양인은 말의 성격을 지녔고, 비장이 크며 신장이 작게 태어났다. 소양인은 대변이 시원하게 소통되면 건강한 편이다. 혹시 몸이 안 좋으면 가장 먼저 대변에 이상이 온다. 비위가 튼튼하여 소화력이 대단히 좋다. 열이 많은 체질이기 때문에 싱싱하고 찬 음식이나 채소류, 해산물이 좋다. 음식을 잘 가리는 성격은 아니다. 음(陰)이 허하기 쉽기 때문에 음을 보하는 음식이 좋다.

곡식류는 보리, 팥, 녹두가 좋고, 돼지고기, 계란, 오리고기 등의 육류가 좋다. 해물은 생굴, 해삼, 멍게, 전복, 새우, 게, 가재, 복어, 잉어, 자라, 가물치, 가자미 등이 좋고, 배추, 오이, 상치, 우엉, 호박, 가지 당근 등의 채소가 좋다. 과일은 수박, 참외, 딸기, 바나나, 파인애플 등이 좋고, 빙과나 생맥주가 좋다. 그러나 고추, 생강, 파, 마늘, 후추, 겨자, 카레 등 맵거나 자극성이 있는 조미료와 닭고기, 개고기, 노루고기, 염소고기, 꿀, 인삼 등은 몸에 해롭다.

구기자차가 가장 좋고, 당근즙이나 녹즙이 좋다. 특히 인삼차, 꿀차, 쌍화차 등은 좋지 않다. 소양인은 특별한 증상이 없더라도 대변이 잘 나오지 않으면 병을 의심해 보아야 한다. 소양인은 비뇨기, 생식기의 기능이 약하다. 그래서 방광이나 신장 등 배설 기관에 질병이 오기 쉽다. 허리와 다리가 약해서 척추나 관절 등에 이상이 생겨 요통으로 고생하는 수가 있다. 몸에 열이 많아서 여름을 타고, 체질에 맞지 않은 음식을 먹으면 피부에 발진이 돋는 경우가 있다.

소화 기능은 좋은 편이므로 음식에 별 구애받지 않고 위장병에 걸리는 일은 드물다. 그렇지만 성격이 너무 급하므로 음식을 너무 급히 먹지 않도록 한다. 병이 오는 것도 빠르고 가는 것도 빠르다. 급성으로 되기 쉬운 대신 낫기 시작하면 빠르게 호전된다. 소양인의 병증은 화와 열로 인한 것이어서 진전이 빠르므로 초기 병이라도 가볍게 생각하지 않도록 한다. 특히 두통이나 변비가 동반되면 유의해야 한다.

코피가 나고 침이나 가래에 피가 섞이면 일단 큰 병으로 보고 즉시 한의원으로 가야 한다. 또 입안에 차가운 침이 자꾸 괴면 좋지 않다. 구토가 아니더라도 구토로 간주한다. 또 부종도 진전이 빠르므로 서둘러 치료해야 한다. 소양인의 병 치료에서 손바닥과 발바닥에 땀이 나면 병이 나을 것으로 간주한다. 그러나 비록 전신에 땀이 나더라도 손바닥과 발바닥에 땀이 나지 않으면 병이 낫지 않을 것이라고 하였다.

소양인의 병리나 약리에 대해서는 비교적 많이 알려져 있어 치료가 쉽다. 소양인은 양이 세고 음이 약하므로 양을 사하고 음을 보하는 것을 위주로 치료한다. 소양인은 비장이 크고 신장이 작기 때문에 신장의 기운을 왕성하게 해 주는 한약을 써야 한다. 이러한 한약재는 숙지황, 산수유, 복령, 지모, 택사, 목단피, 생지황, 석고 등이 있다. 해로운 약물이나 음식은 닭고기, 부자, 인삼, 조각, 침향 등이다. 가장 좋은 보약재로는 산수유, 구기자, 영지버섯 등이 있다.

소양인은 화는 참고 감정은 크게 표현한다. 특히 슬픔은 이기지 못할 정도로 크게 느낀다. 그러나 슬픔을 그치는 것도 빠르다. 이렇듯 급격히 슬픈 감정에 휩싸이고 또 금방 진정하게 되면 신장을 상하게 된다. 그러므로 감정 조절에 유의해야 한다. 소양인은 화나는 일이 있어도 그 때문에 너무 마음을 써서는 안 된다. 오히려 자신이 슬퍼하는 방식처럼 얼른 슬퍼하고 얼른 잊어버리는 것이 좋다.

소양인은 화를 내게 한 사람과 그 사건을 잊어버리지 못하고 가슴 깊이 담아 두고 혼자 속을 끓인다. 너무 깊이 화를 간직하면 내장을 다친다. 평소에 스트레스를 자주 풀고 감정의 찌꺼기를 털어버리는 습관을 들이는 것이 좋다. 소양인도 극단적인 성격은 아니지만, 시작만 좋아하고 끈기가 없어 끝을 맺지 못하는 경우가 많다. 마무리지을 확고한 의지가 없으면 일을 벌이지 않는 습관을 들여야 하고, 일단 시작한 일은 다소의 어려움이 있더라도 어떻게든 극복하고 중단하지 않는 끈기를 길러야 할 것이다. 실패를 하고 나면 건강도 함께 잃는다.

소양인은 남성적인 성격과 여성적인 성격을 어느 정도 함께 갖추고 있으니 그것을 조화롭게 유지해야 한다. 소양인은 대외적인 활동을 즐기므로 가정 문제, 회사 문제 등에서 소홀히 할 수 있다. 그러므로 소양인은 끈기를 가지고 항상 종합적인 상황을 인식하는 습관을 들여야 한다. 이것이 곧 성공의 지름길이자 건강의 비법이다. 소양인은 상체가 발달하고 하체가 약하므로 하체를 단련할 수 있는 수영, 태권도, 육상, 권투, 탁구, 골프, 조깅 등이 좋다.

소양인은 포용력이 있어서 누구에게나 신뢰를 받는다. 소양인은 사욕을 탐하느라 공무를 그르치지 않고 명예를 소중히 한다. 그러나 실속보다 명예를 중시하는 성격이므로 사업가로서의 자질은 약하다. 교육 사업이나 금전, 신용 사업은 자질을 살릴 수 있는 사업이다. 그러나 끈기가 없어 어려움에 처하면 포기하기 쉬우므로 안정된 직장에서 일하는 것이 좋다.

소양인과 소양인끼리의 부부는 둘 다 신중하지 못해서 다툼이 많다. 그리고 실수도 많다. 더구나 가정보다 바깥일에 신경을 더 쓰기 때문에 더욱 그러하다. 그러나 다투어도 오래가지 않는다. 둘 다 부지런하므로 아기자기하고 재미있게 살 수 있다. 소양인 부부가 원만한 생활을 하려면 어느 한쪽이라도 묵직한 맛을 길러야 한다.

소양인과 소음인의 부부는 성격상의 차이가 있어 상호 보완하면 좋다. 소음인은 소양인이 다소 실속 없이 바깥으로만 돌아도 태음인과는 달리 어느 정도 이해할 줄은 안다. 그래서 별 문제가 없고, 소음인 쪽이 지나치게 소심하게 굴어도 소양인 쪽에서 괘념하지 않으므로 큰 문제는 없다. 대체로 무난하다. 그러나 소양인이 매번 일만 벌이고 거두지 않으면 태음인처럼 벌인 일을 마무리하는데 별 흥미가 없는 소음인으로서는 짜증스럽기만 한 것이다. 또 소음인이 돌다리도 불안하다고 자꾸 주저하고 물러서기만 하면 소양인으로서는 답답해서 견디지 못한다.

소양인과 태음인 부부는 서로 단점을 보완하면 아주 좋다. 태음인 쪽이 무뚝뚝해도 소양인이 애교로 가정을 이끈다. 소양인이 경솔하여 실수가 있을라치면 태음인 쪽이 막아주고, 한쪽은 바깥일을 중시하나 한쪽은 집안일을 중시하므로 안팎에 두루 결실이 있다. 아주 잘 어울리는 사이이다. 그러나 상반되는 성격으로 불화가 심해지면 서로를 이해하지 못하여 아주 나쁜 결과를 가져올 수도 있다. 이런 점만 유념하면 원만하게 부부 생활을 할 수 있다.

## 4) 소음인의 생활 방식

소음인은 검은 말과 같은 성질로 비장은 작고 신장은 크기 때문에 소화기의 기능이 약하여 위장 장애가 오기 쉽다. 그러므로 자극성 없는 조미료나 따뜻한 음식이 좋다. 지방질 음식이나 찬 음식, 날 음식은 설사를 유발하기 쉽다. 소음인은 찹쌀, 차조, 감자와 같은 곡류와 사과, 귤, 토마토, 복숭아, 대추와 같은 과일을 자주 먹어야 한다.

닭고기, 개고기, 노루고기, 참새, 꿩, 양젖, 염소고기, 양고기, 벌꿀과 같은 육류와 명태, 도미, 조기, 멸치, 민어, 미꾸라지 등의 해산물을 먹어야 한다. 시금치, 양배추, 미나리, 파, 마늘, 생강, 고추, 겨자, 후추, 카레 등이 좋고, 냉면, 참외, 배, 수박, 냉우유, 빙과류, 생맥주, 보리밥, 돼지고기, 오징어, 밀가루 음식이 나쁘다. 소음인에게 좋은 차로는 계피차, 인삼차, 생강차, 꿀차, 쌍화차 등이다. 겨울철에 뜨거운 계피차를 마시면 발한과 구풍 작용이 있어 감기를 예방하는 효과도 있다. 계피와 대추, 생강 등은 함께 끓이면 좋다. 인삼차는 백삼이나 수삼에 대추를 넣고 달여서 마셔도 좋고, 또 거기에 꿀을 타서 마셔도 좋다.

소음인은 음식 소화만 잘되면 건강하다. 소화가 안 되고 명치 끝이 아프고 속이 더부룩해서 항상 얼굴 표정이 어두운 사람은 소음인이 많다. 먹는 양도 적고 빙과류 같이 찬 것이나 생맥주 같은 것을 먹으면 설사하기 쉽다. 장에서 잘못되어 설사를 하는 것이 아니라 위가 견디지 못해 설사를 하는 것이다. 위 계통의 질환이 소음인의 대표적인 질병이다.

소음인은 비대하지 않고 몸이 차므로 땀을 많이 흘려서는 안 되는 체질인데 만약 땀이 많이 나오면 병이 생긴 증거이다. 무리한 운동으로 땀을 많이 내면 기력이 달리고 몸이 더욱 차가워져서 병이 생기기 쉽다. 소음인은 비장과 위장이 허약한데 이로부터 비롯되는 병이 많다. 다른 병이 있더라도 비위가 별탈이 없으면 크게 염려할 바가 없으니 소음인의 병은 어떤 병을 불문하고 땀이 많지 않고 물을 잘 마실 수 있으면 큰 병이 아니다.

소음인의 질병에 길한 증상이 두 가지 있는데 하나는 인중에 땀이 나는 것이고, 다른 하나는 물 마시는 것이 어렵지 않은 것이라고 하였다. 물을 잘 마실 수 있으면 비장에 양기가 충분히 있어서 어렵지 않게 나을 수 있다고 본다. 소음인의 병에 위급한 증상이 두 가지 있는데 하나는 열이 나면서 땀을 흘리는 것이고, 다른 하나는 맑은 물 같은 설사를 하는 것이다. 소음인이 설사를 하는 것은 경계해야 한다. 설사를 한달에 두세 번 하더라도 가볍게 봐서는 안 된다. 하루에 네댓 번 설사를 하거나 혹은 사흘 내리 설사를 하거나 하면 매우 중한 증세이다. 설사가 아니고 굳은 변이라도 하루에 서너 차례 변을 본다면 가벼운 증세가 아니다. 소음인에게 인후의 병이 있는 경우가 있는데 인후의 병은 비록 중하다 하여도 완만하고 치료할 수 있으니 그리 염려할 만한 것은 못된다. 그러나 계속 방치할 수는 없으니 적절한 치료를 해야 한다.

소음인의 생리 병리에 대해서는 가장 많이 알려져 있고, 좋은 처방이 많이 제시되어 있으므로 치료하기 용이하다. 소음인의 병은 혈기가 빠지고 원기가 패하기 쉬우므로 덥게 보하는 것을 위주로 치료하는 것이 요령이다. 소음인은 신장이 크고 비장이 작으므로 비장의 기운을 돋우는 것과 관련된 약재로 인삼, 백출, 감초, 당귀, 천궁, 육계, 진피, 백작약, 도인, 홍화, 부자, 정향, 향부자 등이 있다. 소음인에게 해로운 한약재는 갈근, 감수, 메밀, 대황, 영사, 마황, 석고, 수은, 시호, 황백, 황련 등으로 건강을 해치게 된다.

소음인이 쉽게 쏟는 감정은 기쁨이고, 깊이 간직하는 것은 즐거움이다. 기쁨은 물밀듯이 밀려온다는 표현처럼 쏟아졌다가 이내 그치고 만다. 그처럼 쉽게 기뻐하고 흥분하는 일이 자주 있으면 비장을 상하게 된다. 기쁜 일이 있다고 앞뒤 가리지 않고 들떠서는 안 되고, 평소 침착한 성격대로 정말 기뻐할만한 일인지 따져보는 습관을 길러야 할 것이다. 소음인은 즐거운 일을 당하면 그 즐거움을 금방 표출하는 것이 아니고 가슴 깊숙이 간직하는데, 오히려 기쁠 때처럼 감정을 숨기지 말고 반응하는 것이 좋다. 너무 깊이 즐거움을 간직하면 내장을 상하게 할뿐만 아니라 그로 인해 기쁜 일을 당할 때 기쁨에 더욱 쉽사리 격동하게 될 것이다. 소음인은 항상 즐거움과 기쁨을 경계해야 하지만, 그렇다고 억지로 슬퍼하거나 성내는 일이 잦으면 그 마음이 진정에서 나오는 것이 아니기 때문에 병이 되기 쉽다.

소음인은 일의 끈기라는 면에서 그다지 두드러진 성격이 아니다. 일을 시작하는 자체를 싫어하거나 두려워하는 것이 아니고, 일단 시작한 일에 어느 정도의 지구력이 있다. 여성적인 성격이 지나쳐서 남성적인 성격이 없다. 매사에 음과 양이 겸해야 조화로운 것인데 어느 한쪽에 치우치면 일도 망치고 건강도 망친다. 소음인은 남자든 여자든 원래 여성적인 것이 그 체질답게 어울리지만 경우에 따라서는 남성적인 면도 보이는 것이 좋다. 소음인은 제자리에 있으려고만 하고 또 여성적인 성격이다 보니 항상 무언가 잘못되지 않나 하여 마음이 항상 불안하다. 한걸음 나서는 자세로 이 불안한 마음을 안정시키면 오래 살 수 있다.

소음인은 모두 기질적으로 성격상 치우침이 있기 때문에 그것이 장점이 되기도 하고 또 그로 인해 일이 잘못되기도 한다. 더 나아가 그런 기질로 인해 마음에 취약점이 있어서 그 취약점을 잘 다스리면 건강을 유지하고 장수할 수 있지만, 그렇지 못하고 더욱 편중되면 건강을 해치고 오래 살지 못한다.

소음인은 원래 기력이 부족하므로 항상 과로하거나 탈진하는 것은 금기시해야 한다. 자신의 건강 상태를 고려하여 체력 소모가 많지 않은 운동법을 택하도록 해야 한다. 힘 기르기 같은 것을 해서 강철 같은 몸을 만들고 근력을 강하게 하겠다는 생각보다는 신체 각 부위를 골고루 활동시켜 주고 적당한 근력을 유지하며 자세를 유연하게 만들겠다는 생각을 해야 한다. 체조나 조깅 같은 부담 없는 운동을 하여도 좋고, 동작이 빠르고 체력 소모가 많은 운동, 예컨대 테니스 같은 운동을 시간을 짧게 하여 꾸준히 하는 것도 좋다. 운동이 아니라도 체력 소모가 심한 건강법, 예컨대 한증 같은 것은 맞지 않다. 하체가 발달해 있으나 상대적으로 상체가 허약하므로 상체를 단련할 수 있는 운동을 해야 한다.

소음인은 신중하고 침착한 것이 장점이다. 아무리 대책이 안 서도 될 대로 되라는 식으로 행동하지 않는다. 무슨 일을 시작할 때는 그 결과를 예상하고 시작한다. 그러므로 사무원, 은행원, 기술자, 학자, 연구원, 교육가, 종교가 등이 적합한 직업이다.

소음인과 소음인의 부부는 부드럽고 신중해서 아주 잘 어울리는 한 쌍이다. 소음인과 소양인의 부부는 상호 보완 관계는 유지할 수는 있으나, 현실적으로는 상반된 기질로 서로 조화시키지 못하고 상대를 이해하지 못하는 경우가 많다. 그러나 궁합은 무난한 편이다. 소음인과 태양인 부부는 맞지 않는다. 그 격차가 너무 심해 이해하기 어려운 일이 많다. 소음인과 태음인의 부부는 괜찮은 파트너다. 같은 계열에 있으므로 생각의 크고 작음은 있어도 기본적인 노선이 닮아서 이해가 빠른 편이다.

## 6. 사상체질 감별법

태양인, 태음인, 소양인, 소음인 중에 자신 또는 가족의 체질이 어느 체질에 해당되는지를 알아내기 위해서 여러 가지 감별법을 활용해서 확실하게 감별해야 한다. 체격과 성격을 보면 대충 무슨 체질에 속하는지를 짐작할 수가 있으나 정확하지 못하므로 일단 체격과 성격을 조사해서 체질을 예상한 뒤에 채소와 한약재, 그리고 은반지를 활용하여 오링테스트를 해서 확정하는 것이 정확하다고 본다.

우선 체격과 성격을 분석하고 조사하기 위해서 체질 분석표를 활용하는 방법을 먼저 알아본다.

### 1) 체질 분석표

체질 분석을 위한 설문이다. 23문항을 하나하나 확인하여 자기에게 알맞은 번호를 선택하고, 나중에 번호별로 몇 개씩 나왔는가를 알아본다.

체질을 찾는 방법은 마지막 문항 다음에 있다.

**(1) 당신의 체격은 어디에 해당하는가? (   )**

① 허리와 배가 발달되고 상체가 약한 편이다.

② 상체보다 하체가 발달되어 있다.

③ 가슴이 발달되고 허리 밑 부분이 빈약한 편이다.

④ 머리와 목덜미가 발달되고 허리 부분이 약하다.

(2) 전체적인 외모와 골격은 어디에 해당하는가? (　)

　① 골격이 굵고 살이 찐 편이다.

　② 골격이 적고 균형이 잡혀 있다.

　③ 보통이며 다부진 체격이다.

　④ 키가 크고 수척한 편이다.


(3) 당신의 몸에서 외관상 가장 발달한 부분은? (　)

　① 허리와 옆구리　　　　② 엉덩이

　③ 가슴　　　　　　　　④ 머리


(4) 당신의 걸음걸이는 어디에 해당하는가? (　)

　① 걸음이 느리고 무게 있게 걷는다.

　② 걸음걸이가 자연스럽고 얌전하다.

　③ 걸음이 빠르고 몸을 흔든다.

　④ 걸음걸이가 꼿꼿하다.


(5) 당신은 다음 중 어디에 해당하는가? (　)

　① 평소에 땀이 많고, 땀을 흘리면 오히려 상쾌하다.

　② 평소에 땀이 많지 않고, 조금만 땀을 내도 피곤하다.

　③·④ 땀이 특별히 많은 편은 아니며, 땀을 흘려도 그다지 피곤하지 않다.


(6) 당신의 얼굴은 어디에 가깝는가? (　)

　① 얼굴의 윤곽이 뚜렷하고 의젓하다.

　② 얼굴의 윤곽이 갸름하고 둥글다.

　③ 얼굴이 다소 길고 머리가 앞뒤로 나와 있다.

　④ 머리가 크고 정수리가 솟아 있다.

(7) 당신 얼굴의 색깔은? (  )

① 갈색 혹은 검은빛이다.

② 황백색이다.

③ 회색 혹은 붉은 빛이 돈다.

④ 흰 편이다.


(8) 당신의 얼굴은 어디에 해당하는가? (  )

① 이목구비가 크고 입술이 두텁다.

② 눈, 코, 입이 대체로 작고 섬세한 편이다.

③ 입이 크지 않고 턱이 뾰족한 편이다.

④ 이마가 넓고 광대뼈가 나와 있다.


(9) 당신의 가슴은? (  )

① 넓고 잘 발달되었다.(비만형)

② 빈약하고 구부정하다.(세장형)

③ 넓고 튼튼한 편이다.(근육형)

④ 가슴이 벌어지고 견실하다.


(10) 당신의 손과 발은? (  )

① 손과 발이 따뜻하나 겨울에 잘 튼다.

② 손과 발이 차고 겨울에 잘 트지 않는다.

③ · ④ 손과 발이 따뜻한 편이다.


(11) 당신의 피부는? (  )

① 두텁고 땀구멍이 크다.

② 부드럽고 땀구멍이 작다.

③ 희고 마른 편이다.

④ 부드럽고 마른 편이다.

(12) 당신의 음성은? (　)

① 음성이 탁하다.

② 조용한 편이다.

③ 카랑카랑하다.

④ 굵고 성량이 풍부하다.

(13) 말을 할 때 평소 습관은? (　)

① 말수가 적고 간혹 더듬기도 한다.

② 말이 많지 않으나 가까운 사이와는 말을 많이 하는 편이다.

③ 말이 많고 함부로 막 하는 편이다.

④ 수다스럽지는 않으나 누구한테나 거리낌 없이 말을 한다.

(14) 당신의 대변 상태는? (　)

① 변비가 자주 오는 편이다.

② 대개는 변이 무르고 혹시 변비가 있어도 그다지 불쾌감은 없다.

③ 약간의 변비만 있어도 고통스럽다.

④ 변보기가 부드럽고 양이 많다.

(15) 평소 건강에 별 이상이 없는 때에도 자주 느끼는 증상이 있다면? (　)

① 가슴이 두근거린다. 눈이 쉽게 피로하거나 아프다.

② 한숨을 잘 쉰다. 손발이 떨린다.

③ 건망증이 있다.

④ 가슴이 답답하고 막힌 듯하다. 다리에 힘이 없이 오래 걷지 못한다.

(16) 평소에 잘 나타나는 병증으로 어떤 증세가 있는가? (　)

① 가슴이 뛴다. 감기, 변비, 눈병, 설사, 갈증

② 소화 이상, 신경 예민, 설사, 요통, 팔다리에 힘이 없다.

③ 변비, 건망증, 구역질, 코피

④ 요통, 하지 무력, 목에 이상 감각, 심한 구토로 음식물을 넘기지 못한다.

**(17) 당신의 기질이나 성격으로 장점이라고 생각되는 것은? (　)**

① 정직하고 과묵한 편이다. 매사에 신중하여 주위 사람이 보기에 믿음직스럽게 행동한다. 예의바르고 점잖게 처신한다. 불필요하게 일을 벌이지 않으며, 과업을 수행할 때는 꾸준히 노력과 인내심으로 잘 성취시킨다.

② 성격이 온순하고 침착하며 사교적이다. 판단이 빠르고 생각이 치밀하고 조직적이어서 학구적인 분위기가 있다.

③ 매사에 활동적이고 열성적이다. 봉사 정신이나 의협심이 강하고, 솔직담백한 성격이다. 다정다감하여 인정이 많고, 이해타산에 얽매어 행동하지 않는다.

④ 명석하고 창의력이 뛰어나며 호탕한 성격이다. 강한 성격이고 적극적이며 과단성이 있다. 행동에 거침이 없고 친하든 그렇지 않든 불문하고 남과 사귀는 편이다.

**(18) 당신의 기질이나 성격으로 단점이라고 생각되는 것은? (　)**

① 보수적이고 변화를 싫어한다. 밖의 일보다 집안일을 중시하고 활동을 싫어한다. 점잖은 듯하나 의심이 많아 쉽사리 남의 일에 끼어들지 않는다. 운동보다는 오락을 좋아한다. 겁을 잘 내고 게으른 편이다.

② 내성적이고 수줍음이 많아 자기 의견을 잘 표현하지 않는다. 소극적이고 여린 성격이어서 추진력이 약하다. 개인주의가 강하고 이해타산에 매여서 행동하는 편이다. 질투심이나 시기심이 있고, 한번 감정이 상하면 쉽게 풀리지 않고 오래 간다.

③ 바깥일에만 분주하여 가정이나 자기일은 소홀히 한다. 행동이 날래고 경솔

하다. 매사에 시작은 잘하나 마무리가 부족하고 싫증을 잘 느끼고 쉽게 체념한다.

④ 계획성 없이 무조건 일을 추진한다. 자신의 잘못을 후회하거나 인정할 줄 모른다. 일이 마음먹은 대로 잘 안 되면 남에게 화를 낸다. 세심한 면이 부족하고 치밀하지 못하다.

(19) 다음 음식물 중 좋아하는 음식물이 가장 많이 들어 있는 항목은? ( )

① 밀가루 음식, 콩, 고구마, 땅콩, 설탕, 쇠고기, 우유, 버터, 치즈, 명란젓, 장어, 도라지, 당근, 더덕, 고사리, 연근, 토란, 버섯, 미역, 다시마, 김

② 찹쌀, 차조, 감자, 닭고기, 개고기, 참새고기, 꿩고기, 양젖, 염소고기, 양고기, 벌꿀, 명태, 도미, 조기, 멸치, 민어, 미꾸라지, 시금치, 양배추, 미나리, 파, 카레, 후추, 마늘

③ 보리, 팥, 녹두, 돼지고기, 계란, 오리고기, 생굴, 해삼, 멍게, 전복, 새우, 게, 가재, 복어, 잉어, 자라, 가물치, 가자미, 배추, 오이, 상치, 우엉, 호박, 가지, 당근, 생맥주, 빙과류

④ 메밀 냉면, 새우, 조개류(굴, 소라, 전복), 게, 해삼, 붕어, 산채나물, 기타 소채류

(20) 다음 음식물 중 좋아하는 과일이 가장 많이 들어 있는 항목은?( )

① 밤, 잣, 호도, 은행, 배, 살구, 자두

② 사과, 귤, 토마토, 복숭아, 대추

③ 수박, 참외, 딸기, 바나나, 파인애플

④ 포도, 머루, 다래, 감, 앵두, 모과

(21) 당신이 좋아하지 않거나 알레르기를 일으킨 적이 있는 음식, 당신에게 잘 맞지 않은 음식이라고 생각되는 식품이 있는 항목은? ( )

① 닭고기, 달걀, 돼지고기, 개고기, 염소고기, 사과, 커피, 삼계탕, 인삼차,

꿀, 생강차

② 냉면, 참외, 수박, 찬우유, 빙과류, 생맥주, 보리밥, 돼지고기, 오징어, 밀가루 음식

③ 맵고 짠 음식, 닭고기, 개고기, 노루고기, 염소고기, 꿀, 인삼, 엿, 땅콩

④ 맵고 짠 음식, 뜨거운 음식, 지방질이 많은 음식, 쇠고기, 설탕, 무, 조기


**(22) 음식물에 대한 당신의 기호는? (　　)**

① 따뜻한 음식을 좋아한다.

② 뜨거운 음식을 좋아한다.

③ 찬 음식을 좋아한다.

④ 시원한 음식을 좋아한다.


이상의 설문에서 ①이 가장 많으면 태양인, ②가 가장 많으면 태음인, ③이 가장 많으면 소양인, ④가 가장 많으면 소음인이다. 애매할 때는 가장 가까운 친구에게 대신 설문을 적어 달라고 하면 객관성을 유지할 수 있다. 특히 부모나 형제는 주관에 치우치지 않고 객관적으로 체질을 감별해 줄 수 있을 것이다.


## 2) 오링테스트에 의한 감별법

오링테스트법은 미국에 살고 있는 일본인 의사 오무라 오시아가 1970년대 초에 연구한 것으로 '오무라 테스트'라고도 한다. 이 방법으로 서울대학교 의과대학 해부학 교수 이명박 교수가 체질과 식품과의 관계를 테스트해 보았더니 놀랍게도 이제마 선생께서 분류한 체질별 음식과 한약이 확실히 일치한다는 사실을 발견하였다. 즉, 각 체질에 해가 되는 식품을 손에 쥐면 힘이 약해지고, 체질에 유익한 식품을 손에 쥐면 오링의 힘이 강해지는 것을 그 자리에서 확인할 수 있었던 것이다.

### (1) 오링테스트의 실시 방법

검사자(의사)와 피검자(환자)는 서로 정면으로 마주 보는 위치에서 실시한다. 피검자는 시계, 반지, 금속성, 장신구 등을 모두 빼놓아야 한다. 이런 금속성이

있으면 전자파를 방해하고 실험 결과에 영향을 주기 때문이다.

피검자는 양손을 몸에서 20cm 이상 떨어지게 앞으로 들고 오른손의 엄지손가락 끝과 둘째손가락 끝을 맞대고 ○자형(○-Ring)을 만든다. 이 때 피검자는 오링에 최대의 힘을 주고 벌어지지 않도록 노력하고, 검사자는 이 때의 오링의 힘을 기억해 둔다.

다음은 피검자의 왼손에 한 가지 식품, 약품, 음료수 등을 쥐게 한 후 오른손 오링의 힘을 측정한다. 이 때 오링의 힘이 먼저 측정한 기본 힘과 같이 강하면 이 식품은 유익한 식품이고, 힘이 약해져서 오링이 쉽게 벌어지면 해가 되는 식품이 된다.

각 물질의 전자파는 종이, 비닐 유리를 통과하고 실험상 지장이 없으므로 식품을 종이봉지, 유리병에 넣어서 검사해도 지장이 없다. 또한 식품의 양은 쌀 한 톨, 물 한 방울이라도 똑같이 반응이 나타난다.

피검자 오링의 힘이 너무 강해서 검사자의 둘째손가락 한 개의 힘으로 벌어지지 않을 때에는 둘째손가락과 셋째손가락을 합하여 동시에 오링에 꽂고 벌리며 측정해야 한다. 이렇게 해도 피검자의 오링의 힘이 강해서 안 벌어질 때는 둘째손가락 대신 셋째손가락으로 다음에는 넷째손가락 또는 새끼손가락으로 만든 오링을 써서 힘을 측정해 보고, 제일 잘 측정되는 오링을 사용해서 여러 가지 식품에 대한 반응(손가락의 힘)을 측정해야 한다.

또 간혹 있을 수 있는 일이지만 피검자 오링의 힘이 너무 강해서 측정이 도저히 불가능할 때에는 힘이 조금 약한 제3자로 하여금 왼손으로 피검자의 오른손을 잡게 하고 제3자가 취한 오른손의 오링의 힘을 측정하면 피검자의 체질을 구별할 수 있다. 이 때 제3자의 체질과는 관계없이 피검자의 체질이 정확하게 나타난다. 피검자(환자)가 너무 허약하여 오링의 힘이 약해서 측정을 못할 때나 어린아이의 경우에도 제3자로 어머니, 아버지 등 가족 중에 한 사람이 중개해서 오링테스트를 실시하면 된다.

1차 측정을 해서 경향을 알아 놓고, 피검자에게 요령을 재차 설명해 준 다음 2차 측정을 반복하여 확실하게 판정을 하도록 해야 한다. 피검자에 따라서는 1회

측정의 결과가 불확실할 때가 간혹 있다. 이런 때에는 5~10분간 쉬었다가 재측정하도록 해야 한다. 환자를 진찰할 때에는 2~3일간 반복 측정해서 체질 진단에 오진이 없도록 철저히 주의해야 한다.

## 3) 채소를 이용한 체질 감별법

사상체질에 따라서 유익한 식품이 있고 해로운 식품이 있다. 태양인에게만 해로운 식품은 열무, 무, 쇠고기이고, 소양인에게만 해로운 식품은 감자, 고구마, 귤, 오렌지, 레몬, 미역, 김, 다시마 등이다. 태음인에게 유익한 식품은 당근, 도라지, 더덕, 마 등이고, 소음인과 태음인에게 해로운 식품은 보리, 팥, 오이 등이다. 채소를 이용해서 체질을 감별할 때에는 이 중에서 오이, 당근, 감자, 무를 사용해서 체질을 감별하기 위한 오링테스트를 한다.

환자의 체질을 감별할 때 왼손에 오이를 들고 오른손의 오링이 약해지면 소음인, 당근을 들고 오링이 강해지면 태음인, 감자를 들고 오링이 약해지면 소양인, 무를 들고 오링의 힘이 약해지면 태양인으로 판정한다. 확실하게 하기 위하여 2~3차례 반복 측정을 해서 판정하도록 한다.

## 4) 은반지로 체질을 감별하는 법

동양 의학에서는 다섯 손가락에 5행(五行)의 성질이 있다고 보고 있다. 제1지는 목(木)이고 간장(肝臟)에 속하고, 제2지는 화(火)이며 심장(心臟)에 속하고, 제3지는 토(土)이며 비장(脾臟)에 속하고, 제4지는 금(金)이 되며 폐장(肺臟)에 속하며, 제5지는 수(水)이며 신장(腎臟)에 속한다.

손가락에 금반지를 끼면 기력이 상승하는 성질이 있고, 은반지를 끼면 기력이 떨어지는 성질이 있다. 이러한 금반지와 은반지의 성질을 이용해서 다섯 손가락의 5행의 성질에 따라 반응을 측정하여 체질을 감별하는 데 활용한다.

사상체질에 따라 5장6부의 허실을 보면 태양인은 간장이 약하고 폐가 강하며, 소양인은 신장이 약하고 비장이 강하며, 태음인은 간장이 강하고 폐장이 약하며, 소음인은 신장이 강하고 비장이 약하다. 이러한 체질의 특성에 따라 5장6부의 허실을 강하게 하고 약하게 하는 것을 알아보기 위하여 다섯 손가락에 금반지(약한 것을 강하게 함), 은반지(강한 것을 약하게 함)를 낀다. 약한 장부에 해당되는 손가락에 금반지를, 강한 장부에 해당하는 손가락에 은반지를 끼면, 강하게 하는 작용과 약하게 하는 작용을 이용해서 허실 상태를 조절하여 건강을 증진할 수 있다는 원리에 의해서 체질을 감별하는 데에 활용할 수 있다.

태양인은 간허폐실의 체질로 간장이 약하고, 폐장이 강하다. 그러므로 제1지에 금반지를 끼어 간장을 보하고, 폐장을 약하게 해야 하므로 제4지에 은반지를 끼면 폐장이 약해진다. 이 원칙을 반대로 적용하여 금반지, 은반지를 끼고 오링테스트를 하면 된다. 엄지손가락에 은반지를 끼었을 때 힘이 빠지는 사람은 태양인으로 판정한다.

태음인은 간실폐허의 체질로 간장은 강하고, 폐장은 약하다. 그러므로 제4지에 금반지를 끼어 폐장을 보하고, 간장을 약하게 해야 하므로 제1지에 은반지를 끼면 간장이 약해진다. 이 원칙을 반대로 적용하여 금반지, 은반지를 끼고 오링테스트를 하면 된다. 제4지에 은반지를 끼었을 때 힘이 빠지는 사람은 태음인으로 판정한다.

소양인은 신허비실의 체질로 신장이 약하고, 비장이 강하다. 그러므로 제5지에 금반지를 끼어 신장을 보하고, 제3지에 은반지를 끼어 비장을 사하여 신장을 강하게 하고 비장을 약하게 하면 소양인의 약점을 보완하여 건강하게 된다. 이를 반대로 적용하여 오링테스트를 하면 된다. 제5지에 은반지를 끼어서 오링의 힘이 약해지면 소양인으로 판정한다.

소음인은 신실비허의 체질로 신장이 강하고, 비장이 약하다. 그러므로 제3지에 금반지를 끼어 비장을 보하고, 제5지에 은반지를 끼어 신장을 사하여 신장을 약하게 하면 소음인의 약점을 보완하여 건강하게 된다. 이를 반대로 적용하여 오링테스트를 하면 된다. 제3지에 은반지를 끼어서 오링의 힘이 빠지면 소음인으로 판정한다.

| 체질 \ 감별 재료 | 음식 | 한약 | 은반지 | 금반지 |
|---|---|---|---|---|
| (1) 태양인<br>(太陽人)<br>폐실간허<br>(肺實肝虛) | 무우(弱) | 녹용(弱) | 엄지(弱) | 무명지(弱) |
| (2) 태음인<br>(太陰人)<br>간실폐허<br>(肝實肺虛) | 당근(强) | 오가피(弱) | 무명지(弱) | 엄지(弱) |
| (3) 소양인<br>(少陽人)<br>비실신허<br>(脾實腎虛) | 감자(弱) | 인삼(弱) | 새끼(弱) | 중지(弱) |
| (4) 소음인<br>(少陰人)<br>신실비허<br>(腎實脾虛) | 오이(弱) | 숙지황(弱) | 중지(弱) | 새끼(弱) |

# 7. 사상체질에 따른 음식

## 1) 태양인

(1) 해로운 음식 : 찹쌀, 차조, 수수, 흰 밀가루, 흰콩, 율무, 땅콩, 붉은팥, 흰 설탕, 참깨, 참기름, 무, 당근, 도라지, 더덕, 마, 열무, 미나리, 샐러리, 유색 상추, 모든 육류, 우유, 요구르트, 베지밀, 계란, 기름진 음식, 흰 소금, 사과, 밤, 대추, 호두, 은행, 참외, 멜론, 수박, 꿀, 로얄제리, 화분, 인삼, 녹용, 영지, 홍차, 커피, 비타민A · B · D · E, 술, 모든 양약

(2) 유익한 음식 : 쌀, 통밀가루, 보리, 검은팥, 검은콩, 색이 있는 콩, 호밀, 검은깨, 들깨, 메밀, 메조, 포도당, 황설탕, 천일염, 초콜릿, 배추, 양배추, 케일, 푸른 상추, 푸른 야채, 취나물, 가지, 오이, 도마도, 김, 미역, 다시마, 기타 해조류, 바다에서 나는 어패류, 새우, 조개, 게, 굴, 오징어, 청어, 고등어, 배, 감, 곶감, 포도, 귤, 오렌지, 모과, 복숭아, 잣, 살구, 딸기, 바나나, 파인애플, 구연산, 비타민C, 오가피, 녹차, 소주

## 2) 태음인

(1) 해로운 음식 : 메밀, 보리, 흰 밀가루, 검은콩, 검은팥, 녹두, 검은깨, 들깨, 흰 설탕, 초콜릿, 흰 소금, 배추, 케일, 유색 상추, 미나리, 신선초, 샐러리, 숙

주나물, 조개류, 게, 새우, 굴, 오징어, 낙지, 갈치, 고등어, 청어, 꽁치, 참치, 감, 곶감, 포도, 대추, 참외, 메론, 모과, 영지, 결명자, 구기자, 오미자, 오가피, 비타민E, 술, 돼지고기

(2) 유익한 음식 : 쌀, 현미, 통밀가루, 찹쌀, 차조, 수수, 흰콩, 붉은팥, 땅콩, 유색 콩, 율무, 감자, 고구마, 황설탕, 천일염, 무, 당근, 도라지, 더덕, 연근, 마, 우엉, 시금치, 양배추, 푸른 상추, 취나물, 마늘, 파, 양파, 생강, 두부, 콩나물, 가지, 호박, 미역, 김, 다시마, 소고기, 개고기, 닭고기, 여러 가지 생선, 사과, 귤, 수박, 밤, 호두, 잣, 은행, 인삼, 녹용, 갈근, 구연산, 비타민A · B · C · D, 소주

## 3) 소양인

(1) 해로운 음식 : 찹쌀, 차조, 수수, 흰 밀가루, 붉은팥, 흰콩, 율무, 감자, 고구마, 참깨, 참기름, 흰 설탕, 흰 소금, 파, 양파, 당근, 도라지, 더덕, 마, 생강, 카레, 후추, 겨자, 유색 상추, 미역, 김, 다시마, 닭고기, 개고기, 노루고기, 양고기, 조기, 사과, 귤, 오렌지, 레몬, 밤, 대추, 호두, 인삼, 녹용, 꿀, 화분, 비타민B, 술, 현미, 옥수수

(2) 유익한 음식 : 쌀, 녹두, 보리, 검은팥, 통밀가루, 색이 있는 콩, 메밀, 검은깨, 들깨, 땅콩, 황설탕, 천일염, 배추, 푸른 상추, 푸른 야채, 시금치, 열무, 미나리, 샐러리, 신선초, 취나물, 오이, 마늘, 무, 연근, 토란, 우엉, 가지, 호박, 돼지고기, 소고기, 계란, 대부분의 어패류, 배, 감, 곶감, 포도, 참외, 수박, 딸기, 메론, 바나나, 파인애플, 영지, 결명자, 구기자, 오미자, 비타민E · C, 구연산, 소주

## 4) 소음인

(1) 해로운 음식 : 보리, 팥, 흰 밀가루, 메밀, 수수, 검은콩, 녹두, 율무, 땅콩, 검은깨, 들깨, 흰 설탕, 흰 소금, 배추, 케일, 유색 상추, 미나리, 샐러리, 도라지, 더덕, 당근, 오이, 참외, 수박, 메론, 돼지고기, 조개, 새우, 게, 굴, 오징어, 낙

지, 갈치, 고등어, 청어, 감, 곶감, 포도, 밤, 잣, 배, 바나나, 영지, 결명자, 구기자, 오미자, 비타민E, 찬음식, 얼음, 맥주, 신선초

(2) **유익한 음식** : 쌀, 현미, 찹쌀, 차조, 통밀가루, 흰콩, 유색 콩, 옥수수, 감자, 고구마, 황설탕, 천일염, 푸른 상추, 양배추, 시금치, 파, 양파, 생강, 마늘, 고추, 취나물, 후추, 카레, 참기름, 무, 연근, 우엉, 미역, 김, 다시마, 파래, 가지, 호박, 닭고기, 개고기, 소고기, 양고기, 염소고기, 보통 생선, 사과, 귤, 오렌지, 도마도, 복숭아, 대추,인삼, 녹용, 꿀, 구연산, 비타민B · C, 소주

# 제10장 수명(壽命)

## 1. 인간의 수명

인간의 생명은 참으로 신비스러운 존재가 아닐 수 없다. 물론 인간의 생명뿐만 아니라 우주 만물이 모두가 신비스럽지 않은 것이 없다. 이 지구상에 66억이라고 하는 엄청난 인류가 생존해 있다고 하더라도 개인의 생명은 대단히 소중하다.

우리 인체는 과학적으로 쉽게 정의를 내릴 수 있는 존재가 아니다. 과학적으로 인체를 규명하는 데에는 절대적으로 한계가 있다. 우리 인체처럼 정교하고 빈틈없는 생명체도 없다. 그래서 인간은 만물의 영장이라고도 한다.

인체 내에서 또는 외적으로 어떠한 자극이 있을 때나 어떤 문제가 발생했을 때에는 자동적으로 증상이 나타나게 된다. 예를 들어서 외부로부터 병균이 침입했을 때에는 그 병균과 싸우기 위해서 자동적으로 열이 발생하고, 혈액 속에는 전투 병력과 같은 백혈구가 증가하는데 병균의 힘에 따라서 증가한다. 병균의 힘이 세면 셀수록 백혈구의 수는 많이 증가하고, 병균의 힘이 약하면 약할수록 적게 증가한다. 병균이 죽었을 때에는 자동적으로 열과 백혈구의 수가 감소하여 정상으로 되돌아간다.

감정에 따라서도 체내에는 새로운 물질이 생성된다. 슬플 때에는 눈물이 흐른다. 놀랐을 때에는 심장의 박동이 빨라진다. 눈으로 보이는 물체에 따라서 새로운 물질이 생성되기도 한다. 맛있는 음식을 보게 되면 침이 저절로 흘러서 소화시킬 준비를 하게 된다. 끔찍한 사건을 보면 구역질이 나고 입맛이 떨어지기도 한다.

우리 몸 속에서 쉼 없이 흐르고 있는 혈액은 명주실낱과 같이 가는 혈관을 통과하기도 하는데, 짧게는 60년, 길게는 100년 이상까지 흐르고 있어도 변함은 없다.

만일에 인간의 생명을 다른 제품에 비교해서 제품의 질적인 측면으로 값을 계산한다면 아마 수백억의 가치가 있을 것이다.

그뿐만 아니라 태어날 때부터 인간의 생명은 치열한 경쟁을 뚫고 태어난다. 요즈음 대학 입시가 치열하다고 하고, 취직하기가 더욱 어렵다고 하지만 인간이 태어날 때의 경쟁률에 비하면 아무것도 아니다. 하나의 난자와 결합하여 새 생명으로 태어나기 위해서 3억이나 되는 정자가 사활을 걸고 불꽃 튀는 경쟁을 하게 된다. 그 중에서 하나만이 난자와 결합하는 행운을 얻어서 새 생명으로 태어나기 때문에 인간이 생명으로 탄생하기 위한 경쟁은 3억대 1의 경쟁률이라고 할 수 있다.

이토록 귀중한 생명을 우리들은 아끼고 잘 보호해서 오래오래 병들지 않게 하는 것이 현명한 삶이라고 생각한다. 그래서 현명한 사람들은 자신의 생명을 소중하게 생각하고 건강을 지키도록 노력한다.

공동묘지에 가서 보면 이유 없는 무덤이 없다고 하는 말이 있다. 그것은 무덤 속에 있는 그들이 모두가 죽은 이유가 있다는 것을 의미하는 것이다.

물론 천수를 다하고 죽은 사람들도 있겠지만 그것은 극소수에 불과하다. 대부분의 사람들이 천수를 다하지 못하고 이 세상을 마감하기 때문이다.

3천년 전에 만들어진 한방 의서에 의하면 인간에게 주어진 천수는 120세로 기록되어 있다. 그러나 그 당시에도 천수를 다하고 죽은 사람은 많지 않았다.

황제라는 사람이 기백이라는 사람에게 묻는 형식으로 이런 이야기가 기록되어 있다. 황제가 기백에게 묻기를 "옛날 사람들은 천수를 다하고 죽었는데 요즘 사람들은 120세 천수의 절반밖에 안 되는 60세도 못살고 죽습니다. 그 이유가 무엇이라고 생각합니까?"

기백이 대답하기를 "옛사람들에 비하여 요즘 사람들은 섭생을 잘못하기 때문에 천수의 절반도 살지 못하고 죽는 것입니다." 여기에서 섭생이라고 하는 것은 곧 자연의 순리에 따라 생활하는 건강 관리를 말하는 것이다.

3천 년 전에도 5천 년 전에 살던 사람들에 비하여 사람 사는 일상 생활이 자연에 역행하는 삶이었다는 것을 짐작할 수가 있다.

우리들 인간 사회에는 해를 거듭할수록 생활을 편리하게 하는 도구들이 개발되어 인간의 생활을 자연에 역행하도록 하고 있다. 자동차가 없던 시대에는 걸어 다니는 생활이 보편적이었다. 그러나 자동차 시대에는 걷는 기회가 적어졌다. 걷는 생활과 걷지 않는 생활에는 차이가 있다. 걷지 않는 생활은 운동량의 부족으로 인해 여러 가지 새로운 질병을 유발시키고, 인간의 수명을 단축시키는 요인이 되고 있다.

역사적으로 볼 때 인간의 평균 수명은 시대적인 환경에 따라서 크게 변하고 있다. 예를 들어서 청동기 시대의 희랍인의 평균 수명은 18세였고, 고대 로마인의 평균 수명은 22세였다고 한다.

기원 1세기부터 17세기까지는 평균 수명이 전 세계적으로 20세 정도였으며, 18세기부터는 30세로 늘어났다. 20세기에 들어와서는 전 세계적으로 평균 수명이 많이 늘어났다.

왜 이렇게 평균 수명이 늘어났을까? 여기에 대해서는 이유가 있다. 공중 위생 시설이 많이 개선되었고, 선진국에서 전염병을 예방하는 백신이 개발되어 전염병에 대한 예방 대책이 세워진 것이 관련이 있다.

우리나라는 지금으로부터 60년 전까지만 해도 어린아이들에게 치명적인 전염병 때문에 평균 수명이 30세 정도 밖에 되지 않았다. 그러나 선진국에서 전염병을 예방하는 백신을 수입하여 각종 전염병을 예방함으로서 전염병으로부터 어린 생명을 보호할 수가 있었다. 그래서 평균 수명이 78세 정도로 늘어난 것이다.

그렇지만 꼭 그것이 옳다고 말할 수는 없다. 인구를 조절해야 하는 인간 스스로의 필요성 때문에 인공 유산 수술이 성행하게 되었다. 세상에 태어나기도 전에 엄마 뱃속에 있는 생명체를 부모와 의사가 짜고 살해하는 것이다. 인공 유산 수술에 의해서 죽임을 당한 생명을 평균 수명의 계산에 포함시킨다면 아마 전 세계 평균 수명은 10세에도 미치지 못할 것이다.

어떻게 살아야 천수를 다하고 살 수 있을까? 건강하게 장수하기를 원한다면 자신의 생활 습관을 늘 생각하면서 살아야 할 필요가 여기에 있다고 할 수 있다.

## 2. 수명에 영향을 미치는 요인

인간의 수명에 영향을 미치는 요인들을 알아야 할 필요성은 곧 수명을 연장시키는 방법을 모색하는 수단이 될 수 있기 때문에 대단히 중요하다.

수명에 영향을 미치는 요인으로는 크게 유전 인자와 환경 인자로 나눌 수가 있다. 수명에 크게 영향을 미치는 노화 현상은 유전이 가장 확실한 인자이다.

이것은 모든 생물에서 찾아볼 수 있는 현상이다. 생물에 따라서 그 생물의 수명이 일정하게 유전되어 유지되고 있는 것을 우리들은 볼 수 있다. 특히 인간의 수명은 부모의 수명과 상관 관계가 있는 것으로 학계에 보고되어 있다.

어느 학자는 많은 예로 장수 가문을 조사해 본 결과 장수 가문의 자손들은 역시 50% 이상 장수하고 있음을 발견하였다. 또한 수명이 단명인 가문을 조사해 본 결과 장수하는 자손은 10% 이하밖에 되지 않았음을 발견했다.

아들과 딸의 수명이 부모로부터 받은 영향을 비교한 연구 자료에 따르면 일반적으로 어머니의 가계로부터 받은 영향이 강하고, 아버지의 가계로부터 받은 영향은 유의한 관계가 발견되지 않았다.

쌍둥이에 관한 연구 자료를 보면 일란성 쌍둥이가 2란성 쌍둥이에 비하여 수명의 유전 정도가 높고, 일란성 쌍둥이는 사망하는 시기도 거의 비슷해서 그 차이가 불과 3년밖에 되지 않았다. 비록 생활 환경이 다르다고 해도 일란성 쌍둥이는 2란성 쌍둥이에 비해서 사망 원인이 거의 비슷하다.

이러한 조사 결과를 보면 수명은 유전적으로 결정되지만, 환경에서 오는 여러 가지 영향을 받기 때문에 일란성 쌍둥이의 수명이 다소 차이가 있음을 알 수 있다. 반면에 나이가 많은 부모에게서 태어난 아이는 젊은 부모에게서 태어난 아이에 비하여 수명이 짧고 생활력도 약하며, 결함이 많음이 조사되어 보고된 바가 있다.

이상과 같이 노화 현상이나 수명은 유전의 영향이 대단히 크지만, 이것이 수명을 결정짓는 유일한 인자는 아니다. 수명이 6개월밖에 안 되는 야생하는 작은 새를 사람이 길러서 20년이나 생존시키는 실험 결과가 보고되기도 했습니다. 이는 환경 인자가 수명을 결정하는 중요한 인자임을 증명하는 것이다.

환경은 외부 환경과 내부 환경이 있다. 외부 환경은 햇빛, 공기, 물, 기온, 거주지 등의 자연적인 환경과 사람들 사이에서 이루어지는 사회적인 환경이 있다. 자연적인 환경이 대기와 강물의 오염, 농약, 공해 산업 등으로 오염되고 있는 것이 안타깝다.

내부적인 환경은 인체의 최소 단위인 세포와 조직, 기관의 유기적인 관계를 원활하게 하기 위하여 산소와 영양을 충분히 공급하고, 노폐물을 배설하는 일에 장애 요인이 없어야 한다. 사회적인 환경으로는 빈곤과 과로, 비위생적인 주위 환경이 질병을 유발시켜 수명을 단축시키고 있다.

우리들은 이와 같이 수명에 영향을 미치는 요인 중에서 유전적인 요인은 어쩔 수 없다고 생각할 수 있지만, 환경적인 요인은 얼마든지 극복할 수 있다. 그러므로 더 좋은 환경을 만들도록 노력해야 할 것이다.

## 3. 인간의 노화

인생은 '생로병사'라고들 말한다. 인생은 시간이 경과됨에 따라 탄생하고 늙고 병들고 사망한다는 법칙에 의하여 변화된다는 것을 말하는 것이다.

그러므로 인간의 난자가 정자를 수정하면서부터 시작하여 사망하는 시간까지 생체의 변화를 노화라고 정의할 수 있다. 이러한 변화는 시간의 경과에 따라서 나타나는 현상이다.

일반적으로 어린 시절에서 청장년 시절로 성장하는 것은 노화라고 생각하지 않을 수도 있지만, 이러한 변화도 노화의 과정이라고 할 수 있다.

노화는 왜 일어나는가?

만일 노화가 일어나는 원인을 밝힐 수 있어서 노화가 일어나지 않게 할 수만 있다면 인간의 수명은 한없이 늘릴 수도 있다. 이러한 인간의 욕구를 충족시키기 위해서 옛날부터 노화에 대한 관심은 어느 시대나 대단히 높았다.

많은 연구자들은 노화의 원인을 밝히기 위하여 여러 가지 가설들을 제기했다.

그 가설들의 정당성을 증명하기 위해서 집단, 개체, 기관, 조직, 세포, 나아가서는 분자 수준에까지 연구가 진행되었다.

인간의 노화에 대한 학설은 생물학적, 생화학적, 형태학적, 생리학적, 분자 생물학적 입장에서 서로 다른 학설들이 많이 있어 대단히 복잡하다. 그러나 아직까지도 노화의 원인을 과학적으로 정확하게 단정하지는 못하고 있다.

한방의학적 개념으로 남자는 8년의 배수로, 여자는 7년의 배수로 노화가 이루어진다. 남자는 8년마다 변화가 일어나고, 여자는 7년마다 변화가 일어난다는 것이다. 그래서 남자는 16세(2×8=16)가 되면 아이를 낳을 수가 있고, 64세(8×8=64세)가 되면 아이를 낳을 수가 없다. 또한 여자는 14세(2x7=14)가 되면 아이를 낳을 수가 있고, 49세(7x7=49세)가 되면 아이를 낳을 수가 없다.

이러한 현상을 미루어 보면 노화는 생물에 따라 종족에 따라 유전적으로 이루어지는 것으로 볼 수 있다. 그러나 사람들은 살아가면서 생활 방식이나 처한 입장에 따라서 노화의 진행이 각각 다르게 나타남을 발견할 수가 있다.

질병을 오래 앓고 있는 사람은 질병을 앓지 않은 사람에 비해서 노화가 빨리 일어나고 있음은 누구나 알 수 있는 현상이다.

어떤 사람은 나이에 비하여 지나치게 늙어 보이는 사람이 있는가 하면, 어떤 사람은 나이에 비하여 너무 젊어 보이는 사람도 있다. 이러한 이유는 물론 유전적인 이유도 있겠지만 사람에 따라서 생활 방식이 다르기 때문이다.

인체에 해를 끼치는 생활 습관은 노화를 촉진시킨다. 예를 들어 술을 많이 먹고, 담배를 많이 피우거나, 육체적·정신적 노동을 너무 힘들게 하거나, 근심걱정을 많이 하거나, 수면이 모자랄 때 노화가 촉진된다.

우리들의 육체가 쉽게 노화되지 않게 함은 건강한 생활과 장수를 위하여 대단히 중요하다.

# 제11장 건강 장수하는 사람들

## 1. 장수의 요인

인간의 장수 요인은 수명의 요인과 밀접한 관계를 가지고 있다. 선천적으로 체질적인 유전이 장수에 미치는 영향에 대해서는 긍정적인 견해가 많다. 그러나 학자들은 전 세계적으로 장수촌에 대한 연구에 대하여 대단한 관심을 가지고 있다.

일본의 어느 학자가 일본 지역 1만 부락에 대하여 장수율을 비교, 조사한 예가 있다. 그 결과 벼농사만 짓는 지역 사람들의 수명이 짧고, 어촌 지역 사람들은 장수하는 것으로 조사되었다.

그 외에도 여러 학자들이 조사한 바에 따르면 해안 지대의 농어촌에 장수하는 사람이 많고, 채소와 물고기를 마음대로 먹을 수 있는 지역에 최고 장수자가 많으며, 곡창 지대는 수명이 짧은 것으로 조사되었다. 그 이유는 쌀과 소금을 많이 섭취하기 때문이라고 한다.

그리고 100세 이상의 장수 노인들이 많이 사는 공통 지역은 고원 지대로 조사되었으며, 나쁜 기후 조건이라 할지라도 장수할 수가 있음이 학자들에 의해 조사되었다.

장수촌에 대해서 물과 토양을 조사한 결과도 흥미가 있다. 장수촌은 중성 내지는 알카리성 토양이며, 물에는 칼슘이 많았다. 단명촌은 산성 토양이며, 물에는 코발트, 크롬, 구리, 니켈, 카드뮴 등의 광물성이 장수촌의 두 배나 포함되어 있었다.

이러한 조사 결과를 보면 인체 내에서 전해질과 미량 원소의 균형이 장수의 중요한 요인이 되고 있음을 알 수 있다.

어느 학자가 장수와 영양과의 관계를 조사한 결과를 논문으로 보고한 바가 있다. 그 결과는 다음과 같다.

첫째, 쌀을 편식하거나 많이 먹는 곳에서는 빨리 늙고, 반드시 단명하며, 뇌졸중으로 죽는 사람이 많았다.

둘째, 채소가 부족하고 생선만을 많이 먹는 지역의 사람들은 단명하고 특히 심장병으로 죽는 사람들이 많았다.

셋째, 장수촌에 사는 사람들은 항상 생선과 콩을 많이 먹고 있었다.

넷째, 장수촌에서는 어느 곳이나 채소를 많이 먹고 있었다.

다섯째, 바다 식물을 많이 먹고 사는 지역 사람들은 뇌졸중이 적고, 장수하는 사람이 많았다.

쌀을 많이 먹는 지방의 사람들이 단명하는 이유는 소금을 많이 먹게 되는 것과 관계가 있다.

에콰도르의 100세 이상 장수 노인이 많은 지역에 어른들이 하루 섭취하는 열량을 조사해 본 결과 총 1200kcal 정도였으며, 동물성 지방은 단 20g 미만에 불과했다. 거의 육식을 하지 않은 것으로 조사되었다.

서부 파키스탄의 어느 장수 마을의 어른들이 섭취하는 하루의 열량을 조사해 보니 1900kcal였으며, 동물성 지방은 36g에 불과하였다.

이와 같이 장수의 요인은 저 열량이 중요하고, 특히 저 동물성 지방을 섭취하는 것이 장수의 지름길이라 할 수 있다.

너무 힘든 노동은 장수에 장애가 되지만, 적당한 노동은 오히려 장수의 요인으로 조사되었다. 운동을 하는 사람은 일반 사람에 비하여 6~7년 더 오래 산다고 하며, 100세 이상 장수하는 노인들의 과반수가 노년기에도 노동을 하였다고 한다.

일반적으로 여자가 남자보다 장수하지만, 노동을 필수적으로 요하는 산간 지역에서는 남자가 여자보다 장수하는 것으로 조사되었다.

장수하는 요인이 이렇게 여러 가지라는 사실을 감안하여 우리들의 생활 습관이 장수와 얼마나 깊은 관계가 있는가를 생각해 보는 것이 중요하다.

## 2. 장수촌과 장수자들의 생활 습관

지금까지 전 세계적으로 널리 알려진 3대 장수촌은 첫 번째가 러시아의 코카서스 산맥에 위치한 그루지야의 아브하지아 지방이며, 두 번째가 파키스탄의 서북 지역에 카라코람 산맥에 있는 훈자 지방이며, 세 번째가 에콰도르의 안데스 산맥에 있는 빌카밤바 지방이다.

많은 학자들이 이들 지방에 대해서 구체적으로 실태 조사를 하였으며, 이를 근거로 장수의 조건들을 제기하였다. 지역적으로 볼 때 이들 지역은 모두 높은 산으로 둘러싸인 고산 지대이다.

아브하지아 지방은 코카서스 산맥의 남쪽에 자리하고 있으며, 해발 1500미터에 위치하고 있다. 훈자 지방은 카라코람 산맥의 분지에 자리하고 있으며, 해발 2500미터에 위치하고 있다. 빌카밤바 지방은 안데스 산맥의 아늑한 분지에 자리하고 있으며, 해발 1500미터에 위치하고 있다.

이들 지역 사람들은 장수와 관련이 깊은 강인하고 튼튼한 체질을 유전적으로 물려받고 있었다. 즉, 기압이 낮고 산소 농도가 낮은 지역에서 매일같이 험준한 밭에서 힘든 노동을 하면서 단련된 튼튼한 체질을 소유하고 있었다.

그리고 오랫동안 외적의 침략에 맞서 싸워온 용사들의 자손으로서 강인한 소질이 대대로 유전되어 장수의 요인이 되었다고 조사되었다.

식사는 주로 채소와 과일 등을 많이 먹고 있었으며, 하루의 열량 섭취는 1200kcal에서 1900kcal 정도로 비타민이 풍부한 식사를 하고 있었다. 예를 들면 밀이나 강냉이를 굵게 빻아서 볶아낸 것을 먹고, 푸른 채소나 산나물과 과일을 늘 풍부하게 먹고, 감자와 콩류도 늘 먹고 있었다.

훈자 지방에서는 살구를 주식처럼 먹고 반드시 씨까지도 먹고 있었다. 우유나 우유 제품을 많이 먹는데 젖소, 양, 염소, 말의 젖도 먹고 있었다. 우유나 말젖을 발효시켜서 만든 요구르트나 캐필, 랏시 등을 매일 국물 먹듯이 먹고 있었다. 이러한 음식들은 고품질의 단백질과 칼슘 등이 풍부하게 포함되어 있다.

이들 장수촌에서는 포도를 자체적으로 발효시켜 술을 만들어 먹고 있었는데 장수에 아주 좋다고 믿고 있었다. 금주 국가인 파키스탄에서는 유명한 훈자 파니를 늘 마시고 있었다.

물은 우물이나 냇물 또는 빙하 녹은 물 등을 먹고 있었는데, 철분 외에 많은 광물질이 들어 있어서 건강 관리와 장수에 아주 좋은 조건을 갖추고 있었다.

이 지역 사람들은 노인이 되어도 활동력이 있어서 일을 계속하며 집에 들어가서 쉬는 일이라고는 없다고 한다.

예를 들면 러시아의 그루지아 지역에서는 80세 이상 노인들의 약 60%가 차밭이나 귤밭에서 일하고 있었으며, 가축을 기르거나 수렵에 종사하기도 하였다.

## 3. 어느 장수 노인의 식생활

장수에 대한 어느 연구자가 장수 노인의 식생활을 조사한 연구 자료를 검토했다. 이 자료에 따르면 88세의 장수 노인을 찾아갔는데 그 분의 외관과 행동이 몇십 년 젊은 사람과 같았다고 한다.

그 노인은 하루 종일 햇볕을 쪼이면서 될수록 걸음을 많이 걷고, 정원의 풀 뽑기와 화초 가꾸기 등을 하였으며, 술 담배는 좋아하지 않았다.

그 노인의 식생활을 보면 다음과 같았다.

• 배가 고프지 않으면 아무것도 먹지 않았다.
• 식사를 할 때는 부식을 먼저 먹고 주식은 후에 먹었다.
• 푸른 채소를 많이 먹었는데 될 수 있으면 생 채소를 먹었으며, 약간 튀긴 것을 먹었다.
• 될 수 있으면 조미료 같은 것을 쓰지 않은 음식을 먹었다.
• 푸른 채소를 맨 먼저 먹었으며, 치아가 없어서 잘 씹지 못할 때는 채소즙을 마셨다.
• 채소즙도 침을 섞어가며 마셨으며, 섬유질도 같이 마셨다.
• 외식은 하지 않았고, 술은 전혀 마시지 않았다.

- 특히 은행을 좋아하였으며, 하루에 먹는 식료품의 종류는 30종 이상으로 하였다.
- 무엇이든지 포식은 하지 않았으며, 식사 도중에 물을 마시지 않았다.
- 매일 대변을 볼 수 있도록 과일과 채소 특히 잎사귀 채소를 많이 먹었으며, 채소는 껍질까지 조리한 것을 먹었다.

연구자는 또 다른 장수 노인을 찾아갔는데 그 노인은 건강 생활의 근본은 자연에 따르는 것이라고 주장했다. 자연에 따른다는 것은 먹는 모든 것과 공기와 햇빛, 그리고 정신, 이 세 가지가 중요한 요인이며, 이 세 가지가 잘 조화되는 것이 건강에 매우 중요하다는 것이다.

모든 동물은 생물을 먹고 살고 있으나 인간만이 굽거나 삶아서 요리하여 먹고 있다. 이러한 식생활이 인간을 병들게 하고, 장수의 저해 요인이 되고 있다며 다음과 같은 식생활을 하고 있었다.

- 식사는 항상 그 계절에 생산되는 것으로 한다고 한다.
- 식사는 아침 저녁 두 끼를 정식으로 하고, 점심은 먹어도 간단하게 하며, 밤참과 간식은 먹지 않았다.
- 식사 시간을 일정하게 하며, 음식은 배불리 먹지 않고 자기의 양에 80%만을 먹었다.
- 공복 시간을 길게 하고, 잠자는 시간을 많게 하였다.
- 알칼리성 식품인 채소와 바다 식물을 될수록 많이 먹어 산성으로 되지 않도록 하였다.
- 소금을 적게 사용하여 음식이 싱겁게 하였다.
- 가열하지 않은 현미 배아와 조개 종류를 때때로 먹었다.
- 물은 맹물을 먹고 너무 많이 마시지 않았다.
- 식사 후에는 과일을 먹었다.
- 가공 식품과 동물성 식료품은 될수록 많이 먹지 않았으며, 충분히 씹어서 먹었다.

이와 같이 두 장수 노인의 식생활을 비교해 보면 위장과 간을 비롯한 소화 기관에 거의 부담을 주지 않는 자연식을 하고 있었으며, 자연에 순응하는 생활을 함으로서 장수할 수 있었음을 알 수 있다. 장수 노인들의 식생활을 참고해서 하루하루 더 건강한 삶을 지키도록 생활화해야 한다.